SEX &
ACHTSAMKEIT

Susanna-Sitari Rescio: Sex & Achtsamkeit
Projektmanagement: Marianne Nentwig
© Kamphausen Media GmbH,
Bielefeld 2014
info@kamphausen.media
www.kamphausen.media

Lektorat: Viviane Korn
Umschlag-Gestaltung: Morian & Bayer-Eynck,
Coverfoto: © PantherMedia / panther123
Typografie/Satz: Wilfried Klei
Druck & Verarbeitung:
Books on Demand

Print on Demand 2023

Fotos Innenteil: Susanna-Sitari Rescio (Agentur Bilderberg, www.bilderberg.de)
und Luciano Ricci, Florenz/Italien (S. 221)
Grafiken: Andrea Schulze

Bibliografische Information der Deutschen Nationalbibliothek
Die Deutsche Nationalbibliothek verzeichnet diese
Publikation in der Deutschen Nationalbibliografie;
detaillierte bibliografische Daten sind im Internet
über http://dnb.d-nb.de abrufbar.

ISBN Printausgabe: 978-3-89901-841-7
ISBN E-Book: 978-3-89901-925-4

Alle Rechte der Verbreitung, auch durch Funk, Fernsehen und
sonstige Kommunikationsmittel, fotomechanische oder vertonte Wiedergabe
sowie des auszugsweisen Nachdrucks vorbehalten.

SUSANNA-SITARI RESCIO

SEX &
ACHTSAMKEIT

*Sexualität, die das ganze
Leben berührt*

Vorwort	7
Wie dieses Buch aufgebaut ist – eine kurze Gebrauchsanweisung	11

1 Achtsamkeit 17

1.1 Was bedeutet Achtsamkeit? 17
1.2 Paul und Maria – eine Geschichte 23

2 Was ist Sexualität? 37

2.1 Sexocorporel – ein körperorientierter
 sexualtherapeutischer Ansatz 37
2.2 Sexualität als komplexes Phänomen 40
2.3 Drei grundlegende Spielregeln 44
2.3.1 Geist und Körper sind eine Einheit 44
2.3.2 Alles, was sich im Geist abspielt, drückt sich im Körper aus 49
2.3.3 Der Körper als Spiegel innerer seelischer Prozesse 68

3 Was Sexualität noch alles ist 71

3.1 Sexualität als Ressource 71
3.2 Lust ist kein Zufall 74

4 Die Komponenten der Sexualität 76

4.1 Die Körperebene: Was ist sexuelle Erregung? 80
4.1.1 Der Erregungsreflex:
 physiologisch-vegetative Basis der Sexualität 80
4.1.2 Die Erregungsmodalität:
 Wie lässt sich sexuelle Erregung steigern? 82
4.1.3 Die Erregungsquellen: Ohne Reiz kein Reflex! 86
4.1.4 Die Erregungskurve:
 Was passiert, nachdem die Erregung ausgelöst worden ist? 90
4.1.5 Selbstbefriedigung: Wie kommt ES zum Orgasmus? 93
4.2 Die mentale Ebene:
 Ideale, Glaubenssätze und Co. – was denke ich über Sex? 103
4.3 Die Erlebensebene:
 Wie fühlt es sich an, ein sexuelles Wesen zu sein? 106
4.3.1 Lust und emotionale Intensität 108
4.3.2 Fantasien, Wünsche und Anziehungscodes 113
4.3.3 Sexuelles Begehren 117

4.4 Die Beziehungsebene: Sex in der Beziehung – du und ich, hier und jetzt	127
4.4.1 Liebe und Verliebtheit	128
4.4.2 Kommunikation	133
4.4.3 Verführung	135
4.4.4 Erotisches Know-how: Die Kunst der Berührung – Körperkontakt und Sinnlichkeit in der Beziehung	143
4.5 Orgasmus ist nicht gleich Orgasmus – die Orgasmische Potenz	157

5 Wie Beziehung Sexualität beeinflusst 161

5.1 Mehr oder weniger Verlangen	161
5.2 Die sexuelle Persönlichkeit	165
5.3 Differenzierung und Autozentrierung	166
5.4 Wohlfühlmodus versus Entwicklungsmodus	169
5.5 Das Symptom als Mittel der Kommunikation	172

6 Wie die persönliche Geschichte Sexualität beeinflusst 179

6.1 Bedürfnis nach Versorgung – Bedürfnis nach Kontrolle	183
6.2 Das Verhältnis zu Mutter und Vater als Primärbeziehung	184
6.3 Traumatische Erfahrungen	187
6.4 Schlussgedanken	190

7 Und wenn's im Bett nicht klappt? 193

7.1 Keine Lust …! – Libidoverlust	195
7.2 Er steht nicht, er steht nicht lange genug …! – Potenzstörungen	208
7.3 Ich komme nicht richtig …! – Orgasmusstörungen	221
7.4 Wenn die Liebe schmerzt … – Schmerzvoller Sex	231

8 Tantra 247

8.1 Was ist Tantra?	247
8.2 Was ich mit Tantra verbinde	253

Wichtige Gedanken zum Abschluss	256
Die Übungen im Überblick	258
Literatur, Musik und Nützliches aus dem Web	260
Danksagungen	265
Über die Autorin	267

Für meine Tochter, Olivia-Gaia

Vorwort

Das Thema Sexualität hat mich schon immer interessiert und fasziniert. Am Anfang der Entdeckung meiner eigenen Sexualität überwogen die direkte Erfahrung und der Genuss dieses ursprünglichen und schöpferischen, aufregenden und intimen Erlebnisses. Ich hatte das Glück, einfühlsame Partner auf meinem Weg kennenzulernen, die achtsam, offen und liebevoll die Welt der Sexualität mit mir erforscht und mir dabei intensive und glückliche Momente beschert haben. Anders als viele von mir, die ich als Italienerin in Italien aufgewachsen bin, annehmen, bin ich in einem sehr aufgeschlossenen familiären Umfeld groß geworden. So konnte ich mich in Bezug auf meine Körperlichkeit frei entfalten und meine Erfahrungen altersgerecht mit viel Freude am Entdecken machen.

Später wurde meine Haltung „wissenschaftlicher" in dem Sinne, dass ich das Interesse verspürte, das Thema Sexualität über meine eigene Erfahrung hinaus zu erforschen und zu reflektieren - womit eine spannende Reise begann, die noch lange nicht abgeschlossen ist! Dieser Forschergeist hat mich zu unterschiedlichen Abenteuern und besonderen Lehrern geführt, die sich wie ich dieses Themas angenommen hatten und mir ihr Wissen und ihre Erfahrung weitergaben.

So habe ich vor vielen Jahren die Welt der fernöstlichen Kulturen kennengelernt und über eine Tausende von Jahren alte Tradition, das *Tantra-Yoga*, viele Anregungen bekommen, die mir einen für mich damals neuen Umgang mit Sexualität ermöglichten. Hier habe ich vor allem gelernt, die untrennbare Verbindung von Sexualität und Spiritualität bewusst wahrzunehmen und in meinem eigenen Leben tiefer und sicherer zu verankern: Sexualität als Urkraft und lebensspendende Energie, als Medium zur innigen körperlichen und emotionalen Vereinigung mit dem Partner und auch als eindeutig triebhafter, genitaler Aspekt sowie Spiritualität als Sehnsucht nach Verbindung und Integration der künstlichen Trennung zwischen „oben" und „unten", zwischen Körper und Geist - eine Spiritualität, die von vornherein die Überwindung der Dualität von Mensch und Göttlichem postuliert, weil sie das göttliche Prinzip als immanent im Menschen vorhanden anerkennt und zelebriert.

Bald entstand der Wunsch, meine Erfahrung und mein Wissen über einen so wesentlichen Bereich des Lebens weiterzugeben und mit anderen zu teilen. Gemeinsam mit meinem Partner begann ich Selbsterfahrungsgruppen zu organisieren und anzubieten. Wir erfuhren dabei von Anfang an eine so gute Resonanz, dass wir unsere Angebote mehr und mehr ausweiteten. Heute laufen unsere Kurse zweimal wöchentlich während des ganzen Jahres. Hinzu kommen thematische Workshops und intensive Wochenseminare.

Der Schwerpunkt in den Gruppen war und ist die *Praxis der Achtsamkeit*, der Fähigkeit der unmittelbaren, wertfreien und liebevollen Wahrnehmung dessen, was gerade ist. Die gesteigerte Achtsamkeit dient dazu, uns unserer tatsächlichen Befindlichkeit, ob geistig, seelisch oder körperlich, bewusst zu werden. Zu spüren, wie es uns wirklich geht, d.h. welche Bedürfnisse, Hoffnungen und Sehnsüchte uns bewegen und welche Glaubenssätze, Projektionen und unterdrückten Gefühle uns daran hindern, unsere Wünsche zu erfüllen, ist der Schlüssel zur Akzeptanz der Dinge, die wir nicht ändern können – aber auch zur Veränderung all dessen, was verändert werden kann. Dabei spielt der Körper die Hauptrolle, da wir mit ihm über einen „Anker" verfügen, der uns davor schützen kann, den Kontakt mit der Gegenwart zu verlieren. Über die Wahrnehmung des Körpers verankern wir uns im Hier und Jetzt, der einzigen zeitlichen Dimension, in der wir Einfluss ausüben können, in der es möglich ist, etwas zu tun und ggf. zu ändern.

Später drängte mich mein Wissensdurst, meine eigenen Erfahrungen mit Ansätzen zu ergänzen, die mehr dem therapeutischen Umfeld entstammen. Hier fand ich viele Parallelen zu den von mir bereits eingeschlagenen Wegen: *Die körperorientierte Sexologie und die davon abgeleitete Sexualtherapie* formulieren in einer wissenschaftlichen Sprache, was ich zuvor mithilfe fernöstlicher Spiritualität gelernt hatte. Was dort ohne weitere Erklärungen als „sexuelle Energie" beschrieben wurde, wird hier „Vitalitätsgefühl" genannt. Gemeint ist nichts anderes als - auf der physischen Ebene - eine erhöhte Durchblutung, die insgesamt ein wohliges lebendiges Gefühl beschert. Es mag trivial und zu selbstverständlich erscheinen, um hier ausdrücklich erwähnt zu werden, aber Sexualität hat tatsächlich auch etwas mit unserem Körper zu tun - und damit, wie wir mit ihm umgehen und ihn „bewohnen". In meiner Praxis und in den Gruppen treffe ich immer wieder auf Menschen, denen diese scheinbar banale Tatsache nicht bewusst zu sein scheint, mit der Konsequenz, dass sich bestimmte Gewohnheiten und Körperhaltungen verfestigen, die für ein lustvolles Sexualleben nicht wirklich förderlich sind.

Weiterhin spielt in meiner Arbeit die Beobachtung des Körpers, seiner Haltung und seiner Veränderungen eine wesentliche Rolle. Wie Menschen sich mit und in ihrem Körper „zu Hause" fühlen, ob und inwiefern sie sich erlauben, ihre innere Lebendigkeit über den Körper zum Ausdruck zu bringen, ihre Gefühle auszudrücken, und schließlich, wie und inwiefern sie ihren Körper „bewohnen", ist Gegenstand meines Interesses. Hilfestellung zur Verankerung und Vertiefung dieser Beziehung zum eigenen Körper durch Anregungen und therapeutische Interventionen ist ein Hauptaspekt meiner Arbeit. Meine Tätigkeit als Sexualtherapeutin und als Leiterin von Selbsterfahrungsgruppen ist bis heute sehr stark von einem *körperorientierten Ansatz* geprägt. Viele dieser Aspekte sowie entsprechende Übungen zur Selbstwahrnehmung werde ich in diesem Buch vorstellen.

Meine Entdeckungsreise ging jedoch noch weiter und ich kam in Kontakt mit anderen Methoden, die meinen Horizont erweiterten und die ich in meine Arbeit integrieren konnte:

Von großer Bedeutung bei der Entstehung von Problemen auf der sexuellen Ebene ist das jeweilige Beziehungsmuster, das sich zwischen zwei Menschen im Laufe ihrer Partnerschaft etabliert. In der Erforschung problematischer Beziehungsmuster, nicht nur auf der sexuellen Ebene, ist deshalb der *beziehungsorientierte systemische Ansatz* ausschlaggebend. Er veranschaulicht die Art und Weise, wie ich „in Beziehung bin", betont die „Qualität" der Kommunikation mit dem Partner, ob verbal oder nonverbal, direkt oder indirekt, und erklärt die Bedeutung eines bestimmten „Symptoms" innerhalb des „Paar-Systems" wie z. B. Lustlosigkeit. Hier ließe sich systemisch fragen: „Was habe ich davon, keine Lust auf Sex zu haben?" Oder: „Was müsste ich tun, um noch weniger Spaß beim Sex zu haben?" Die Antwort auf diese Frage, die meist sehr schnell kommt, zeigt, wie genau wir im Grunde wissen, was wir tun, und wie sich das, was wir tun, auswirkt. Sich dessen bewusst zu werden, ist der erste Schritt zur Veränderung. Die Antworten auf diese und andere, ähnliche Fragen finde ich äußerst spannend und klärend, weil sie den Betroffenen eine neue, überraschende Perspektive anbieten, durch die jeder für sich die für ihn richtige Lösung finden kann.

Genauso unentbehrlich wie der systemische Ansatz ist der *psychodynamische, emotionsfokussierte Zugang* zu den verschiedenen Themen und Problemen in Bezug auf unsere Sexualität. Die unterschiedliche Art und Weise, wie wir in der Kindheit durch unsere „Primärbeziehung" zu den Eltern geprägt wurden, spiegelt sich fast unverändert und scheinbar unveränderbar in unseren erwachsenen Beziehungen wieder. Einen Blick auf dieses „Gestern" zu werfen, halte ich für unverzichtbar, um dem auf die Spur zu kommen, was uns heute daran hindert, eine glückliche und befriedigende sexuelle Beziehung zu leben.

Diese vier Bereiche und ihre Integration – das Tantra-Yoga, die körperorientierte Sexologie, der systemische und der psychodynamische, emotionsfokussierte Ansatz – bilden die Basis meiner Arbeit, von der ausgehend ich in diesem Buch häufige Probleme der menschlichen Sexualität anhand vieler konkreter Beispiele aufgreifen und erläutern werde. Zusätzlich werden Sie Fragen und Übungen zur Selbstwahrnehmung und -reflexion finden, die Ihnen helfen können, Ihre eigene Problematik zu erkennen und möglicherweise zu lösen. Das Leitmotiv bleibt dabei die innere Achtsamkeit, die – gemäß fernöstlicher Traditionen wie Tantra, Yoga oder Buddhismus – über die Wahrnehmung des Atems geschult wird. Aus diesem Grund habe ich für meine therapeutische Arbeit und die Selbsterfahrungsgruppen den Begriff „SoHam Training" gewählt. SoHam ist ein Mantra[1] und bedeutet „Atem". So erinnert uns die achtsame Arbeit an uns selbst fortwährend an die Essenz unserer Lebendigkeit. In diesem Sinne möchte ich mit dem vorliegenden Buch den Weg zu einer erfüllteren Sexualität aufzeigen, wie er aus der Integration zwischen Osten und Westen entstehen kann und von dem ich hoffe, dass er viele Menschen ansprechen wird, die das Potenzial ihrer Sexualität ausschöpfen möchten.

Wie dieses Buch aufgebaut ist – eine kurze Gebrauchsanweisung

Ob es „nur" darum geht, die körperliche Funktionalität zu verbessern, oder aber darum zu klären, was uns mental daran hindert, Sex genussvoller zu erleben; ob wir uns mit den Beziehungsmustern beschäftigen möchten, die vielleicht zwischen uns und einer erfüllteren Sexualität stehen, oder unser sexuelles Erleben als Weg zu einer spirituellen Erfahrung entdecken möchten – all diese unterschiedlichen Aspekte werden in diesem Buch berücksichtigt. Es werden Wege und Mittel aufgezeigt, wie wir ausgehend von dem, was wir bereits können, d. h. ausgehend von unseren Ressourcen, unsere Grenzen zu erweitern und unser Potenzial zu entfalten vermögen. In diesem Sinne werden in dem vorliegenden Buch auch die sogenannten „sexuellen Funktionsstörungen" berücksichtigt. Sie werden hier weniger als Fehler oder Mangel, sondern vielmehr als Sprungbrett für die Entwicklung und Entfaltung der sexuellen Persönlichkeit betrachtet.

---

1 Der Begriff „Mantra" kommt aus dem Sanskrit und wird als spirituelle Energie im Klang (= Stimme/Atem) definiert.

Dieses Buch besteht aus theoretischen Teilen, Beispielen aus der Praxis sowie praktischen Übungen[2] und Fragen, die dazu anregen sollen, sich eigene Erfahrungen und Einstellungen bewusster zu machen und sie möglicherweise zu verändern. Die theoretischen Ausführungen befassen sich mit dem Thema Achtsamkeit sowie mit den Grundlagen der Sexologie, der Wissenschaft, die das sexuelle Verhalten des Menschen und die Funktionsweise dieses komplexen Phänomens „Sexualität" erforscht. Zudem lehne ich mich an das Sexocorporel-Konzept[3] an, eine innovative sexualtherapeutische Methode, die auf der Wahrnehmung des Körpers und der Interaktion zwischen Geist und Körper (Embodiment[4]) basiert. Eine kurze Zusammenfassung der Grundideen verdeutlicht, warum es so wichtig ist, den Körper über Achtsamkeit wahrzunehmen und ihn in die persönliche Auseinandersetzung mit dem Thema Sexualität einzubeziehen.

Es folgen zwei Kapitel, die sich ausführlicher damit beschäftigen, wie und auf welche Art eine Beziehung unsere Sexualität bestimmt und in welcher Weise die persönliche Geschichte Einfluss auf die eigene Sexualität (und Beziehungsfähigkeit) haben kann.

Anschließend werden die am stärksten verbreiteten funktionellen Störungen der Lustfähigkeit anhand von Fallbeispielen beschrieben und kommentiert.

Zuletzt rundet eine kurze Einführung in die Grundgedanken des Tantra-Yogas das Buch ab. In diesem Kapitel skizziere ich einerseits die Geschichte des historischen Tantra, andererseits stelle ich eine modernere Vision vor und beschreibe meine persönliche Verbindung zu dieser fernöstlichen Tradition, die eher als Neo-Tantra bekannt ist. Damit möchte ich eine Brücke schlagen, die die unterschiedlichen Aspekte des komplexen Phänomens „Sexualität" miteinander

---

2 Die Übungen werden am Ende des Buches noch einmal vollständig und mit Seitenangaben aufgelistet, sodass Sie sie jederzeit nachschlagen können.

3 Das Konzept wird im weiteren Verlauf genauer erläutert (s. Kapitel „Sexocorporel – ein körperorientierter sexualtherapeutischer Ansatz").

4 Mit Embodiment ist die Vorstellung gemeint, dass sich Körper und Geist bzw. Psyche gegenseitig beeinflussen (vgl. auch Maja Storch et. al., Embodiment. Die Wechselwirkung von Körper und Psyche verstehen und nutzen, Huber 2007).

verbindet: die körperlichen, mentalen, emotionalen und spirituellen Elemente, die immer in der eigenen Geschichte und in Beziehung entstehen und verankert sind.

Nun lade ich Sie ein, dieses Buch nicht nur zu lesen, um sich auf der intellektuellen, „informativen" Ebene mit dem Thema Sexualität zu beschäftigen. Nehmen Sie es vielmehr als Angebot wahr, um aus der Welt des „intellektuellen" Verstehens in die Welt des Fühlens und Erlebens einzutauchen. Wenn Sie sich die Zeit nehmen und die Ruhe gönnen, die Fragen zur Selbstreflexion zu beantworten und die entsprechenden Übungen durchzuführen, werden Sie schnell spüren, was für Sie besonders hilfreich ist. Denn die direkte körperliche Erfahrung ermöglicht einen ganz anderen Zugang zu jenen inneren Ressourcen, die den Selbstheilungsprozess in uns zu aktivieren vermögen.

Auch werden Sie durch die Fragen und Übungen mehr über sich und möglicherweise auch über Ihren Partner erfahren. Es ist nämlich bemerkenswert, wie oft wir Dinge als absolute Wahrheiten auffassen und hinnehmen, gerade in Bezug auf unser Sexualleben. Aber gerade die Infragestellung von Glaubenssätzen, die unsere Sexualität betreffen, bildet eine weitere wesentliche Grundlage bei der Klärung vorhandener Probleme. Über Fragen zum sexuellen Erleben und vor allem durch direkte körperliche Erfahrung gelangen wir zur inneren Reflexion. Diese setzt einen tiefen Klärungsprozess in Gang, der eine kognitive Restrukturierung bewirkt. Auf dieser Grundlage lassen sich viele Fragen und Probleme in Bezug auf die Sexualität beantworten und lösen.

Bei alldem beachten Sie jedoch bitte Folgendes:
Unser sexuelles Erleben ist so vielfältig und individuell wie wir selbst, deshalb mag nicht jede Übung oder Frage zu Ihnen oder Ihrer momentanen Situation passen. Doch insgesamt sind sie eine gute und fundierte Möglichkeit, das eigene sexuelle Potenzial zu erforschen und zu bereichern. Und noch eine gute Nachricht: Keinesfalls werden Sie irgendwelche unerfreulichen Nebenwirkungen erleben!

Dennoch ersetzen dieses Buch und die darin enthaltenen Übungsanleitungen bei bestimmten Problemen nicht den Besuch einer sexualtherapeutischen Praxis. Wenn Ihre Fragen weiterhin unbeantwortet bleiben sollten, empfiehlt sich eine professionelle Beratung. Oft reicht ein individuelles, informatives Gespräch mit einem sensiblen und kompetenten Therapeuten, um Impulse und Anregungen für die Lösung des Problems zu bekommen. Warten Sie darum nicht zu lange damit, den Weg zu einer Sexualberatung zu gehen.

Zum Schluss noch ein Gedanke: Sollten Sie ein „Problem" im sexuellen Bereich haben, bewerten Sie es anders! Wie Sie sehen werden, wurzelt es in unterschiedlichen Bereichen Ihres Wesens, nämlich einerseits in den körperlichen, mentalen und emotionalen Lernschritten, die Sie im Laufe Ihres Lebens in Bezug auf Ihre Sexualität vollzogen haben und die sich stark gegenseitig beeinflussen, und andererseits in den Beziehungskonstellationen, in denen Sie sich aktuell befinden und die sich unmittelbar auf Ihr derzeitiges Erleben auswirken. Ihre persönliche Geschichte spielt immer eine zentrale Rolle. Sie ist das Fundament, auf dem Sie ihre Erlebens- und Verhaltensmuster errichtet haben. Wenn Sie Ihr „Problem" nun weniger als „Störfaktor", der oft mit Scham und Schuldgefühlen besetzt ist und „beseitigt" werden muss, sondern eher als inneren Wegweiser ansehen, der Ihnen helfen möchte, Ihr tieferes Potenzial als ganzheitliches Wesen zu erschließen, können Sie es als eine Art „Trick der Natur" erkennen, der Sie sowohl zu sich selbst führt als auch zur Überwindung der künstlichen Trennung zwischen unserer menschlichen Natur und dem universellen göttlichen Prinzip beitragen kann. Letztlich sind diese „Probleme" keine Probleme, sondern vielmehr, wie auch David Schnarch schreibt[5], die notwendigen Stolpersteine, die unsere Entwicklung und Selbstfindung im Sinne der Evolution anregen und fördern. In diesem Sinne richte

---

5 David Schnarch ist ein international bekannter, nordamerikanischer Paar- und Sexualtherapeut. Er hat u. a. zwei spannende Bücher über Beziehung und Sexualität geschrieben, die ins Deutsche übersetzt wurden: „Die Psychologie sexueller Leidenschaft" und „Intimität und Verlangen. Sexuelle Leidenschaft in dauerhaften Beziehungen". Er selber erwähnt die Verbindung zwischen Sexualität und Spiritualität z. B. in „Die Psychologie sexueller Leidenschaft" (7. Aufl., Klett-Cotta 2014, S. 458 f.).

ich meine Einladung an Sie, dieses Buch so zu lesen, als wollten Sie auf eine innere Entdeckungsreise gehen, die mit einem ungelösten Rätsel beginnt und die Sie am Ende zu sich selbst und zu Ihrer wahren inneren Stärke führen wird.

1 Achtsamkeit

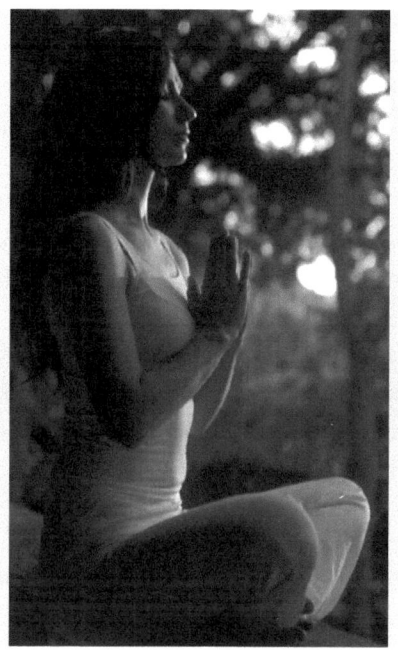

1.1 Was bedeutet Achtsamkeit?

Viele moderne therapeutische Ansätze haben Achtsamkeit in ihre Verfahren integriert, ist doch das Erlernen und Praktizieren dieser Art der Wahrnehmung ein wichtiges Werkzeug u. a. für die Bewältigung stressbedingter psychosomatischer Störungen.[6] Auch der körperorientierte Ansatz, der in diesem Buch die zentrale Methode darstellt, beruht auf der Schulung der Achtsamkeit, d. h. der Wahrnehmung der körperlichen Empfindungen und entsprechend der inneren Gefühle und Gedanken, die sich im Zusammenhang mit sexueller

---
[6] Vgl. Hans Jellouschek, Achtsamkeit in der Partnerschaft – Was dem Zusammenleben Tiefe gibt, Kreuz Verlag 2011.

Erregung entfalten.[7] Daher wird der Begriff „Achtsamkeit" hier in einer ganz bestimmten Bedeutung verwendet, die sich an die östliche Meditationspraxis anlehnt.

Achtsamkeit ist die stille, liebevolle, wertfreie Wahrnehmung dessen, was gerade ist, und weniger dessen, was sein sollte. Gleichzeitig ist sie eine innere Haltung, die wir uns mit der Zeit und zunehmender Praxis zu eigen machen können und die uns diese besondere Art der Wahrnehmung ermöglicht.

Achtsamkeit erfordert einen Blick, der auf den gegenwärtigen Augenblick gerichtet ist. Sie ist hier und jetzt und nicht dort und damals. Sie ist nüchtern und frei von Illusionen und Projektionen, gleichzeitig tolerant und offen.

Darüber hinaus ist Achtsamkeit ein Prozess, ein Kontinuum an Erkenntnissen und Gefühlen, Stimmungen und Empfindungen, Erinnerungen und Sehnsüchten, die wir zunehmend aus einer inneren Beobachter-Position wahrzunehmen lernen, ohne dass der ständige Fluss der Emotionen und Gedanken uns hin- und herreißt. In dieser Haltung erleben wir eine plötzliche Stille, so ähnlich, als säßen wir im Auge eines Sturmes: Um uns herum tobt es wild, doch wir bleiben innerlich still, fühlend, nicht wertend, frei. Achtsamkeit erlaubt uns, den alltäglichen „Autopiloten" zu verlassen und Zeugen unserer Erfahrungen zu werden.

Um Achtsamkeit zu lernen, sollten wir uns von der Illusion befreien, dass die Lösung unserer Probleme im Außen liegt. Wir müssen nach und nach unsere Projektionen auf andere Menschen als die von uns auserwählten Erfüller unserer Träume und Fantasien oder als die „Wiedergutmacher" all dessen, was in unserem vorherigen Leben nicht gut gelaufen ist, zurücknehmen.

Achtsamkeit hat mit der Fähigkeit zu tun, im Hier und Jetzt fest verankert zu sein. Präsenz und die größtmögliche Aufmerksamkeit

---

[7] Alle Übungen in diesem Buch zielen darauf ab, den Körper durch seine verschiedenen „Parameter" – Atmung, Bewegung, Körperspannung und Rhythmus – bewusst wahrzunehmen. Durch erlernbare Veränderungen in der Modulation dieser Parameter öffnet sich der Weg zu einer erfüllteren Sexualität (siehe Kapitel „Was ist Sexualität?" und dort „Die vier Parameter des Körpers").

für das, was gerade ist, erschließen uns einen ungeahnten Reichtum an Intensität und Tiefe. Insofern hat Achtsamkeit auch mit Bewusstheit zu tun. In der Meditationspraxis z.B. geht es darum, sich Schritt für Schritt des eigenen Körpers und des Atems, der eigenen Gedanken sowie der Stimmungen und Gefühle, die unser Herz bewohnen und berühren, bewusst zu werden. Achtsamkeit lehrt, mehr in Kontakt mit sich selbst zu treten, sich selbst wahrzunehmen, den Fokus auf die eigene Befindlichkeit zu lenken und dadurch die teils unterschiedlichen und manchmal widersprüchlichen Stimmen in sich kennenzulernen und sie „sein" zu lassen. Diese wohlwollende Haltung erlaubt uns, viele Aspekte unserer aktuellen Situation und unserer Geschichte aus einer anderen Perspektive zu betrachten und sie anzunehmen, statt gegen sie anzukämpfen.

Achtsamkeit bedeutet auch, sich Zeit zu nehmen, den Lebensrhythmus zu verlangsamen, weniger zerstreut zu sein und mit Bedacht auszuwählen, was wir wirklich wollen und brauchen. Diese „Entschleunigung" ist auch der Schlüssel zu unseren Gefühlen, denn Gefühle brauchen Zeit und keinesfalls Hektik, um spürbar zu werden. Über unsere Gefühle kommen wir in Kontakt mit unseren Wünschen und Bedürfnissen und können sie schließlich erfüllen. Wirkliche, bereichernde Veränderungen können nur dann stattfinden, wenn wir genau fühlen und hinsehen, was uns belastet, anstatt drückende Gedanken und Gefühle durch Überaktivität und Ablenkungsmanöver zu überspielen und zu verdrängen. Wenn wir nicht mehr im Autopilot wie ferngesteuert agieren, sondern tief durchatmen und wirklich fühlen, was gerade um uns herum und in uns passiert, ermöglicht uns Achtsamkeit den Weg zu größerer innerer Freiheit und zur Klärung konfliktbeladener Themen.

In der Art und Weise wie wir z.B. auf den Partner reagieren, sind wir oft nicht wirklich frei. Wir handeln nicht aus einem bewussten Entschluss heraus. Vielmehr erleben wir diesen Moment oft so, als würde uns eine bestimmte Reaktion geradezu zwingend überkommen. Und wir glauben, nicht anders als auf genau diese Weise reagieren zu können. Die Entschleunigung der Reaktion auf einen bestimmten Reiz ist der Schlüssel, um sich aus dem Gefängnis festgefahrener Verhaltensmuster zu befreien.[8] Denn in dieser Zeit der Verzögerung zwischen Reiz und Reaktion können wir spüren, was sich in unserem Körper auf diesen (von außen einwirkenden) Reiz hin verändert. Welche Empfindungen nehmen wir wahr, wenn der Partner sich z. B. mit sexuellen Wünschen an uns wendet? Oder was genau passiert, wenn wir sexuell erregt sind, aber der Körper plötzlich streikt und die Erregung verschwindet? Halten Sie einen Moment inne und überlegen Sie:

- Wie verändert sich die Atmung, wie die Spannung im Körper? Gibt es Bereiche, die stärker angespannt sind als andere?
- Wird Wärme oder Kälte im Körper spürbar?
- Was passiert auf der mentalen Ebene, was für Gedanken tauchen auf? Was bewirken diese Gedanken auf der körperlichen Ebene?
- Wie verändert sich die Stimmung?
- Welche Handlungsimpulse nehmen wir wahr?
- Welche inneren Entschlüsse treffen wir in Bezug auf diese Erwartung?
- Was nehmen wir von unserem Partner wahr?

Wenn wir uns nicht die Zeit nehmen, bewusst zu fühlen, reagieren wir u. U. so, wie wir schon immer reagiert haben, wie wir „es von uns kennen", wenn uns jemand auf eine bestimmte Art oder auf ein bestimmtes Thema anspricht oder sich etwas in uns plötzlich verändert: vielleicht mit innerer Migration und Rückzug, mit Verlegenheit und Resignation oder mit aggressiven Vorwürfen, Wut und Kritik.

Achtsam sich selbst gegenüber zu sein bedeutet also in diesem Fall, sich Zeit zu nehmen und in sich hineinzuhören und zu spüren.

---

8 „Zwischen Reiz und Reaktion liegt ein Raum. In diesem Raum liegen unsere Freiheit und die Möglichkeit, unsere Antwort zu wählen. In unserer Antwort liegen unser Wachstum und unsere Freiheit." (Viktor Frankl)

So verhindern wir, in ein automatisiertes Verhalten abzugleiten, und erlangen stattdessen die Freiheit, etwas Neues auszuprobieren, z. B. in einen ehrlicheren Austausch mit unserem Partner zu treten. Womöglich entdecken wir dann hinter unangemessenen Reaktionen tiefer liegende Gründe, z. B. hinter Resignation und Verlegenheit, die uns zum Rückzug drängen, die Angst nicht zu genügen und deshalb verlassen zu werden. Und hinter der Wut und den aggressiven Vorwürfen die Angst, nicht gesehen und nicht geliebt zu werden. In beiden Fällen würden wir die tiefe Sehnsucht nach einer sicheren emotionalen Bindung erkennen. Denn die Übung der Achtsamkeit verleiht uns auch die Fähigkeit, nicht nur uns selbst, sondern auch den Partner anders wahrzunehmen, als wir es gewohnt sind. Wir lernen mit der Zeit auch für ihn oder sie immer feinfühliger zu werden und seine oder ihre verschiedenen Motivationsebenen und Beweggründe besser zu erkennen und zu unterscheiden.

Achtsamkeit in der Sexualität hilft uns, genauer zu fühlen und zu verstehen, was wirklich passiert. Der „Erregungsprozess", der sich, einmal ausgelöst, wie im Autopilot meist ohne bewusste Wahrnehmung (und entsprechend ohne Steuerungsmöglichkeit) abspielt, kann in seinen verschiedenen Phasen und Verstrickungen wahrgenommen werden. Die Zusammenhänge werden klarer und auf einmal wird das Gefühl spürbar, nicht länger dem eigenen Trieb oder dem des Partners ausgeliefert zu sein. Das eigene sexuelle Profil wird deutlicher, die Zentrierung in sich selbst nimmt zu. Aus einer solchen veränderten, inneren Position entspringt die Sicherheit, selbst bestimmen zu können.

Über Achtsamkeit kommen wir auch mit unseren sogenannten „Schatten" in Berührung, d. h. all jenen Aspekten unserer Sexualität, die uns Unbehagen verursachen, weil wir sie als nicht passend, als unnormal und moralisch nicht vertretbar oder als nicht beziehungskompatibel empfinden. Durch Achtsamkeit erhalten sie die Möglichkeit, von uns „gesehen" und in unser Leben integriert zu werden, sie können ihr Schattendasein aufgeben und müssen uns nicht mehr belasten.

Wie unmittelbar und direkt die Praxis der Achtsamkeit wichtig für die Lösung sexueller Probleme sein kann, zeigt folgendes Fallbeispiel:

Johannes ist ein Mann Anfang 40, seit 15 Jahren verheiratet, drei Kinder. Er kommt zu mir, weil er an frühzeitiger Ejakulation leidet. Der erste Eindruck von ihm ist der eines stark angespannten Mannes, der jeden Moment explodieren könnte. Seine Beine sind unruhig und die Füße tippen nervös auf dem Boden. Er erzählt, er habe sehr viel Stress bei der Arbeit. Auf meine Frage, ob er sich seiner Anspannung bewusst sei, antwortet er mit Nein, sagt aber, dass er einen Bandscheibenvorfall gehabt habe und oft an Spannungskopfschmerzen leide. Während der ganzen Jahre seiner Ehe – und auch davor – habe er das Problem gehabt. Bisher habe er sich „durchgemogelt", doch nun spiele seine Frau nicht mehr mit und dränge ihn zu einer Lösung. Ich frage ihn, wie er merke, dass er erregt sei, was er bei Erregung im Körper spüre. Er antwortet, dass er sein steifes Glied spüre, das er dann auch anfasse, dass aber kurz darauf auch schon eine Entladung passiere. Auf die Frage, ob er die ersten Anzeichen von Erregung spüre, wenn das Glied noch nicht ganz steif sei, antwortet er negativ. Auch auf die Frage, ob er spüre, wie sich die Spannung in seinem Körper bei wachsender Erregung verändere, antwortet er ebenfalls negativ. Er sagt, er merke seine Erregung erst, wenn es schon fast zu spät sei.

In der Praxis lernt Johannes, die Empfindungen seines Körpers bei sexueller Erregung zunehmend differenzierter wahrzunehmen. Zu Hause praktiziert er weiter und nach einigen Sitzungen zeigen sich die ersten Erfolge. Johannes erzählt, dass er inzwischen klarer die verschiedenen Phasen seiner Erregung erkenne. Auf dieser Basis kann er nun die weiteren Übungen praktizieren, die ich ihm vorschlage, wodurch er im Laufe der folgenden Wochen seine Erregung besser regulieren und das Problem der frühzeitigen Ejakulation beheben kann.

1.2 Paul und Maria – eine Geschichte

Mit der folgenden Geschichte von Paul und Maria möchte ich das Beispiel eines automatisierten Reaktionsmusters beschreiben, wie es Hans Jellouschek in seinem Buch „Achtsamkeit in der Partnerschaft. Was dem Zusammenleben Tiefe gibt" darstellt.

Normalerweise reagieren wir Menschen auf die „Reize", die von außen oder von innen kommen, mit bestimmten bekannten Mustern, die sich in der Regel in einer Art „Autopilot" abspielen. Das ist auch ganz gut und praktisch so! Denn wenn wir jedes Mal bewusst überlegen müssten, wie wir auf etwas reagieren sollen, würde zu viel Zeit verstreichen und unsere Reaktion wäre möglicherweise zu langsam und entsprechend inadäquat. Wenn wir allerdings einen Konflikt haben und auf die „Reize" immer wieder automatisch und mit unseren herkömmlichen Verhaltensmustern reagieren, verpassen wir die Chance, eine Lösung für unsere Konflikte zu finden.

Ich möchte nun im Folgenden ein solches Verhaltensmuster darstellen und modellhaft erläutern, was sich in der beschriebenen Situation auf der psychischen Ebene der beiden Protagonisten abgespielt haben könnte. Dabei lassen sich die Rollen der beiden „Mitspieler" vertauschen und das Erklärungsmodell ist auch auf andere Situationen anwendbar. Es hilft uns grundsätzlich, uns zu verdeutlichen, wie wir auf bestimmte Reize reagieren. Der Einfluss von Gedanken und Glaubenssätzen auf unsere Gefühle und Empfindungen, wie zum Beispiel Lust und Erregung, wird klar erkennbar.

Sie können auch ein eigenes Beispiel einer ähnlich konfliktbeladenen Kommunikation mit ihrem Partner auswählen und schauen, ob und wenn ja wie es Ihnen hilft, sich ihr eigenes Verhalten oder das Ihres Partners zu erklären. Beobachten Sie dabei möglichst genau, was in Ihnen vorgeht.

Paul ist bereits zu Hause. Er kommt meist vor seiner Partnerin Maria von der Arbeit zurück. Sobald auch Maria zu Hause ankommt, stürmt er freudig auf sie zu und berührt sie mit dem eindeutigen Wunsch, Sex mit ihr zu haben:

Paul: „Komm, ich habe so richtig Lust, ich brauch' das jetzt!"
▶ REIZ

Maria: „Schon wieder? Hast Du nichts Besseres zu tun?"
▶ ÄUSSERE REAKTION

Daraufhin fühlt sich Paul nicht nur zurückgewiesen, sondern auch gekränkt, weil sein Wunsch nach Sex zusätzlich negativ bewertet und abgetan wird. Er zieht sich beleidigt zurück (Gegenreaktion) und äußert sich dabei ebenfalls eher unsensibel (neuer Reiz). Auf diese Weise verstricken sich die Partner immer mehr in ihren Konflikt und sind zuletzt beide erschöpft und unzufrieden.

Wie wäre es nun, wenn Maria und Paul dreimal tief durchatmen und sich die Zeit nehmen würden, um genau zu fühlen, was in diesem Moment mit ihnen passiert, welche körperlichen Reaktionen hervorgerufen werden, welche Gedanken sich bilden, wie sich die Stimmung verändert und wo genau der Partner steht?

Maria würde möglicherweise Folgendes spüren:

Ihr Magen verkrampft sich und es fühlt sich für sie an, als hätte sie einen Knoten in der Magengrube. Sie zieht die Schultern hoch und nach vorne und erstarrt in einer angespannten, nervösen Haltung. Der Nacken verspannt sich ebenfalls und sie presst die Zähne aufeinander. Diese Reaktion hat auch Auswirkungen auf ihre Atmung: Sie wird flacher und erreicht nicht mehr den unteren Bauch, da Maria dazwischen den „Knoten" fühlt. Die flache Atmung unterbricht die Verbindung zwischen Kopf und Bauch, was ihr die Wahrnehmung ihres Beckens erschwert. Ohne Wahrnehmung des Beckens können sich aber kaum Lustgefühle entfalten!

Die Gedanken, die ihren Geist durchkreuzen, drehen sich um Aufgaben, die sie meint, erfüllen zu müssen. Es geht um Erwartungen, die auf ihren Schultern lasten und die wegzuschieben sie nicht in der Lage ist. Ihre primäre Stimmung ist geprägt vom Gefühl der Überforderung und der Unzulänglichkeit. Auch Scham und Nervosität schleichen sich ein. Dieser Gefühlsmix bedrückt sie und Lustlosigkeit breitet sich aus. Ihre Fantasie suggeriert ihr zu fliehen, möglichst weit weg von allen Verpflichtungen – und ihrem Partner!

Hinzu kommt die (nur halbbewusste) Wahrnehmung all dessen, was sie im Hintergrund auch noch beschäftigt: ihr Beruf, die Arbeit, von der sie gerade erst zurückgekommen ist. Der Tag war anstrengend, möglicherweise hat ihr Chef noch mehr Einsatz als bisher von ihr verlangt und mit schlimmen Konsequenzen gedroht, sollte sie eine bestimmte Deadline nicht einhalten. Sie befürchtet, den Erwartungen nicht gerecht werden zu können. Daraus resultiert schließlich ein Gefühl der umfassenden Unzulänglichkeit, nicht nur im Hinblick auf ihren Partner und die gerade entstandene Situation, sondern auch auf ihre Arbeit und schließlich ihren gesamten Tag betreffend. Dieses Gefühl kommt ihr nur allzu bekannt vor, scheint sie überall und immer zu begleiten.

Nähme sie sich noch einen Moment Zeit, um ihre Gefühle wahrzunehmen und sie zu ihren Ursprüngen zurückzuverfolgen, könnte sie feststellen, dass sie sich bereits als Kind ähnlich gefühlt hat, z. B. wenn ihr Vater nach Hause kam und sie stark kritisierte, weil sie seine Erwartungen „mal wieder" nicht erfüllt hatte. Maria könnte ihre Befindlichkeit auf drei Ebenen wahrnehmen: auf der physischen (die Symptome der körperlichen Reaktion), der mentalen (die Gedanken, die ihr durch den Kopf gehen bzw. die sie sich über die Situation macht) und der emotionalen (ihre Gefühle, ebenso die „akute" Situation wie ihre gesamte Vergangenheit betreffend). Sich auf jeder dieser drei Ebenen zu spüren, hilft uns, im Hier und Jetzt verankert zu bleiben. Es hilft uns auch, unsere Befindlichkeit und mit ihr unsere Bedürfnisse ernst zu nehmen, um achtsam und in Eigenverantwortung die nötigen Schritte zu tun, die eine Veränderung ermöglichen.

Und wie sieht es bei Paul aus? Er würde möglicherweise Folgendes spüren:

Sein Körper, der sich bis dahin warm und lebendig angefühlt hatte und von einer wohligen Erregungswelle erfasst war, erstarrt. Paul fühlt sich vollständig ausgebremst. Die freudige Erregung verschwindet, die Hautporen schließen sich, der Nacken versteift sich, Paul nimmt eine Abwehrhaltung ein.

Der Gedanke, den er nicht mehr loswird, ist: „Blöde Kuh! Nicht schon wieder so 'ne Abfuhr!"

Frustration und Enttäuschung, aber auch Wut und Unmut breiten sich bei ihm aus. Die ursprünglich freudige Stimmung hat ihn schlagartig verlassen und seine positive Energie ist erst einmal „in den Keller" gesackt. In seiner Fantasie malt er sich eventuell aus, wie es wäre, seine Lust endlich frei ausleben zu können, statt immer wieder komplett ausgebremst zu werden. Vielleicht doch die attraktive Kollegin zum Lunch einladen?

Auch er hat noch die Eindrücke der letzten Stunden am Arbeitsplatz im Hinterkopf. Vielleicht wollte er dort endlich einen Vorschlag durchsetzen, der viele kreative Impulse beinhaltete und freie Entfaltung für ihn versprach. Die Kollegen waren aber der Meinung, ein etwas zurückhaltenderes Projekt wäre Erfolg versprechender. Da ihm dies nicht zum ersten Mal passiert, fühlt er sich vermutlich auch an seinem Arbeitsplatz immer wieder in seiner expansiven Lebendigkeit eingeschränkt und frustriert.

Auch Paul könnte sich an frühere Erfahrungen und zum Teil verdrängte Gefühle erinnern, z.B. wie er von seinen Eltern immer wieder gemaßregelt und wegen seiner überschießenden Vitalität gerügt wurde.

Ebenso wie für Maria wäre es auch für Paul hilfreich, sich der Zusammenhänge zwischen den drei Welten bewusst zu werden: der Ursprungswelt, der Welt aus der wir gerade kommen, und der gegenwärtigen Welt. Er hätte dadurch die Chance, aus seinen gewohnten Verhaltensmustern auszubrechen.

In der Interaktion zwischen Maria und Paul spielen nicht nur die Umstände der aktuellen Begegnung eine Rolle, sondern auch die Welten, aus denen sie in diesem Moment kommen – in diesem Fall bei beiden die Arbeit. Anstatt im Jetzt präsent zu sein, sind Sie innerlich noch sehr mit dem beschäftigt, was an diesem Tag passiert ist, ihre Gedanken und Stimmungen sind noch damit verhaftet – ähnlich wie ein Programm, das wir auf unserem Computer geöffnet haben und gerade nicht benutzen, im Hintergrund weiterläuft und möglicherweise das reibungslose Arbeiten am aktuellen Projekt verlangsamt bzw. behindert. Doch weder Maria noch Paul machen sich diese Tatsache bewusst und tragen ihr insofern in Art und Inhalt der Kommunikation mit dem Partner auch nicht Rechnung. Würden sie die Hintergründe ihres Handelns erkennen, könnten sie sich entscheiden, sich von diesen Gefühlen und Gedanken zumindest zeitweise innerlich zu distanzieren oder gar frei zu machen. Sie könnten ihnen die nötige Beachtung schenken und gerade dadurch selbstverantwortlich dafür sorgen, dass sie weniger störend im Hintergrund rumoren. Schon allein durch das achtsame Wahrnehmen dieses „Hintergrundrauschens" könnten Paul und Maria dafür sorgen, dass es die Kommunikation mit dem Partner nicht negativ beeinflusst. Beide könnten sich freier und offener im Hier und Jetzt aufeinander einlassen.

Zudem spielt eine weitere „Schicht" an Gedanken, Gefühlen, Erinnerungen eine wesentliche Rolle in der Entstehung ihrer Befindlichkeit und hat schließlich einen Einfluss auf die Art ihrer Verhaltensmuster und Reaktionen. Es handelt sich um eine Ebene, die uns immer begleitet, ein weiteres „Programm", das in der Tiefe läuft und mit unserem „Ursprungssystem" zu tun hat, mit der Welt, in der wir aufgewachsen sind, der Welt unserer Primärbeziehungen.

Je mehr es uns gelingt, diese drei Momente – die aktuelle Begegnung mit unserem Partner (oder anderen Menschen), die Alltagswelt, aus der wir gerade kommen, und unsere Ursprungswelt – voneinander zu trennen und klar in ihrer jeweiligen Bedeutung zu erkennen, desto freier werden wir von eingespielten kontraproduktiven Verhaltensmustern.

Die innere Distanz von dem, was „damals und dort" war, schenkt uns Freiheit im „Hier und Jetzt".

Auf dem Weg dorthin ist Achtsamkeit der erste Schritt, um überhaupt zu erkennen, welche (verschiedenen) Motive uns dazu bringen, auf die eine oder andere Weise zu reagieren. Gewiss lassen sich die tiefer liegenden Konflikte, etwa das Gefühl der Unzulänglichkeit, das Maria empfindet, oder das Gefühl, immer wieder in seiner Lebendigkeit gebremst zu werden, das Paul beschäftigt, noch nicht damit lösen, dass wir uns ihrer bewusst werden. Doch die Einsicht ist der Anfang der Veränderung.

Notwendigerweise kommt nun die emotionale Verarbeitung hinzu, die sehr schmerzlich sein kann und deshalb oft gemieden wird. Plötzlich wird uns nämlich klar, warum sich bei bestimmten „Reizen" ein automatisiertes Verhalten einschaltet, auch wenn dieses kein gutes Ende verspricht. Doch erst wenn die starken schmerzvollen Gefühle, die oft die Quelle unserer unkontrollierten Reaktionen sind, gesehen und im nächsten Schritt akzeptiert werden, kann sich der Gefühlsstau langsam auflösen. Die Vergangenheit darf dann Vergangenheit sein und wird zukünftig einen wesentlich kleineren Einfluss auf unsere Gegenwart haben.

Der dritte und letzte Schritt hat konkret mit aktiver Veränderung des Verhaltens zu tun. Damit diese Veränderung nicht einfach übergestülpt wird, braucht sie eine tiefe Einsicht und eine emotionale Verarbeitung.

Diese drei Schritte sind wesentliche Bestandteile eines gelungenen Veränderungsprozesses. Sie sind nicht zwingend voneinander getrennt und bauen auch nicht unbedingt chronologisch aufeinander auf. In der Regel entwickeln sie sich parallel zueinander und bedingen sich gegenseitig.

Wie könnte sich – vor diesem Hintergrund betrachtet – die Situation zwischen Maria und Paul nun entwickeln?
Würden sich beide in Achtsamkeit üben, könnten sie sich der Möglichkeit anderer Reaktionsweisen bewusst werden. Vielleicht würden sie einander versöhnlicher gegenübertreten, sobald sie erkannt haben,

dass ihre Gereiztheit nicht unmittelbar mit dem Partner zu tun hat, sondern dieser in Folge der eigenen tiefer sitzenden Problematik gewissermaßen nur der Auslöser eines Gefühls ist. Oder sie würden erkennen, dass es an der Zeit ist, bestimmte Themen endlich einmal konsequent und offen „auf den Tisch zu bringen", statt der klärenden Auseinandersetzung wieder und wieder auszuweichen. Sie könnten es aber auch vorziehen, zurückhaltender zu reagieren und ruhig abwartend zu beobachten, was passiert. Konkret könnten ihre Reaktionen folgendermaßen aussehen:

Maria könnte, nachdem sie dreimal tief durchgeatmet hat (!) und sich ihrer inneren Befindlichkeit bewusst geworden ist, versöhnlich antworten:

„Schön, dass du so gut drauf bist, Paul, und dich auf mich gefreut hast. Ich komme aber gerade nach Hause und bin noch nicht richtig angekommen. Und dann habe ich schon den ganzen Tag das Gefühl, tun zu müssen, was andere von mir erwarten. Das weckt unangenehme Gefühle, wie ich sie schon als Kind oft hatte. Lass mir ein wenig Zeit, damit ich zu mir finden und mich entspannen kann, ja? Und dann komme ich zu dir!"

Sie könnte auch *wütend*, aber nicht aus dem Affekt heraus, reagieren:

„Das ist nun wirklich das letzte Mal, dass ich mir so was gefallen lasse! Wie oft habe ich dir schon gesagt, dass ich es nicht mag, so eindeutig angefasst zu werden, nur um deine Bedürfnisse zu befriedigen. Das möchte hiermit ein für alle Mal klären!"

Paul wiederum könnte, nachdem auch er dreimal tief durchgeatmet hat und sich seiner inneren Befindlichkeit bewusst geworden ist, ebenfalls *versöhnlich* antworten:

„Ja, ich habe mich gefreut, dich zu sehen, aber du hast recht, ich sehe, dass du noch gar nicht ganz hier bist. Ich fühlte mich halt wieder mal so ‚bedürftig', nachdem ich von der Arbeit frustriert nach Hause gekommen bin."

Er könnte auch bewusst wütend reagieren:

„Also, ich verstehe, dass du etwas Zeit für dich brauchst, aber ich habe das Gefühl, dass du immer weniger Zeit für uns hast und dich immer mehr von mir zurückziehst. Das wäre vielleicht anders, wenn du dich bei der Arbeit besser abgrenzen würdest."

Im jeweils ersten Beispiel zeigen beide, dass sie sowohl die eigene Befindlichkeit als auch die des Partners sehen und ansprechen. Beide fühlen sich daraufhin respektiert und vom Partner nicht wertend in ihrer jeweiligen emotionalen Situation wahrgenommen. Beide sind bereit, auf den jeweils anderen zuzugehen, aber auch selber für die eigene emotionale Regulierung bzw. den Umgang mit der eigenen Frustration zu sorgen.

Im zweiten Beispiel spielt Achtsamkeit ebenfalls eine wichtige Rolle, auch wenn es im ersten Moment nicht so aussehen mag, weil beide wütend reagieren. Achtsamkeit heißt in diesem Kontext jedoch nicht, sich alles gefallen zu lassen, sondern zu lernen, die eigenen Grenzen deutlicher zu spüren, um sie durchlässiger gestalten oder, wenn es notwendig und richtig erscheint, ein klares NEIN oder STOPP aussprechen zu können. Beide zeigen, dass sie zwar nicht unbedingt einer Meinung, sich aber über die eigenen Gründe im Klaren sind und auch den anderen wahrnehmen und spüren, wo er sich gerade befindet.

Deutlicher wahrzunehmen, wo man sich mental und emotional gerade befindet, bedeutet allerdings nicht automatisch, dass damit alles gut läuft. Dennoch schafft Achtsamkeit günstigere Voraussetzungen für eine befriedigende Beziehung als ständiger, mehr oder weniger unterschwelliger Streit und die ungeklärte Vermischung aktueller Themen mit ungelösten Konflikten, deren Wurzeln in unserer Vergangenheit liegen. Insofern erhöht sie die Wahrscheinlichkeit für ein liebevolleres Zusammensein.

ACHTSAMKEITSMEDITATION

Fallbeispiel

Anna ist eine junge Frau Ende zwanzig, die erfolgreich als Fernsehmoderatorin tätig ist. Seit ca. vier Jahren führt sie eine Wochenendbeziehung mit ihrem Partner, der ebenfalls erfolgreich und viel beschäftigt ist. Sie komme zu mir, sagt sie, weil sie gar nicht mehr richtig entspannen könne, sie sei ständig mit ihren Gedanken bei ihrem Job und auch beim Sex spüre sie kaum noch etwas. Sie sei oft müde und erschöpft, aber die Anforderungen ihres Berufs seien so hoch, dass sie gar kein Gefühl mehr für ihren Körper habe und dafür, was ihr gut tue. Ich empfehle ihr u. a. folgende Achtsamkeitsmeditation, die sie in unseren Einzel- und auch in den Gruppenterminen lernt und die sie immer häufiger auch zu Hause praktiziert. Diese Übung fördert die Fähigkeit, zu sich selbst zu kommen. Der Geist beruhigt sich zunehmend und das ganze „System" kann „ein paar Gänge runterfahren". Diese innere Verlangsamung ermöglicht erst die Wahrnehmung der eigenen Befindlichkeit, sodass Anna wieder mehr in Kontakt zu sich selbst kommen kann. Ihre Bedürfnisse werden spürbarer und drängen deutlicher an die Oberfläche. Anna fängt an, ihren Tagesablauf zu ändern und andere Prioritäten zu setzen.

Die folgende Übung kann uns für die innere Wahrnehmung sensibilisieren. Im Alltag überhören wir oft, was unser Körper uns „sagen" möchte, z. B. dass er müde ist und lieber Ruhe als Action hätte. Vielleicht fühlen wir uns auch überfordert, aber wir gehen darüber hinweg, weil eine scheinbar wichtigere Angelegenheit unseren Einsatz verlangt. So unterbrechen wir die innere „Leitung" zum Körper und zu unseren Gefühlen. Trotzdem erwarten wir, dass beide „auf Knopfdruck" funktionieren, wenn wir meinen, wir sollten mal wieder „Lust" haben, und wundern uns, dass es so nicht funktioniert! Das Gleiche gilt für unseren Geist. Sich ein paar Momente Zeit zu nehmen, um zu beobachten, womit wir uns gerade mental beschäftigen, kann uns helfen, zeitweise aktiv Distanz zu bestimmten Gedanken zu gewinnen und dadurch wieder Kontakt zu unseren Gefühlen und unserem Körper zu finden. Ich empfehle, die Übung mehrmals zu wiederholen, denn nur dadurch kann sie ihre Wirkung entfalten.

Nehmen Sie sich ein wenig Zeit (ca. 10-15 Min.), in der Sie ungestört und für sich sein können. Sorgen Sie für frische Luft, lüften Sie den Raum, in dem Sie sich aufhalten. Wenn Sie bereits lange gesessen haben, dehnen Sie Ihren Körper in die Länge, indem Sie die Arme nach oben strecken und ein paar Momente auf den Zehenspitzen balancieren. Danach bücken Sie den Oberkörper so weit nach vorne wie möglich – die Beine bleiben dabei leicht gebeugt. Lassen Sie Ihren Oberkörper, Arme und Kopf sich einige Atemzüge lang in dieser Position entspannen, damit sich Ihre Rückseite in die Länge ziehen kann. Anschließend richten Sie sich langsam Wirbel für Wirbel wieder auf. Bei Bedarf wiederholen Sie diese kleine Sequenz.

Setzen Sie sich nun aufrecht auf einen Stuhl oder auf ein Meditationskissen auf den Boden und schließen Sie Ihre Augen. Vermeiden Sie, sich an der Stuhllehne oder an der Wand anzulehnen. Der Rücken sollte gerade sein, die Wirbelsäule sich entspannt und geschmeidig nach oben aufrichten.

Arme und Hände liegen entspannt auf der Armlehne oder auf den Beinen. Lassen Sie jetzt den Kopf leicht nach vorne und zurück schwingen. Finden Sie dann einen Punkt, an dem es Sie am wenigsten Kraft kostet, den Kopf aufrecht zu halten. Entspannen Sie den gesamten Kiefer, indem Sie die Zunge vom Gaumen lösen und sie schwer im Mund ruhen lassen.

Nehmen Sie jetzt Ihren ganzen Körper wahr, indem Sie von den Füßen aufwärts den Kontakt des Körpers mit der Unterlage spüren. Spüren Sie den Kontakt der Füße, der Beine, des Gesäßes mit dem Boden. Spüren Sie die Sitzhöcker auf dem Stuhl oder dem Kissen. Visualisieren Sie Ihr Becken und ihre Wirbelsäule, die sich von dort aus nach oben erstreckt. Nehmen Sie jetzt den Fluss Ihres Atems wahr. Bleiben Sie einige Momente bei der Wahrnehmung Ihres Atems.

Spüren Sie, wie sich die Bauchdecke beim Einatmen in den Raum hinein weitet und wie sie sich beim Ausatmen zurückzieht. Lassen Sie jetzt Ihre Aufmerksamkeit durch Ihren Körper wandern und nehmen Sie seine Befindlichkeit wahr. Spüren Sie, welche Regionen Ihres Körpers sich wohl fühlen, welche weniger.

Vermeiden Sie dabei, Urteile zu fällen, Meinungen zu äußern. Hören Sie einfach nur zu, was Ihnen Ihr Körper sagen möchte.

Wandern Sie nun zu Ihrem Geist. Verweilen Sie eine Weile hier und beobachten Sie, was sich in Ihrem Kopf abspielt: Welche Gedanken, Erinnerungen, Fragen tauchen auf? Nehmen Sie sie vollständig wahr und vermeiden Sie, etwas zu unterdrücken.[9] Wenn ein Gedanke Sie ablenkt und Sie dies bemerken, kehren Sie zur Wahrnehmung Ihres Atems zurück. Das kann mehrmals im Laufe der Übung passieren!

Zum Schluss richten Sie Ihre Aufmerksamkeit auf Ihr Herz. Fragen Sie es, was für eine Stimmung, was für ein Gefühl es hat. Nehmen Sie es wahr, atmen Sie in dieses Gefühl hinein und lassen Sie ihm Zeit, sich zu entfalten.

Nehmen Sie nun noch einmal Ihren ganzen Körper wahr. Verbinden Sie sich mit Ihrer Atmung.

Spüren Sie den Atemfluss in Ihrem Körper. Öffnen Sie dann ganz langsam wieder die Augen.

Lassen Sie sich noch ein paar Momente Zeit, um nachzufühlen, wie es für Sie war, auf diese Art mit sich selbst in Kontakt zu sein. Gab es eine bestimmte Körperwahrnehmung, ein besonderes Gefühl oder einen wichtigen Gedanken? Wenn Sie möchten, schreiben Sie es auf.

---

9 Der Sinn dieser Übung ist nicht, keine Gedanken zu haben, sondern sich bewusst zu werden, dass Gedanken immer da sind und einen Einfluss (= Reiz) auf uns ausüben. Dies geschieht meistens automatisch.

FOCUSING[10]

Fallbeispiel

Frank ist ein Mann Ende vierzig, Ehemann und Vater von vier Kindern. Er arbeitet als Krankenpfleger im Krankenhaus – oft in der Notaufnahme. Er kommt zu mir, weil er in den letzten Monaten Potenzstörungen bekommen hat. Im Laufe der Evaluation erfahre ich von ihm, dass er im gleichen Zeitraum verstärkt unter Migräneanfällen litt. Diese Information macht mich stutzig. Insgesamt wirkt Frank sehr angespannt. Ich empfehle die folgende Übung, die wir erstmalig gemeinsam in der Praxis unter meiner Anleitung durchführen. Mit Interesse beobachte ich, was Frank durch sie über sich in Erfahrung bringt. Sowohl die Potenzstörungen als auch die Migräneanfälle scheinen mit dem extrem starken Druck zusammenzuhängen, dem Frank bei der Arbeit ausgesetzt ist. Schon seit einiger Zeit spürt er das Bedürfnis, nicht mehr im Krankenhaus zu arbeiten. Diesen Gedanken verdrängt er aber immer wieder, weil er sich zurzeit aus finanziellen Verpflichtungen außerstande sieht, etwas an seiner beruflichen Situation zu ändern. Die Übung, die er dann auch zu Hause praktiziert, hilft ihm, seinem Körper mehr Gehör zu schenken und dadurch mehr zur Ruhe zu kommen. Sie verschafft ihm kleine Entspannungsmomente, die sich positiv auf seine Potenzstörungen auswirken.

Das Focusing ist eine besondere Form der Selbstwahrnehmung, die auch auf Achtsamkeit basiert. Dabei geht es hauptsächlich darum, den eigenen Körper und seine Befindlichkeit differenzierter kennenzulernen, um besser herausfinden zu können, was ihm gut tut und was er braucht. Diese Übung steht nicht unmittelbar mit unserem sexuellen Erleben in Verbindung. Doch oft können andere Bereiche unseres Lebens so belastend sein, dass sie unsere Lustbereitschaft einschränken, ohne dass wir es wahrnehmen.

---

10 Diese Methode wurde von Eugene T. Gendlin, einem amerikanischen Therapeuten, entwickelt und vermittelt.

Der Anfang der Übung gleicht der Grundform der Achtsamkeitsmeditation, die ich oben beschrieben habe. Sobald Sie die Aufmerksamkeit auf Ihren Körper gerichtet und sich bewusst gemacht haben, wie sich die verschiedenen Regionen Ihres Körpers anfühlen, bleiben Sie bei einem Körperbereich Ihrer Wahl. Stellen Sie sich dabei vor, Sie würden einen alten Freund nach langer Zeit wieder treffen. Und genauso, wie Sie es wahrscheinlich bei einem guten Freund tun würden, fragen Sie jetzt Ihren Körper, wie es ihm geht. Hören Sie aufmerksam zu, was er Ihnen zu erzählen hat!

Welche körperlichen Empfindungen sind in diesem Bereich? (Nehmen Sie hier physische Eigenschaften wahr und beschreiben sie diese, z. B. eng, weit, breit, dunkel, hell, warm, kalt etc.)

Atmen Sie weiter zu dieser Stelle hin und beobachten Sie, ob und wenn ja, inwiefern sich die Empfindungen verändern.

Fragen Sie nun, ob die Empfindung auch eine Gefühlsqualität besitzt (z. B. eine wütende Enge, eine ängstliche, dunkle Weite, einen hellen, leeren, einsamen Raum etc.). Wie verändert sich das Gefühl, wenn Sie sich die Zeit nehmen, es zu fühlen?

Fragen Sie dann, was Ihr Körperbereich bräuchte, um sich anders (besser) zu fühlen: Was hätte Ihr Körper gerne von Ihnen oder von der „Welt"? Horchen Sie weiter auf Ihren Körper und seine Botschaften. Schenken Sie ihm noch einige Momente ungeteilte Aufmerksamkeit.

Verabschieden Sie sich dann und versprechen Sie, noch mal vorbeizuschauen oder vielleicht das zu tun, was sich Ihr Körper von Ihnen gewünscht hat.

Sie können Focusing auch direkt für Ihr sexuelles Anliegen anwenden. In diesem Fall verfahren Sie so, wie eben beschrieben, nur dass Sie Ihre Aufmerksamkeit auf Ihr Geschlecht lenken und es sprechen lassen. Beachten Sie dabei die Gefühle, Gedanken und Erinnerungen, die Ihnen in den Sinn kommen. Gehen Sie mit Ihren Fragen so weit, wie es Ihnen stimmig und richtig erscheint. Beenden Sie den Kontakt auch hier wie oben beschrieben.

2 Was ist Sexualität?

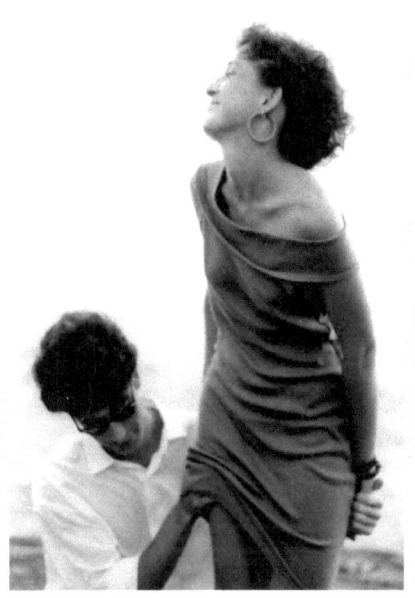

2.1 Sexocorporel – ein körperorientierter sexualtherapeutischer Ansatz

Bevor ich nun genauer darauf eingehe, was Sexualität ist und welche Bedeutung sie für uns hat, möchte ich kurz das Konzept von Sexocorporel vorstellen, das eine wichtige Säule meiner Arbeit darstellt und meinen Ausführungen zu einem großen Teil zugrunde liegt.

Sexocorporel ist eine effektive und lösungsorientierte Form der Sexualtherapie, die für die Klärung verschiedener sexueller Störungen wie Orgasmus- und Erregungsstörungen, Impotenz und frühzeitige Ejakulation, Schmerzen bei Sex und Vaginismus erfolgreich eingesetzt werden kann. Sie beruht auf einem innovativen, ganzheitlichen Erklärungsmodell menschlicher Sexualität, das der ehemalige Theologe und spätere Sexualforscher Prof. Jean-Yves Desjardins in Montréal (Québec, Kanada) an der von ihm 1968 mitgegründeten, weltweit ersten sexologischen Fakultät erarbeitet hat. Erst in den letzten Jahren wurde diese Methode von Peter Gehrig und dem Team des Zürcher Instituts für klinische Sexologie & Sexualtherapie (ZISS), u. a. Karoline Bischof und Stephan Fuchs, im deutschsprachigen Raum bekannt gemacht.

Nach Sexocorporel ist Sexualität ein Phänomen, das sich aus vielfältigen Komponenten zusammensetzt, die ihrerseits in vier Bereiche unterteilt werden:

1) die körperlich-physiologischen Komponenten
2) die mental-kognitiven Komponenten
3) die persönlichen Komponenten bzw. die Komponenten des Erlebens
4) die Komponenten der Beziehung

Diese vier Ebenen interagieren und kommunizieren miteinander. Sexocorporel richtet den Fokus auf die körperlichen Komponenten und begibt sich von hier aus auf eine Art Wahrnehmungs- und Entdeckungsreise, auf der die sexuelle Erregungsfunktionalität erforscht und mit ihr experimentiert wird.

Ein wesentlicher Aspekt dieser Methode ist die Betrachtung und Unterscheidung der möglichen Ursachen sexueller Störungen, wobei zwischen „indirekten" und „direkten" Kausalitäten differenziert wird. *Indirekte Kausalitäten*, wie z. B. eine problematische Kindheit, Stress oder Kommunikationsprobleme in der Beziehung, werden zwar einbezogen, aber nicht in den Mittelpunkt der Therapie gestellt. Als Hauptursache sexueller Dysfunktionalität fokussiert Sexocorporel die sog. *direkten Kausalitäten*, d. h. zum Beispiel einen eingeschränkten Erregungsmodus, der im Laufe des Sexualisierungsprozesses angeeignet wurde.

Darüber hinaus werden Körper und Geist als Einheit betrachtet. Alles, was sich auf der mentalen oder emotionalen Ebene abspielt, findet über vier Parameter – Atem, Bewegung, Tonus und Rhythmus – seinen Ausdruck im Körper.[11] Unsere Gedanken und Glaubenssätze beeinflussen diese Parameter, indem „sie nicht unabhängig vom restlichen Körper stattfinden und eine Wechselwirkung mit unserem muskulären und hormonellen und Nervensystem haben. Eine Veränderung auf jeder dieser Ebenen hat Auswirkung auf alle anderen Ebenen"[12]. Ebenso können Veränderungen auf der körperlichen Ebene über die vier Parameter unser Inneres beeinflussen. Diese besondere Interaktion nutzt Sexocorporel, um unbefriedigende sexuelle Muster zu verändern. Anstatt sich hauptsächlich „kognitiv" und „psychisch" damit zu befassen, wird primär der Körper beobachtet und anhand kleiner Veränderungen dazu animiert, neue (Lust-) Erfahrungen zu machen.

Im Laufe unserer Entwicklung entdecken wir die angenehmen Empfindungen, die uns unser Körper schenken kann. Da unser Gehirn nach dem Lustprinzip funktioniert, suchen wir die Wiederholung und Steigerung angenehmer Empfindungen und Gefühle. Wir lernen, die Parameter des Körpers auf unterschiedliche Art einzusetzen, um maximalen Genuss zu erreichen. So entwickelt jeder Mensch seinen eigenen „Stil" bzw. Modus, sexuelle Erregung auszulösen und diese bis zum Höhepunkt zu steigern.

Auf dieser Grundlage werden die am meisten verbreiteten Funktionsstörungen wie Lustlosigkeit, Erregungs-, Potenz- und Orgasmusstörung, frühzeitige Ejakulation usw. in erster Linie auf einen eingeschränkten Erregungsmodus zurückgeführt. Dieser lässt sich jedoch erweitern. Die dadurch ermöglichten neuen Erfahrungen bilden den Ausgangspunkt, um problematische Interaktionen zu verbessern und schwierige Verhaltensmuster aufzulösen. Aber auch die kognitiven und persönlichen Komponenten sowie die Beziehungsebene finden bei Sexocorporel ausreichend Beachtung, um

---

11 Zu den vier Parametern des Körpers siehe auch den gleichlautenden Abschnitt im weiteren Verlauf des Buches.

12 Karol Bischof, Sexocorporel in the promotion of sexual pleasure (Sexocorporel und die Förderung des sexuellen Lusterlebens).

auf der Basis neuer körperlicher Erfahrungen exploriert, integriert und verarbeitet zu werden.

2.2 Sexualität als komplexes Phänomen

Wie die Überschrift bereits aussagt, ist Sexualität sehr facettenreich. Sie ist die biologische Basis unseres Lebens. Durch das Vorhandensein zweier Geschlechter, die für die Zeugung eines neuen Individuums notwendig sind, wird die regelmäßige Neukombination des Erbguts gewährleistet. Darüber hinaus ist sie ähnlich wie Laufen und Sprechen ein kontinuierlicher Lernprozess, der sich vom ersten Lebenstag an entfaltet. Ihre körperliche Voraussetzung ist der sogenannte Erregungsreflex. Er ist angeboren und kann sogar schon beim Embryo durch Berührung innerhalb der Gebärmutter spontan ausgelöst werden. In verschiedenen Etappen lernt der Mensch dann seine sexuelle Erregung soweit zu steigern, dass er schließlich zum Orgasmus kommt. Dabei handelt es sich um ebenfalls reflexhafte, unwillkürliche Kontraktionen des Beckenbodens, die bei genügend sexueller Ladung eintreten, sobald der sogenannte Point of no Return (kurz: PONR, der Punkt, an dem es kein Zurück mehr gibt) überschritten wird.

Im Laufe unserer Kindheit und Jugend und auch noch als Erwachsene durchlaufen wir verschiedene Stadien, in denen wir uns den Umgang mit der eigenen Sexualität aneignen. Mehrere aufeinander aufbauende Lernschritte sind unentbehrlich, um einen entspannten, natürlichen, sinnlichen und lustfreundlichen Bezug zum eigenen Körper und seinen sexuellen Funktionen zu erlangen:

- Berührung durch die Eltern bei der Pflege des Babys
- Selbstberührung
- geschlechtsspezifische Spiele, wie z. B. Puppenspiele, Gummitwist, Türme bauen, Schießen
- Doktorspiele u. Ä.

- Selbstbefriedigung
- erste sexuelle Erfahrungen mit dem anderen oder mit dem gleichen Geschlecht, Petting
- Geschlechtsverkehr

Dabei spielt von Anfang an Berührung eine wesentliche Rolle. Durch „Greifen" (= Berühren) beginnt das Kind mit dem eigenen Körper, mit den eigenen Genitalien vertraut zu werden. Auch durch liebevolle, wertschätzende Berührungen der Eltern oder Pflegepersonen und zunehmend durch eigene Bewegungen werden Sinnesreize ausgelöst, die über die Nervenbahnen das Gehirn erreichen. Gleichzeitig ermöglicht das Benennen der verschiedenen Körperteile die verbale Kodifizierung. Durch das Berühren und Benennen entsteht eine Art „Landkarte" im Gehirn, der sogenannte Homunkulus. Erst dadurch wird der bewusste Zugang zum eigenen Körper und den damit verbundenen Empfindungen überhaupt möglich. Durch sinnliche Erlebnisse wie Berührungen und Bewegung bilden sich neue Verbindungen von Nervenzellen (Synapsen) im Gehirn, die für die Erstellung (das „Zeichnen") dieser Landkarte unverzichtbar sind. Erst diese neuronalen Netzwerke ermöglichen die bewusste Wahrnehmung. Liebevolle Berührungen durch die betreuenden Personen und später durch sich selbst sind also wesentliche Momente des Sexualisierungsprozesses, die die Weichen für spätere Phasen stellen.

Leider kommt es bereits in dieser frühen Entwicklungsphase oft zu einem Vermeidungsverhalten seitens der pflegenden Personen: Zwar zeigen sie ihre Freude beim Berühren der Händchen und Füßchen des kleinen Kindes und benennen mit einem lächelnden Gesicht die verschiedenen Körperteile, damit das Kind die dazu passenden Worte lernt. Doch beim Geschlecht angelangt, herrscht oft verlegene Stille, die Pflege wird meist „funktionell" durchgeführt, schnell und mithilfe eines Waschlappens, um direkte Berührungen zu vermeiden. An dieser Stelle entsteht ein Vakuum. Das Kind merkt, dass die Eltern ihren Ausdruck ändern, wenn sie das Genital pflegen, sie reden nicht mehr, sie werden vielleicht auch etwas hastiger und schneller. Damit wird der Keim, der später Scham und Schuldgefühle hervorbringen kann, gelegt. Sobald es um Genitalität geht, wird geschwiegen. Sogar die Wörter, die unser Geschlecht beschreiben sollen, werden entweder nicht genannt oder in einer blumigen, kindlichen Sprache formuliert, die diesen Organen nicht gerecht wird.

Sexualität ist ein menschliches Grundbedürfnis und zwar sowohl in physiologischer als auch in emotionaler bzw. sozialer Hinsicht, als Ausdruck und Erfüllung von Liebe, Lust, Nähe und Zärtlichkeit. Die Fähigkeit des Menschen, dem sexuellen Akt über die biologische Funktion der Reproduktion bzw. der reinen körperlichen Entladung hinaus Bedeutung zu verleihen, ist Ausdruck seiner erotischen Kompetenz und Reife, die sich im Laufe des Lebens entfaltet.

Zusammengefasst ist Sexualität ein Kontinuum an Verhaltensweisen und Erlebnismustern, Gefühlen, Wünschen und Bedürfnissen der Menschen in Bezug auf ihre Geschlechtlichkeit, das sich auf der Reise zwischen sexueller Erregung und Orgasmus abspielt. Anders als das Tier ist der Mensch in der Lage, diese Reise lustvoll, sinnlich, kreativ zu gestalten und damit das Erleben sexueller Erregung positiv zu beeinflussen und den Genuss entsprechend zu intensivieren. Wie diese Reise im Sinne eines ganzheitlichen Lustgewinns optimal erlebt werden kann, ist Inhalt dieses Buches.

Selbstreflexion

Sexualität ist nicht nur ein sehr komplexes Phänomen, sondern auch sehr individuell geprägt. Daher möchte ich an dieser Stelle eine Reihe von Fragen vorschlagen, die dazu dienen, Ihnen als Leser oder Leserin die individuelle Ausprägung Ihrer Sexualität bewusst zu machen:

- Was bedeutet Sexualität für Sie?
- Welchen Stellenwert hat Sexualität in Ihrem Leben?
- Was glauben Sie, wie Ihr Partner über Sexualität denkt und fühlt?
- Was glauben Sie, welchen Stellenwert Sexualität für Ihren Partner hat?
- Wie haben Ihre Herkunftsfamilie und Ihre Sozialisierung Sie in Bezug auf Sexualität beeinflusst?
Welche Atmosphäre hat Sie in dieser Hinsicht geprägt?
- Welche „Aufträge" (innere Überzeugungen, Glaubenssätze, Gebote und Verbote etc.) in Bezug auf Sexualität haben Sie ungeprüft von Ihrer Familie übernommen?
- Welches sind Ihre wichtigsten Erinnerungen an sexuelle Erfahrungen, angefangen im Kindesalter (Doktorspiele, Wett-Pinkeln usw.)?
- Wie war der Eintritt ins „erwachsene" Leben (durch den Beginn der Regel für das Mädchen und die erste Ejakulation für den Jungen)?
- Wie wurden Sie aufgeklärt (z. B. durch einen Elternteil, Freunde, Schule, Bücher, Internet)?
- Wie war der erste Kuss?
- Wie waren Ihre ersten Erfahrungen mit Petting?
- Wie war/ist Ihre Erfahrung mit Selbstbefriedigung?
- Wie war das „Erste Mal", der erste Geschlechtsverkehr?
- Welche Gefühle verbinden Sie mit diesen Erlebnissen? Stolz? Scham? Gleichgültigkeit?
- Wie fühlen Sie sich, wenn Sie sexuell erregt sind?

2.3 Drei grundlegende Spielregeln

Die Aneignung sexueller Kompetenz basiert auf einem intensiven Wechselspiel zwischen Körper und Geist. Unser Gehirn lernt, bestimmte Signale, die der Körper aussendet, als angenehm (z. B. sinnlich, sexuell erregend usw.) oder unangenehm zu erkennen und entsprechend zu kodifizieren. Auf der anderen Seite können bestimmte Glaubenssätze, Normen, Gebote uns daran hindern, an und für sich angenehme – sinnlich erregende – Empfindungen als solche zu spüren und entsprechend zu intensivieren, weil unser Geist sie schon bei ihrer Entstehung im Keim erstickt, indem er sich nicht „erlaubt", sie wahrzunehmen und als positiv – als sexuell erregend – zu kodifizieren.

In den nächsten Abschnitten werde ich das Zusammenspiel von Geist und Körper näher beschreiben. Am Schluss werden Sie dann eine Reihe von Übungen finden, die die Zusammenhänge veranschaulichen und Ihnen die Möglichkeit geben, sie durch eigenes Erleben zu verankern. Auch wenn es auf den ersten Blick so aussehen mag, als hätten diese Übungen wenig mit Sexualität zu tun, werden sie Sie in die Lage versetzen, die Funktionsweise Ihres Körpers besser wahrzunehmen und zu verstehen. Sie werden dadurch sozusagen das ABC des Körpers, seine Sprache kennenlernen.

2.3.1 Geist und Körper sind eine Einheit

Was wir über uns selbst und über alles außerhalb unserer selbst denken und fühlen, spielt sich in unserem Inneren ab. Es sind Erinnerungen, Glaubenssätze, Urteile, Gebote und Verbote, Tabus und Mythen, Ideale und Idealisierungen, Wissen und Unwissen sowie Gefühle, Stimmungen und Empfindungen, die in bestimmten Momenten als Gedanken unseren Geist durchkreuzen und uns bewusst werden können. Mit manchen Gedanken, von denen wir annehmen, dass sie uns, also unsere „Persönlichkeit", ausmachen, identifizieren wir uns in der Regel ganz. Sie bilden ein Kontinuum an Vorstellungen, Stimmungen, Empfindungen, Wünschen und

Sehnsüchten, das als „Ich" bezeichnet wird. Unsere Gedanken, das sind wir – so jedenfalls glauben wir meistens. Doch Gedanken sind formbar und lassen sich auch verändern. Sie kommen und gehen in einem ununterbrochenen Fluss. Die Yogis[13] behaupten, unsere Gedanken würden uns gar nicht gehören und alles Leid rühre daher, dass wir uns zu stark mit ihnen identifizierten und sie unser Leben bestimmen ließen. In der yogischen Tradition werden diese inneren Prozesse als „Bewegungen des Geistes" beschrieben. Viele Meditationstechniken dienen dem Ziel, sich der Macht der Gedanken zu entziehen, indem ihnen zeitweise weniger bis gar keine Aufmerksamkeit geschenkt wird. Der ewige Gedankenfluss geht weiter, tritt aber immer mehr in den Hintergrund unseres Bewusstseins, das sich währenddessen z. B. auf den Atem fokussiert. So wird für Momente die Erfahrung der Stille möglich, in der die Gedanken das unmittelbare Dasein des Bewusstseins nicht trüben.

Andererseits können wir auch lernen, unsere Gedanken klarer und deutlicher wahrzunehmen und sie anschließend auf ihre Gültigkeit hin zu überprüfen – vor allem jene, die in Form von Glaubenssätzen, Normen und Geboten unser sinnliches, sexuelles Erleben einschränken.

Um die allgegenwärtige Präsenz der Gedanken ganz unmittelbar zu erfahren, reicht es schon, für ein paar Momente die Augen zu schließen. Prompt tauchen sie auf, wie auf einer weißen Leinwand im Kopfkino: Ein Gedanke folgt dem anderen und vertreibt ihn von der Oberfläche unseres Bewusstseins. Oft herrscht ein reges Durcheinander, manchmal fesselt uns ein einziger Gedanke über eine längere Zeit so sehr, dass wir die Welt um uns herum vergessen. Oft genug beschäftigen uns aber auch Gedanken, durch die wir uns klein und unzulänglich fühlen. Wir können ohne große Mühe erkennen, dass es unter all diesen Gedanken einige gibt, die uns ganz persönlich betreffen und von denen wir fest glauben, dass sie uns ausmachen, uns definieren. Wir identifizieren uns mit diesen Gedanken und sie prägen uns auf eine besondere Art und Weise.

---

13 Yogis sind Menschen, die Yoga als spirituellen Weg praktizieren.

Um zu begreifen, wie das, was wir denken - in diesem Fall über Sexualität -, auf uns einwirkt, müssen wir zuerst die Interaktion zwischen „Innen" und „Außen" besser verstehen. Die amerikanische Bestsellerautorin Byron Katie hat zu der Frage, wie sehr Gedanken uns beeinflussen können, ein äußerst einfaches und gleichzeitig wirkungsvolles Fragebogen-Modell entwickelt - „The Work of Byron Katie"[14] - das helfen kann, diesem versteckten Zusammenhang auf die Spur zu kommen. Die folgende Übung ist daran angelehnt:

GLAUBENSSÄTZE HINTERFRAGEN

Fallbeispiel

Lina ist eine junge Frau Ende zwanzig. Sie kontaktiert mich, weil sie sich für die Teilnahme an einer Frauengruppe interessiert. Allerdings ist sie sich noch nicht sicher, ob es das Richtige für sie ist. Sie erzählt mir am Telefon, dass sie gerne mehr aus sich als Frau machen wolle. Es gelinge ihr aber nicht so gut, weil die „Blockaden" im Kopf zu stark seien. Sie schaue oft auf andere Frauen – Freundinnen und Kolleginnen –, die sich trauen, ihre Weiblichkeit deutlicher zu zeigen. Das finde sie einerseits anziehend und würde es gerne auch können, andererseits aber empfinde sie es als anzüglich. Sie fürchte auch die mögliche Reaktion der Männer. Ich frage, ob sie das Verhalten, auf das sie so ambivalent reagiere, genauer beschreiben könne? Sie schildert es als eine Mischung aus Äußerlichkeiten – wie sich Frauen kleiden und schminken oder die Art, wie sie sich bewegen – und Verhaltensweisen, die sie als „provokant" empfindet, z. B. einen fremden Mann anzulächeln oder ihm direkt in die Augen zu schauen, vielleicht sogar eindeutig mit ihm zu flirten. Einerseits finde sie es in Ordnung, andererseits melde sich bei ihr sofort eine abwertende Stimme zu Wort: „Das darf ich nicht" oder „Selber schuld, wenn dir dann hinterher etwas Schlimmes passiert" oder „Du willst die Männer reizen, das machen

---

14 Siehe www.thework.com/deutsch/ und www.thework.com/ (englische Version).

nur Schlampen" usw. Da für Fragen dieser Art die Frauengruppe gut geeignet ist, empfehle ich ihr die Teilnahme und so meldet sie sich an. In der Gruppe wird u.a. die folgende Übung praktiziert, die helfen kann, sogenannte „Glaubenssätze", wie z.B.: „Ein richtiger Mann muss immer können", „Eine anständige Frau darf ihre Lust nicht zeigen", „Ich darf nicht die Kontrolle verlieren", die meist eher diffus und im Hintergrund agieren, zu identifizieren, zu hinterfragen und möglicherweise auch aufzulösen, weil man erkennt, dass sie für die jetzige Lebenssituation keine Gültigkeit mehr haben.

Welche inneren Bilder über Sie selbst, welche Überzeugungen und Glaubenssätze bewohnen Ihr Bewusstsein und wie wirken diese ungeprüften und für wahr gehaltenen Gedanken auf Ihre Stimmung und Ihren Körper? Halten Sie einen Moment inne, nehmen Sie einen Zettel und einen Stift zur Hand und identifizieren Sie einen solchen negativen Gedanken, der sich um das Mann-Sein/Frau-Sein oder aber allgemein um Sexualität und Lust dreht. Sie können diesen Gedanken jetzt untersuchen, indem Sie folgende Fragen beantworten:

- Wessen Stimme drückt dieser Gedanke aus?
- Wer sagt, dass dieser Gedanke wahr ist?
- Können Sie wirklich behaupten, dass der Inhalt dieses Gedankens der Wahrheit entspricht? Lässt sich dies beweisen?
- Wenn Sie davon überzeugt sind, dass dieser Gedanke stimmt, was passiert mit Ihnen?
    - Welches innere Bild haben Sie von sich selbst?
    - Wie fühlt es sich an, diesen Gedanken zu haben? Tut es Ihnen gut?
    - Erzeugt diese Überzeugung eher Leichtigkeit, Freude, Offenheit oder ist sie eher stress- und leidvoll und sie fühlen sich unwohl in Ihrer Haut?

- Wie fühlt es sich körperlich an, wenn Sie an dieser Überzeugung festhalten?
  - Wie ist die Körperspannung? Gibt es Bereiche, die sich verkrampfen?
  - Wie ist die Atmung? Kann Sie frei fließen?
  - Wie verändert sich die Körperhaltung?
- Wie gehen Sie mit sich selbst um, wenn Sie diesen Gedanken haben? Tun Sie sich damit etwas Gutes oder eher das Gegenteil?
- Was passiert im Kontakt mit anderen Menschen, die Ihnen nahestehen?
  - Wie nehmen Sie sie wahr?
  - Wie verhalten Sie sich ihnen gegenüber, wenn Sie so von sich denken? Sind Sie weiterhin offen zu Ihnen oder ziehen Sie sich eher zurück? Reagieren Sie besonders empfindlich oder unangemessen?
- Was würde passieren, wenn Sie diesen Gedanken über sich selbst nicht mehr hätten? Wie würden Sie sich fühlen?
- Und jetzt stellen Sie sich vor, Sie wachen eines Morgens auf und dieser Gedanke hat sich in sein Gegenteil verwandelt. Wie wäre es, wenn er nicht mehr da wäre?
- Wie würden Sie sich nach dieser Verwandlung fühlen?
- Gab es vielleicht einen Moment in Ihrem Leben, wo es bereits so gewesen ist? Beschreiben Sie ihn!
  - Wie hat es sich damals angefühlt? War etwas anders für Sie und, wenn ja, was?
  - Was würde heute passieren, wenn Sie wieder so wären? Wer hätte etwas dagegen?

- Wer würde die Veränderung als Erster wahrnehmen? Woran genau würden Sie merken, dass sich etwas verändert hat? Woran würde dieser Mensch merken, dass sich etwas verändert hat?
- Beschreiben Sie ganz detailliert, was genau in Ihrem Leben anders wäre und wie sich dies anfühlen würde!

2.3.2 Alles, was sich im Geist abspielt, drückt sich im Körper aus

Jeder Gedanke, jedes Gefühl hat eine sichtbare Auswirkung auf der Ebene des Körpers. Wie und wodurch zeigt sich das? Hauptsächlich durch die Körperhaltung. Wie wir mit unserem Körper umgehen, wie wir stehen, sitzen, uns bewegen und unterhalten, wie viel Raum wir mit unserem Körper einnehmen, wie viel Spannung im Körper ist und welche Bereiche besonders verspannt werden, ob der Körper in seiner Achse zentriert ist oder nicht – das alles zeigt mehr von unseren inneren Prozessen, Überzeugungen und Glaubenssätzen, als wir zumeist denken. Der Körper ist ein ganz besonderer Spiegel unserer Gedanken, vor allem derjenigen über uns selbst. Wie wir unseren Körper „bewohnen", ob wir uns wohl in ihm fühlen und ob wir ihn ganz oder in einzelnen Bereichen bewusst und genau wahrnehmen, beeinflusst wiederum, was sich in unserem Inneren abspielt, also was wir von uns denken und fühlen. Wenn wir z. B. von uns annehmen, dass wir etwas besonders gut können, dass wir attraktiv sind, oder wenn wir uns einfach wohl in unserer Haut fühlen, werden wir wahrscheinlich eine aufrechte und offene Haltung einnehmen. Wenn wir aber genau das Gegenteil von uns denken und beispielsweise glauben, dass wir nicht liebenswert und attraktiv genug sind, werden wir eher dazu tendieren, mit unserem Körper in eine Schutzhaltung zu gehen. Die Körperhaltung wird also eher „geschlossen" sein, der Kopf – und entsprechend der Blick – leicht nach unten geneigt usw. So bewirkt jede Emotion und jeder Gedanke eine messbare physiologische Veränderung. Die sogenannten vier

Parameter des Körpers - Atmung, Bewegung, Körperspannung und Rhythmus - verändern sich.[15] Jeder Glaubenssatz, jedes Gebot über uns selbst beeinflusst - meist unbewusst - die Art, wie wir unseren Körper bewohnen.

Umgekehrt funktioniert dieses Zusammenspiel ebenfalls: Jede Veränderung auf der körperlichen Ebene (Muskelspannung, Haltung etc.) beeinflusst sowohl die Selbstwahrnehmung als auch die Wahrnehmung der uns umgebenden Menschen und unserer Umwelt. Genauso bewirkt sie eine Veränderung der Emotionen. Emotionen und Gedanken sind auf der körperlichen Ebene biochemische Prozesse. Indem wir also etwas auf der Körperebene verändern, können wir unser Selbstbild und unsere innere Befindlichkeit positiv beeinflussen.

Die vier Parameter des Körpers

In diesem Abschnitt möchte ich die Art und Weise, wie der Körper unser emotionales Innenleben widerspiegelt und wie umgekehrt unsere Stimmungen „auf den Körper hören" und von ihm beeinflusst werden, ausführlicher beschreiben und erklären. Das Verständnis dieses Zusammenspiels ist der Schlüssel zur optimalen Entfaltung sexueller Energie.

Der Körper drückt Gefühle, gleichgültig ob Trauer, Freude, Lust oder Wut, durch seine eigene Sprache aus. Diese besteht aus vier „Buchstaben" oder Parametern, die es dem Körper ermöglichen, alles, was sich im Inneren abspielt, sichtbar zu machen:

- die Atmung und ihre Bewegung im Inneren des Körpers
- die Bewegung und die Haltung des Körpers im Raum
- die Körperspannung
- der Rhythmus, in dem wir Bewegungen durchführen.

---

15 Zu diesem Zusammenhang siehe auch den entsprechenden Abschnitt weiter unten.

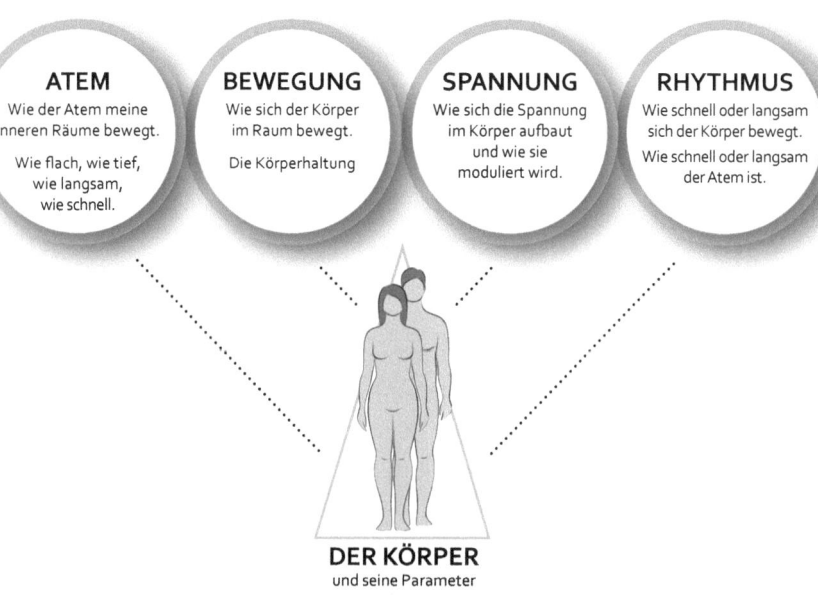

Grafik: Die vier Parameter des Körpers[16]

Jeder emotionale Zustand korrespondiert mit einer Variation auf der Ebene dieser vier Parameter:

- Die Atmung wird schneller (bei Aufregung) oder flacher (bei Wut).
- Die Bewegungen des Körpers im Raum werden kleiner (bei Traurigkeit) oder größer (bei Freude).
- Die Spannung steigt (bei Lust) oder sinkt (bei Erschöpfung).
- Der Rhythmus unserer Bewegungen wird schneller (bei Hektik) oder langsamer (bei Ruhe).

---

16 Die Abbildung ist an eine von Peter Gehring und Claude Roux-Deslandes entworfene Grafik angelehnt (siehe Sexocorporel-Lernmanual, Académie du Sexocorporel Desjardin Inc. Die deutsche Übersetzung basiert auf der französischen Ausgabe von September 2008).

Die Atmung und ihre Bewegung im Inneren des Körpers

Die Art und Weise, wie wir atmen, zeigt oft, wie es uns geht. Wenn wir zum Beispiel flach und schnell atmen, ist dies ein Zeichen für innere Aufgeregtheit oder Nervosität. Wenn wir so atmen, versorgen wir unseren Körper und unser Hirn nicht optimal mit Sauerstoff, wodurch noch mehr Stress und Aufregung erzeugt werden. Unser „System" schlägt innerlich Alarm. Die Selbstwahrnehmung ist durch die Anspannung der Atemmuskulatur eingeschränkt, die Wahrnehmung unterhalb des Solarplexus meist reduziert. Das Grounding – die Verbindung mit dem Boden, die innere Zentrierung und das damit verbundene Gefühl von Sicherheit – ist geschwächt. Die Außenwahrnehmung ist eingeschränkt bzw. die Mitmenschen werden eher als bedrohlich denn als freundlich zugeneigt wahrgenommen. Ein sich selbst verstärkender Mechanismus entsteht.

Die Atmung kann flach oder tief sein, eher in die Brust oder in den Bauch hineingehen. Dadurch kann sie mehr oder weniger Volumen in den Lungen erzeugen. Auf diese Weise werden die inneren Räume unseres Körpers mehr oder weniger stark von ihr bewegt, je nach Intensität unserer Atemzüge. Da, wo eine intensive Bewegung entsteht, kann sich die Dauerspannung in der Muskulatur lösen. Die Durchblutung verbessert sich und die sexuelle Erregung (ebenso wie andere Emotionen) kann sich besser entfalten.

Emotionen und Gefühle beeinflussen ebenfalls unsere Atmung. Wenn wir Angst verspüren, zeigt sich diese innere Befindlichkeit durch eine verflachte Brustatmung bzw. durch Anhalten des Atems und eine hohe Spannung in Brust und Bauch. Sind wir traurig, wird das Atemvolumen dadurch, dass sich der Oberkörper und die Schultern nach vorne beugen (niedrige Spannung) und der Brustkorb entsprechend zusammengepresst wird, kleiner. Bei Erregung intensiviert sich die Atmung, sie wird erst tiefer, dann schneller und kann sich auch durch Laute „hörbar" machen (die Stimme des Atems).

WAHRNEHMUNG DES ATEMS
UND SEINER BEWEGUNG IM KÖRPER

Legen Sie Sich auf eine bequeme Unterlage. Stellen Sie die Füße hüftbreit auf und lassen Sie die Knie ebenfalls hüftbreit offen. Nehmen Sie sich ein paar Momente Zeit, um Ihren Körper in Kontakt mit der Unterlage von den Füßen an aufwärts bewusst wahrzunehmen.

Lenken Sie nun die Aufmerksamkeit auf die Atmung. Begleiten Sie den Atem auf dem Weg nach innen. Spüren Sie die Qualität Ihres Atems: Ist er langsam, tief, unregelmäßig oder flach?

Wo spüren Sie den Atem? Atmen Sie frei durch den offenen Mund aus. Spüren Sie, wie der Atem die inneren Räume bewegt: den Brustraum, den Bauchraum. Visualisieren Sie beide Räume im Inneren Ihres Körpers. Beobachten Sie Ihren Atem und spüren Sie, wie er im Körperinneren fließt.

Kann der Atem frei fließen? Gibt es Stellen, an denen der Atem festgehalten wird? Gibt es Stellen, an denen es eng wird? Gibt es überhaupt eine Bewegung? Wenn ja, wo genau? Spüren Sie Bewegung im Brustkorb? Spüren Sie Bewegung im Bauchraum?

Visualisieren Sie Ihr Zwerchfell[17], als wäre es ein fliegender Teppich zwischen Brust- und Bauchraum. Visualisieren Sie, wie sich das Zwerchfell hin und her bewegt. Lassen Sie den Bauch los und visualisieren Sie, wie sich beim Einatmen das Zwerchfell nach unten senkt, um Platz für die Lungen zu schaffen. Ziehen Sie den Bauchnabel nun leicht nach innen und visualisieren Sie, wie sich beim Ausatmen das Zwerchfell nach oben bewegt und wie es

---

17 Das Zwerchfell ist eine breite Muskelschicht, die den Brustraum vom Bauchraum trennt und gleichzeitig beide miteinander verbindet. Es ist auch der Hauptatemmuskel und wird vom vegetativen Nervensystem gesteuert, also unwillkürlich bewegt. Wir können es aber indirekt über die Aktivierung der Bauchmuskulatur beeinflussen.

sanft auf die Lungen presst, damit der Atem frei ausfließen kann. Spüren Sie, wie sich die Rippen seitlich ausdehnen, wenn Sie einatmen – und wie sie sich zurückziehen, wenn Sie ausatmen.

Spüren Sie, wie sich das Brustbein beim Einatmen hebt und beim Ausatmen wieder senkt.

Schicken Sie Ihren Atem zwischen die Schulterblätter und spüren Sie, wie sich Ihr Rücken entspannt. Schicken Sie Ihren Atem in die unteren Spitzen der Lungen und spüren Sie, wie sich die Bauchdecke hebt und wieder senkt.

Legen Sie eine Hand auf den unteren Bauch und die andere unter den unteren Rücken. Spüren Sie, wie die Bauchdecke durch die Atmung Ihre Hand bewegt. Spüren Sie, wie sich der Druck auf der Hand unter dem Rücken verändert, je nachdem, ob Sie ein- oder ausatmen.

Steigern Sie jetzt die Intensität Ihres Atems, sodass mehr Bewegung spürbar wird. Spüren Sie sowohl von innen, als auch über Ihre Hände, wie Ihr Atem Sie bewegt.

Spielen Sie nun mit dem Volumen und mit dem Rhythmus Ihres Atems. Atmen Sie mal langsam und tief, dann schneller und flacher, und werden Sie sich dessen bewusst, wie Sie sich dabei fühlen, wie sich Ihr Körper anfühlt.

Versuchen Sie nun, den Bauch anzuspannen und trotzdem tief zu atmen. Fällt es Ihnen leichter oder schwerer? Versuchen Sie durch den fest geschlossenen Mund auszuatmen. Fällt es Ihnen leichter oder schwerer?

Entspannen Sie nun Ihren Bauch vollkommen, wenn Sie einatmen, und ziehen Sie den Bauchnabel wieder sanft nach innen, wenn Sie ausatmen. Öffnen Sie Ihren Mund beim Ausatmen. Nehmen Sie den Unterschied wahr.

Kommen Sie zu Ihrer normalen Atmung zurück. Spüren Sie noch einmal Ihren ganzen Körper.

Öffnen Sie nun langsam Ihre Augen. Strecken und recken Sie sich, und kommen Sie über die rechte Seite langsam zum Sitzen und dann langsam zum Stehen.

Wiederholen Sie diese Atem-Wahrnehmungsübung häufiger. Die Übung kann auch zwischendurch im Stehen oder im Sitzen für ein paar Momente praktiziert werden. Sie ist die Basis für alle anderen in diesem Buch vorgeschlagenen Übungen.

„SLOW MOVE-MEDITATION"[18]

Fallbeispiel

Markus ist ein sportlicher Mann Ende vierzig, hochgewachsen, drahtig, mit einer starken Tendenz, die Schultern nach vorne zu beugen und die Arme eng am Körper zu halten. Der Nacken sieht auch wie zusammengezogen aus, sodass der Kopf immer leicht nach oben zeigt. Die gesamte Körperspannung ist sehr hoch und das Becken stark in seiner Beweglichkeit eingeschränkt. Er kommt zu mir in die Praxis, weil sich seine Partnerin beschwert hat, dass er beim Sex zu heftig und hart sei und sie sich mehr Sinnlichkeit wünsche. Er wisse nicht so genau, was sie damit meine, sagt er mir. Aber es liege ihm viel an der Beziehung und deshalb habe er entschieden, mich zu kontaktieren. Markus hat keine großen Probleme mit seiner Sexualität. Alles „funktioniert" so, wie es soll. Es geht in diesem Fall „nur" darum, den erotischen „Horizont" etwas zu erweitern und eine andere Bewegungs- und Berührungsqualität in das Liebesspiel zu integrieren, die ihm bisher fremd war. Ich schlage ihm vor, mit Körperarbeit anzufangen, damit er eine größere Geschmeidigkeit und Fluidität in seinen Bewegungen erlangen kann. Nach drei Sitzungen empfehle ich ihm, in die Gruppen zu kommen. Daran könne auch seine Partnerin teilnehmen, was

---

18 Diese Atem-Meditation, auch bekannt als Tandava, wird von dem Tantra-Lehrer Daniel Odier unterrichtet und ist ein Hauptbestandteil der von mir geleiteten Gruppen.

mir als sinnvolle Ergänzung zur Einzelberatung erscheint. Er entscheidet sich dafür und kommt mit seiner Partnerin zu den Abendgruppen, deren Schwerpunkt die unten beschriebene Meditation ist. Nach einigen Wochen berichtet mir Markus, dass er zum ersten Mal ein Gefühl dafür bekommen habe, was seine Partnerin mit mehr Sinnlichkeit beim Sex meine. Er nehme seinen Körper insgesamt ganz anders und lustvoller wahr und fühle sich viel geschmeidiger und wohliger. Inzwischen hat er das Gefühl, eine für ihn neue körperliche Dimension entdeckt zu haben, die er unabhängig vom ersten Beweggrund weiter für sich erforschen möchte.

Bei dieser Übung geht es darum, dem Körper die ihm angeborene Fähigkeit, sich fließend und geschmeidig zu bewegen, wiederzugeben. Die Fähigkeit zu flüssigen Bewegungen ist die Voraussetzung für eine ganzkörperliche Sinnlichkeit und für die Ausbreitung der sexuellen Erregung im gesamten Körper, was wiederum ein wesentlich intensiveres und ganzheitlicheres sexuelles Erleben ermöglicht. Wenn Sie möchten, können Sie sich bei dieser Übung von einer ruhigen Musik begleiten lassen.[19]

Setzen Sie sich aufrecht auf einen Stuhl oder, wenn Sie es vorziehen, auf ein Meditationskissen auf dem Boden und schließen Sie die Augen. Vermeiden Sie dabei, sich an der Stuhllehne oder an einer Wand anzulehnen. Der Rücken sollte gerade sein und die Wirbelsäule sich entspannt und geschmeidig nach oben aufrichten. Arme und Hände liegen entspannt auf der Armlehne oder auf den Beinen.

Nehmen Sie jetzt den Fluss Ihres Atems wahr. Bleiben Sie einige Momente bei der Wahrnehmung Ihres Atems. Atmen Sie tiefer in den Bauch hinein. Spüren Sie, wie sich die Bauchdecke beim Einatmen hebt und wie sie sich beim Ausatmen wieder senkt.

Erlauben Sie Ihrem Becken, sich von dieser inneren Bewegung des Atems mitbewegen zu lassen:

---

19 Musikempfehlungen finden Sie am Ende des Buches.

Beim Einatmen entspannen Sie den Bauch und lassen Ihr Becken ein paar Millimeter nach vorne kippen. Dabei macht der Rücken ein leichtes Hohlkreuz. Beim Ausatmen ziehen Sie den Bauchnabel leicht nach innen und lassen das Becken wieder zurückkippen. Der Rücken wölbt sich rund nach hinten. Bleiben Sie für einige Momente bei dieser Wahrnehmung der Atmung und dem sich in ihrem Takt schaukelnden Becken.

Wandern Sie mit der Aufmerksamkeit weiter nach oben und spüren Sie Ihre Magengrube. Stellen Sie sich vor, dass Ihr Zwerchfell aussieht wie ein breiter fliegender Teppich, der zwischen Bauchraum und Brustkorb liegt. Visualisieren Sie jetzt, wie sich diese breite Muskelschicht hin und her bewegt, je nachdem, ob Sie ein- oder ausatmen.

Beim Einatmen senkt sich das Zwerchfell nach unten, beim Ausatmen hebt es sich nach oben.

Lassen Sie Ihr Becken weiter sanft und im Takt mit der Atmung hin- und herschaukeln.

Lenken Sie nun Ihre Aufmerksamkeit zu den Schultern, die sich ebenfalls von Ihrem Atem „bewegen" lassen: erst die eine, dann die andere.

(Diese Bewegung mobilisiert die Brustwirbelsäule, die oft sehr fest und unbeweglich ist. Dabei können tiefer liegende Gefühle geweckt werden, sodass vielleicht ein paar Tränen fließen oder ein Gefühl von Erleichterung eintritt, weil der Druck auf die Brust nachlässt.)

Lassen Sie jetzt Ihre Arme sich leicht und sanft in den Raum bewegen. Bei jeder Einatmung heben sich die Arme, bei jeder Ausatmung senken sie sich, so als würden sie von Ihrem Atem bewegt.

Achten Sie darauf, die Bewegungen fließend und ungezwungen auszuführen und auch die Achselhöhlen zu öffnen, damit sich der Brustkorb noch weiter entfalten kann.

Wenn Sie nicht mehr sitzen mögen, stehen Sie auf, stellen Sie sich doppelhüftbreit hin und beugen Sie die Knie leicht. Setzten Sie nun die sanfte atembetonte Bewegung fort, lassen Sie Ihren ganzen Körper davon ergreifen!

Sollten Sie zwischendurch den Faden verlieren, beginnen Sie immer wieder von der Mitte aus, indem Sie Ihre Bauchdecke spüren und Ihr Becken schwingen lassen.

ATEMÜBUNG ZUR STEIGERUNG DES VITALITÄTS-GEFÜHLS IM KÖRPER

Fallbeispiel

Eines Morgens Anfang Dezember bereite ich mich auf den Yoga-Unterricht vor, den ich seit einigen Jahren regelmäßig anbiete. Draußen ist es kalt und nass geworden. Ungemütlich und grau hängt der Himmel über den Dächern. Die Teilnehmer sitzen oder liegen bereits im Yoga-Raum, demotiviert und fröstelnd. Noch ist wenig Lebensenergie zu spüren und die nötige innere Wärme der Teilnehmer ist noch nicht aktiviert. So entscheide ich mich, mit einer intensiven Atemübung anzufangen, die genau diese Funktion erfüllt: die Lebensgeister zu wecken, wohlige Wärme im Solarplexus zu entfachen und insgesamt die Laune zu heben und den Geist zu klären und zu fokussieren. Generell empfehle ich diese Übung, wenn man einen anstrengenden Tag hinter sich bringen will. Sie verschafft eine kleine Erfrischungspause, die gleichzeitig vitalisierend und beruhigend wirkt und am besten auf die Begegnung mit dem Partner vorbereiten kann.[20]

---

20 Schwangere sollten diese Übung nicht machen. Auch beim Auftreten von Druckgefühl oder Kopfschmerzen sollte sie abgebrochen werden. Es empfiehlt sich, diese Übung mit leerem Magen durchzuführen.

Diese Übung stammt aus der tantrisch-yogischen Tradition und wirkt sehr intensiv und vitalisierend. Sie ist gleichzeitig eine Art Massage für die Bauchorgane und den Unterleib, dessen Durchblutung dadurch aktiviert wird. Durch das kräftige Zusammenziehen und Loslassen der Bauchmuskulatur löst sie zudem Spannungen im Bauch- und Beckenbereich. Gleichzeitig hilft die Phase des Atemhaltens, das Atemvolumen zu erweitern.

Setzen Sie sich aufrecht und entspannt auf einen Stuhl oder ein Meditationskissen. Nehmen Sie Ihren Körper im Kontakt mit der Unterlage wahr. Lassen Sie sich ein paar Augenblicke Zeit, um Ihren Atem wahrzunehmen.

Fokussieren Sie anschließend Ihre Ausatmung, indem Sie den Bauchnabel mit einem mittelkräftigen Zug nach innen ziehen. Die Einatmung geschieht von allein. Das Ein- und Ausatmen erfolgt durch die Nase. Atmen Sie am Anfang langsam und achten Sie darauf, dass kein Druck entsteht.

Wiederholen Sie die Übung zehnmal. Nehmen Sie dann einen entspannten tiefen Atemzug. Atmen Sie ganz aus. Atmen Sie anschließend „bequem" ein und halten Sie dann den Atem für 10 bis 20 Sekunden. Wiederholen Sie diese Sequenz drei- bis fünfmal hintereinander. Mit zunehmender Praxis können Sie die Sequenz bis auf 40 Atemzüge steigern und ebenso können Sie den Atem bis zu 40 Sekunden lang anhalten.

Die Bewegung und Haltung des Körpers im Raum

Wie wir unseren Körper „bewohnen", wie wir ihn im Raum halten, beeinflusst sowohl die Wahrnehmung unserer emotionalen Befindlichkeit als auch die Wahrnehmung unserer Umwelt und anderer Menschen. Wie viel oder wie wenig „Raum" wir mit unserem Körper einnehmen, spielt eine wesentliche Rolle für die Entstehung, die Intensität und das Erleben unserer Emotionen und hat seine Entsprechung in unserer Sexualität, die ein höchst emotionales und körperliches Phänomen ist.

Wenn wir also, geprägt durch unsere Werte und Glaubenssätze, eine eher geschlossene Körperhaltung haben, werden wir unsere Emotionen möglicherweise weniger zeigen, weil diese sich auch de facto weniger entfalten können. Das „Nicht-Zeigen" hat aber eine weitere Auswirkung, nämlich, dass unser Partner nicht erfährt, wo wir uns innerlich gerade befinden. Eine wichtige non-verbale Kommunikationsebene fällt weg. Darüber hinaus wirkt diese Körperhaltung wie eine bremsende Hülle – Lustgefühle können sich gar nicht erst ausbreiten. Die Bildung eines Gefühls sicherer Nähe wird durch den geringen emotionalen Ausdruck wenig unterstützt.[21]

WAHRNEHMUNG DER GEDANKEN UND IHRER WIRKUNG AUF DEN KÖRPER

Stellen Sie sich hin. Lassen Sie sich ein paar Atemzüge lang Zeit, Ihren Körper von den Füßen aufwärts wahrzunehmen. Spüren Sie den Kontakt mit dem Boden. Denken Sie positiv von sich!

Vergegenwärtigen Sie sich, wie toll Sie sind, wie gut und erfolgreich, beliebt und gefragt. Spüren Sie ein Gefühl von Freude und Stolz!

Reduzieren Sie nun die Spannung in Ihrem Körper und lassen Sie nach und nach Ihren Kopf und die Schultern leicht nach vorne sinken. Richten Sie den Blick nach unten. Gehen Sie so durch den Raum. Beobachten Sie:

- Können Sie den Gedanken und das Gefühl, stolz und freudig zu sein, beibehalten?
- Ist die Körperhaltung kongruent zu Ihrem Gefühl? Reaktivieren Sie die stolzen Gedanken und das freudige

---

[21] Zur Bedeutung des emotionalen Ausdrucks für den Erhalt einer sicheren emotionalen Bindung siehe auch Susan Johnsons Emotionsfokussierte Therapie (siehe Literaturhinweise).

Gefühl. Verändern Sie Ihre Körperhaltung so, dass sie diesem Gefühl entspricht. Beobachten Sie:

- Was haben Sie körperlich geändert?
- Haben Sie mehr oder weniger Spannung im Körper erzeugt?
- Wie hat sich die Atmung verändert? Wie die Mimik (Augen und Mundwinkel)?
- Wie viel Raum haben Sie mit Ihrem Körper eingenommen?
- Haben Sie sich eher schneller oder langsamer bewegt?

WAHRNEHMUNG DER KÖRPERHALTUNG UND IHRER BEDEUTUNG

Beobachten Sie verschiedene Menschen in Ihrem Umfeld. Achten Sie darauf, wie sie mit ihrem Körper umgehen, welche Körperhaltung sie einnehmen, wie sie sich im Raum bewegen, wie sie sitzen etc. Wie wirkt die jeweilige Körperhaltung auf Sie? Welche Rückschlüsse ziehen Sie aus Ihrer Beobachtung im Hinblick auf die Verfassung der einzelnen Personen?

Beobachten Sie einen Menschen, der in Ihren Augen eine selbstsichere Ausstrahlung hat, genauer:

An welcher Art der Körperhaltung bzw. Bewegung machen Sie diese Ausstrahlung fest?

Beobachten Sie nun einen Menschen, der für Sie eine wenig selbstsichere Ausstrahlung hat, genauer:

An welcher Art der Körperhaltung bzw. Bewegung machen Sie diese Ausstrahlung fest?

Die Körperspannung

Den wenigsten Menschen ist bewusst, wie und auf welche Art sie mit der Spannung ihres Körpers umgehen. Es entzieht sich meistens unserer Wahrnehmung, welchen Einfluss eine erhöhte Dauerspannung des Körpers, genauso wie das Gegenteil - eine starke Hypotonie -, auf unsere Selbst- und Außenwahrnehmung haben kann, solange wir eine solche Wahrnehmung nicht üben. Die Modulation der Körperspannung, das Spiel mit ihr ist ein wesentlicher Aspekt im Ausdruck und Erleben unserer sexuellen Erregung. Es ist einer der Schlüssel zur Gestaltung der lustvollen Reise zwischen dem Erregungs- und dem Orgasmusreflex.

Physiologisch gesehen behindert Verspannung die Durchblutung. Das Gewebe ist unterversorgt. Erregung bleibt entweder ganz aus (Erregungsstörung) oder aber sie kann sich nicht optimal entfalten (Potenzstörung). Wenn die Erregung die erste Spannungsschwelle überschritten hat und sich weiter aufbauen konnte, kann ein zu hoher Muskeltonus sowohl bei der Frau als auch beim Mann zu einer vorschnellen Entladung oder aber auch zu Orgasmusproblemen führen. Bei sexueller Erregung baut sich in der Regel eine angenehme Körperspannung auf, die sich im Orgasmus entladen will. Die Kunst besteht darin, diese Spannung optimal zu modulieren.

KÖRPERSPANNUNG BEWUSST WAHRNEHMEN UND STEUERN I

Setzen Sie sich auf einen Stuhl. Spannen Sie Beine, Becken, Gesäß und Bauch an. Ballen Sie ihre Hände zu Fäusten und lassen Sie den Mund geschlossen. Halten Sie die Spannung so lange und so stark wie möglich. Wie lange konnten Sie die Spannung halten?

Fühlte es sich eher angenehm und lustvoll an, in der Spannung zu sein oder sie wieder loszulassen?

Vergleichen Sie diese Erfahrung mit Ihrer Art, mit sich selbst oder Ihrem Partner sexuell aktiv zu sein. Versuchen Sie über Achtsamkeit und Körperarbeit, das Maß Ihrer Körperspannung besser zu spüren und diese zu modulieren, und wenden Sie Ihre neuen Fertigkeiten in Ihrem Sexualleben an. Je nachdem, wie Sie gelernt haben, Ihre Erregung in der Selbststimulation zu erhöhen, werden Sie mehr oder weniger Körperspannung benötigen, um zum Höhepunkt zu gelangen. Die Erregungsmodalität lässt sich durch Wahrnehmungsübungen erweitern, sodass weniger Körperspannung nötig ist und dadurch das Erleben mit dem Partner oder mit sich selbst angenehmer und lustvoller wird.

KÖRPERSPANNUNG BEWUSST WAHRNEHMEN UND STEUERN II

Stellen Sie sich aufrecht hin, nehmen Sie Ihre aktuelle Körperspannung wahr und gehen Sie so durch den Raum. Bauen Sie langsam noch mehr Spannung auf, indem Sie Fäuste machen, die Schultern hochziehen, die Lippen zusammenpressen usw. Halten Sie diese Spannung an.

Beobachten Sie Ihre Atmung. Beobachten Sie, wie es Ihnen geht und wie kontaktfreudig Sie sich in dieser Körperspannung fühlen. Sind Sie offen, empfänglich und aufnahmebereit?

Lösen Sie die Körperspannung auf, lassen Sie Ihre Schultern und den Kopf nach vorne hängen.

Beobachten Sie, wie Sie sich fühlen, wenn Sie die Spannung reduzieren. Wie nehmen Sie Ihre Umwelt wahr? Nehmen Sie nun eine mittlere Körperspannung ein und vergleichen Sie die verschiedenen Grade der Spannung miteinander.

Der Bewegungsrhythmus

Wie schnell oder langsam wir etwas tun, verändert unsere Wahrnehmung dessen, was gerade ist, was um uns herum und in uns passiert. Sind wir hektisch und in Eile, laufen wir schnell zu unserem Ziel. Wir fokussieren, wohin wir so bald wie möglich gelangen wollen. Was jedoch auf dem Weg dorthin passiert, wird ausgeblendet und nicht wahrgenommen. Am anderen Ende der Tempo-Achse ist der Stillstand angesiedelt: Der Körper bewegt sich nicht, z. B. wenn wir regungslos in einer Schlange stehen.

Auf die Sexualität bezogen erzeugt der Erregungsreflex einen Impuls, den Körper zu bewegen. Diese Bewegungen können ebenfalls langsam oder schnell sein. In der Regel erzeugen schnellere Bewegungen eine schnellere Entladung der sexuellen Energie (z. B. rasche Bewegungen der Hand bei der Autoerotik). Je langsamer die Bewegungen des Körpers sind, desto größer und tiefer wird der Wahrnehmungsgrad. Langsamkeit ist der Schlüssel zu intensiver Wahrnehmung. Diese Tatsache hat eine innere Logik, die daraus ersichtlich wird, dass schnelle Bewegungen unsere Wahrnehmung einschränken. Umgekehrt lässt uns langsames Handeln die Zeit und die Möglichkeit, mit allen Sinnen mehr und intensiver zu erleben. Die Fähigkeit, sich schnell auf ein Ziel zuzubewegen, z. B. vor einer Gefahr wegzulaufen, ist mit dem Ausschluss aller sonstigen Wahrnehmungen verbunden und gerade dadurch eine lebenswichtige Fähigkeit (Fluchtmodus). Wenn wir aber bei sexueller Erregung nur so schnell wie möglich zum Ziel des Orgasmus gelangen wollen, verpassen wir möglicherweise eine ganze Reihe freudiger Erlebnisse.

BEWEGUNG UND WAHRNEHMUNG

Nehmen Sie sich Zeit für einen kleinen Spaziergang. Gehen Sie zunächst in Ihrem gewohnten Gang, in Ihrem normalen Tempo. Werden Sie dann schneller.

Beobachten Sie dabei, wie sich Ihre Wahrnehmung ändert: Was nehmen Sie von sich selbst wahr?

Was nehmen Sie von der Umwelt und den Menschen wahr?

Verlangsamen Sie jetzt das Tempo, bis Sie deutlich langsamer gehen, als Sie es normalerweise tun.

Was nehmen Sie jetzt von sich und Ihrer Umwelt wahr? Hat sich etwas verändert?

Vergleichen Sie diese Erfahrung mit einer intimen sexuellen Begegnung, mit sich selbst oder mit dem Partner: Was nehmen Sie noch wahr, wenn Sie mit einem schnellen Tempo Ihre Hand oder Ihren Körper bewegen? Was würde sich verändern, wenn Sie das Tempo drosselten?

Probieren Sie es aus!

Fazit

Die vorgeschlagenen Übungen sollen die Wahrnehmung der beschriebenen Wechselwirkung zwischen Körper und Psyche unterstützen und schulen. Denn nicht nur beeinflusst, was wir denken und fühlen, unseren Körper, sondern auch umgekehrt hat unsere Körperhaltung Einfluss darauf, was wir denken und fühlen. Das Wissen über diesen Zusammenhang ermöglicht es uns, über eine Veränderung der Körperhaltung bzw. der Parameter des Körpers auf unsere Gefühle und damit auch auf die sexuelle Lust positiv einzuwirken.

Wenn wir uns bei Freude das Lachen verkneifen (Stimme des Atems) und dem Körper keinen Raum geben, sich freudig zu öffnen (Haltung), bremsen wir auch das innere Empfinden der Freude, weil sie dadurch nicht ihr volles Potenzial entfalten kann. Lachen wir jedoch frei heraus („aus vollem Halse"), wird sich die Freude im ganzen Körper ausbreiten und uns intensivere Glücksmomente bescheren.

Bei sexueller Erregung kann etwas Ähnliches passieren. Wenn der Erregungsreflex ausgelöst wird, steigt unwillkürlich die Körperspannung und der Körper wird von Bewegungsdrang erfasst. Die Atmung wird intensiver und möchte sich in Lauten und Tönen ausdrücken. Wenn wir diesem Drang keinen Raum geben, sondern stattdessen den Körper immer mehr kontrahieren und dadurch unbeweglich machen, wird sich die sexuelle Erregung kaum entfalten können. Sie wird sich möglicherweise im Becken konzentrieren und einer schnellen Entladung entgegenstreben oder gar keinen Höhepunkt erreichen. Lassen wir jedoch dem Drang nach Bewegung und nach stimmlicher Entfaltung der Lust freien Lauf, kann sich ein intensiveres Lusterleben ausbreiten.

Die Entfaltung der lustvollen Gefühle beim Sex und die sexuelle Erregung selbst, die sich orgiastisch entlädt, stehen in engem Zusammenhang mit der Fähigkeit,

- die Körperspannung bewusst zu modulieren und darüber emotionale und körperliche Intensität zu erzeugen,
- den Körper – hauptsächlich die Beckenregion und den Brustraum – sowohl fließend als auch kraftvoll zu bewegen,
- die sexuelle Ladung sich dadurch im ganzen Körper ausbreiten zu lassen und gleichzeitig im Becken zu kanalisieren
- und den Atem frei, kraftvoll und laut fließen zu lassen.

Je unbeweglicher und verspannter der Körper bei Erregung, je weniger Modulationsfähigkeit in der Muskulatur, je flacher und verhaltener, gepresster und leiser die Atmung, desto weniger Raum wird die sexuelle Erregung im Körper finden können und desto kleiner wird das gesamte Lustgefühl sein. Genauso wenig förderlich ist eine generelle Spannungslosigkeit, weil sich dadurch keine ausreichende sexuelle Ladung aufbauen kann, die in den Orgasmus entladen werden möchte.

Je nachdem, wie wir gelernt haben, mit unseren Gefühlen und Empfindungen umzugehen, werden wir also unser Sexualleben mehr oder weniger genießen können. Dabei geht es vor allem um die Art, wie wir die Gefühle wahrnehmen, die als weniger „gesellschaftsfähig" deklariert und die entsprechend unterdrückt werden. Dazu zählen nicht nur Wut und Trauer, sondern auch Lust und Erregung.

Oft mussten wir schon als Kind lernen, vor allem unangenehme oder bedrohliche Empfindungen und Gefühle sowie Äußerungen von Leid, Schmerz u. Ä. zu unterdrücken - mit unangenehmen Folgen: Denn wenn Gefühle wie Traurigkeit oder Wut keine Aufmerksamkeit seitens der engsten Umgebung finden oder ein Kind sich mit seinen Gefühlen alleingelassen fühlt, z. B. weil liebevolle Bezugspersonen fehlen oder Gefühlsäußerungen Vorwürfe und Bestrafung zur Folge haben oder ganz allgemein durch Vorschriften reguliert werden, so passiert es häufig, dass wir diese „innere Bedrohung" in einem Körperkorsett, einem Muskelpanzer einsperren, der unserem Atem den Raum nimmt. Dieser „Körperpanzer"[22] verselbständigt sich mit der Zeit und hält dann den Körper wie in einem kaum sichtbaren Gefängnis fest, er macht ihn unbeweglich und undurchlässig für fließende, weiche, langsame, intensive Bewegungen und Berührungen, die über den Körper die Seele berühren und eine tiefe emotionale Nähe ermöglichen können. Eine zum Normalzustand gewordene, anhaltend hohe Körperspannung lässt uns zarte Berührungen als unangenehm und kitzlig empfinden. Oft suchen wir dann stärkere Reize und Reibungen, die die Dichte des Muskelpanzers zu durchdringen vermögen und uns etwas fühlen lassen. Auf der anderen

---

22 Der Begriff „Körperpanzer" wurde zum ersten Mal von Wilhelm Reich im Zusammenhang mit seiner therapeutischen Methode verwendet, die u. a. in seinem Buch „Charakteranalyse" (Anaconda Verlag 2010) beschrieben wird.

Seite kann der muskuläre Panzer bewirken, dass sich liebevolle, zärtliche Nähe als unangenehm und damit als unerwünscht für den Betroffenen anfühlt. Unsere Lebendigkeit, die sich durch den Atem manifestiert, ist wie eingesperrt und läuft auf Sparflamme. Hans-Joachim Maaz erläutert dieses Phänomen in seinem Buch „Die neue Lustschule", in dem er über das Lusterleben schreibt, wie folgt: „Ob und wie stark die Lust ist, ist abhängig davon, wie viel sexuelle Ladung die Muskulatur aufnimmt oder ob sie aufgrund aufgestauter Gefühle bereits chronisch verspannt ist und die Ausbreitung der Erregung dadurch verhindert wird."[23]

Es ist vielleicht an dieser Stelle leichter zu verstehen, wie sich das kleine Kind auf dem Weg der Entdeckung der eigenen Sexualität fühlen mag: Je nachdem, wie zu Hause mit diesem Thema umgegangen wird, welche Glaubenssätze, Aufträge, Ideale usw. direkt ausgesprochen oder indirekt vermittelt werden, erlebt es seine eigene Körperlichkeit und Sinnlichkeit als eine Quelle der Freude und Lust oder aber als belastend und gefährlich. FKK-Strandbesuche oder sich bei der körperlichen Hygiene nackt zeigen zu dürfen, bedeutet leider noch lange nicht, dass dieser Körper auch ein Recht auf sinnliche, erotische Empfindungen haben darf. Vorgelebte und direkt oder indirekt vermittelte Werte, gesellschaftliche Normen und Anschauungen hinterlassen Spuren: im Inneren, in allen unseren Gedanken zu diesem Thema, und im Äußeren, in der Art, wie wir unserem Körper erlauben, sich bei bestimmten inneren Regungen zu zeigen.

2.3.3 Der Körper als Spiegel innerer seelischer Prozesse

Die oben beschriebenen Grundlagen verdeutlichen die Interaktion zwischen Geist und Körper. Bei den häufigsten Störungen des sexuellen Erlebens ist eine eingeschränkte Modulation der vier Parameter zu beobachten. Am häufigsten ist eine erhöhte Dauerspannung des Körpers, die sowohl die Atmung als auch die Beweglichkeit des Körpers einschränkt. Da Erregung physiologisch gesehen eine verstärkte

---

[23] Hans-Joachim Maaz, Die neue Lustschule. Sexualität und Beziehungskultur, dtv 2012, S. 43 ff.

Durchblutung der Sexualorgane ist, wird klar, dass eine (chronische) Verspannung für die intensive Ausbreitung der Erregung nicht förderlich sein kann, während hingegen alles, was den Körper wieder in seine freie, flüssige Beweglichkeit bringt, sich positiv auf die Durchblutung auswirkt, insbesondere im Beckenbereich. Nicht ausreichende Spannkraft in der Muskulatur hat allerdings ebenfalls einen negativen Effekt auf die Steigerung der sexuellen Erregung, da der Körper eher passiv und unbewegt und die Durchblutung dadurch reduziert bleibt.[24]

Aufgrund dieser Tatsachen sind alle Übungen und Fragen in diesem Buch konzipiert worden, um

- das Bewusstsein für den eigenen Körper und seinen Zustand zu erhöhen,
- die (Selbst-)Wahrnehmung über Entschleunigung, Bewegung und Berührung zu vertiefen,
- differenziert und gezielt die Beckenregion, aber auch Brust- und Nackenbereich wieder zu aktivieren und beweglich zu machen (-> Diffusion der sexuellen Erregung),
- die Atmung freier zu gestalten,
- die Körperspannung bewusster modulieren und einsetzen zu können,
- Glaubenssätze, Mythen und Normen, die unser Sexualleben beeinflussen, zu hinterfragen.

Auf diese Weise können wir unsere innere Landkarte neu zeichnen, bestimmte Körperregionen, die lange „unbewohnt" und fremd waren, entdecken, kennenlernen und „bewohnen". Wir können den Körper und die Sexualorgane resensibilisieren und sie zu dem ihnen innewohnenden Reichtum an sinnlichen Empfindungen zurückführen.

---

[24] Jean-Yves Desjardins hat genau diesen Aspekt in seiner Arbeit systematisch untersucht und daraus sein umfassendes therapeutisches Konzept (Sexocorporel) entwickelt.

Zum Schluss möchte ich den SKAN[25]-Körpertherapeuten Loil Neidhöfer zitieren, der sich seinerseits auf Wilhelm Reich bezieht. Neidhöfer beschreibt, wie es dazu kommt, dass Sexualität unbefriedigend bleibt und wie sich im Gegensatz dazu ein erfülltes Sexualleben anfühlt und erlebt werden kann:

> „Die Sexualität, die Reich meint, ist so normal und sättigend wie ein gutes Frühstück und hat überhaupt nichts mit Leistung und Stress zu tun. Die Sexualität, die Reich meint, hat ihren Platz im Leben wie Essen, Trinken, Atmen und Schlafen. Und ist kein kompliziertes, angstbesetztes, schuldbeladenes oder sonst wie neurotisches Manöver. Reichs Sexualität hat nicht nur mit körperlicher Durchlässigkeit zu tun, sondern mit Intimität, Geschehen-Lassen und Hingabe – Hingabe auch an die eigene Leidenschaft – und absolut nichts mit Normerfüllung, Bewertung und dergleichen."[26]

---

25 SKAN ist eine von Michael Smith und Al Baumann entwickelte körpertherapeutische Methode, die ihren Ursprung in der Vegetotherapie Wilhelm Reichs hat. Der Begriff selbst ist aus der Sprache der nordamerikanischen Lakota-Indianer und bedeutet „das, was sich bewegt".

26 Loil Neidhöfer, Intuitive Körperarbeit. Schriften zur Körpertherapie 1990-2002, endless sky publications 2002, S. 167 ff.

3 Was Sexualität noch alles ist

3.1 Sexualität als Ressource

Sexualität ist für uns Menschen eine wichtige Ressource, die uns helfen kann, mit den unvermeidlichen psychosozialen Belastungen in unserem Leben besser umzugehen. Sie ist nicht nur ein Bedürfnis nach genitaler Entladung und eine biologische Notwendigkeit, um die Fortpflanzung zu garantieren, sondern auch ein Medium, durch das wir auf eine ganz besondere Art und Weise eine tiefe, befriedigende emotionale, körperliche und geistige Entspannung erleben können. Sexualität als Ressource zu sehen und zu erleben, als Ausdruck von Liebe und Geilheit, Wertschätzung und Zugehörigkeit, Vertrauen, Bindungsfähigkeit und Hingabe, ist Zeichen eines entspannten und reifen Umgangs mit ihr.

Unser Ziel sollte es sein, unsere Vorstellung von Sexualität von überfrachteten Erwartungen, die uns daran hindern, ihr volles Potenzial auszuschöpfen, zu befreien. Entmystifizierung und Enttabuisierung sind dafür wichtige Voraussetzungen, die der Schönheit und Komplexität des sexuellen Erlebens nichts nehmen, sondern im Gegenteil den Weg frei machen, um Sex als „natürlichen" Bestandteil des Lebens sehen und integrieren zu können.

Sexualität ist in ihrem Wesen eher ein „Zulassen" als ein „Machen". Dabei geht es weniger darum, jemand anderem „Lust zu schaffen", als vielmehr selber dafür offen zu sein, dass Lust geschehen kann. Wenn wir uns erlauben, Erregungsgefühle ganz körperlich zuzulassen und sie zu intensivieren, indem wir dem Körper die Regie überlassen und dem Geist die Kontrollfunktion für eine Zeit entziehen, werden wir die Erfahrung machen, dass alles wie von alleine geschieht, weil der Körper eine ihm innewohnende Weisheit besitzt, die uns durch dieses sinnliche Abenteuer führt. Das Spiel gerät allerdings durcheinander, wenn sich störende Gedanken und Gefühle ausbreiten und der Körper sich davon ergreifen und in ein Muskelkorsett einsperren lässt. Je mehr wir lernen, dem Körper die Freiheit zu geben, seine Gefühle und Empfindungen auszudrücken, umso weniger werden diese störenden Gedanken ihre kontrollierende Macht ausüben können. Die intuitive Weisheit des Körpers ist dann mächtiger als jede moralisierende Vorschrift, die unsere natürlichen Impulse einzusperren versucht.

Auf diese Art kann es uns auch gelingen, der Sexualität eine weitere wesentliche Bedeutung zu verleihen, nämlich die Erfahrung einer tiefen, untrennbaren Verbindung von Körper, Geist und Seele und des Einsseins mit dem Ganzen, dem Universellen Prinzip, dem Göttlichen. Sie erlaubt uns, die schöpferische, göttliche Kraft, die jedem Lebewesen innewohnt, unmittelbar wahrzunehmen. Dieser spirituelle Aspekt der menschlichen Sexualität kann erlebt werden und hat nichts mit dem Glauben „an etwas" zu tun, sondern ist und bleibt Teil der Erfahrungswelt jedes Einzelnen.

Sexualität kann auch als Machtinstrument eingesetzt werden. Dies zu tun, beraubt sie aber ihrer Vollkommenheit. Konflikte in der Beziehung sollten, damit diese Ressource unberührt bleiben darf, lieber auf der Ebene geklärt werden, auf der sie entstanden sind - Machtkämpfe im Bett auszutragen, ist keine Lösung. Sich z. B. sexuell zu entziehen, weil die Beziehung auf der emotionalen Ebene nicht stimmt, kann eine vorübergehende Entlastung schaffen, die Situation jedoch nicht auf Dauer klären.

Sexualität befriedigt im besten Fall sowohl „zärtliche" als auch „geile" Bedürfnisse. Oft suchen Partner den gemeinsamen Sex, jedoch mit unterschiedlichen Bedürfnissen: Der eine hat eher den Wunsch nach Nähe und emotionaler Verschmelzung, der andere verspürt hingegen ein eindeutiges genitales Bedürfnis, das sich körperlich entladen möchte. Beide Bedürfnisse sind gleichberechtigt. Werden sie jedoch nicht angesprochen, führt dies häufig zu Missverständnissen und sexueller Unzufriedenheit. Das lässt sich jedoch vermeiden, denn Sexualität kann eindeutig beides. Voraussetzung dafür ist, dass jeder sich dessen bewusst wird, was er gerade mehr braucht, und es dem Partner deutlich mitteilt, damit dieser die Möglichkeit erhält, sich darauf einzulassen bzw. seine eigenen Bedürfnisse klarer zum Ausdruck zu bringen. Was häufiger passiert, ist leider, dass die unterschiedlichen Bedürfnisse der Partner sich in entgegengesetzten Positionen polarisieren: Ein Partner scheint dann ausschließlich nach emotionaler Nähe zu suchen, während der andere nur nach körperlicher Befriedigung zu streben scheint. Eine ehrliche Aussprache und persönliche Auseinandersetzung zu diesem Thema wäre in einer solchen Situation eher hilfreich: Warum kann der eine Partner Körperlichkeit zulassen, aber nur wenig emotionale Nähe? Und warum kann der andere der sexuellen Befriedigung weniger abgewinnen und sucht darum verstärkt sexlosen Kontakt?

Sexualität kann auch als Liebesbeweis gesehen und erlebt werden. Sie aber nur dafür einzusetzen, birgt Gefahren. Wenn der Sex hauptsächlich aus dem Bedürfnis heraus gelebt wird, sich vom Partner geliebt zu fühlen, wird er für unsere narzisstische Befriedigung „funktionalisiert" und verliert dabei an Potenzial. Liebe zu „sexualisieren", kann der Versuch sein, unsere tiefer liegenden, ungelösten Konflikte aus einer Kindheit, in der wir uns nicht genug geliebt gefühlt haben, zu verdrängen. Als Erwachsene entdecken wir dann die Macht der Sexualität und setzen sie ein, um diese Lücke auszufüllen und so den Mangel nicht wahrnehmen zu müssen. Allerdings wird die Sexualität diese Funktion nicht auf Dauer erfüllen können und in der Zwischenzeit an Intensität verlieren, sodass wir mit leeren Händen zurückbleiben und keine andere Wahl haben, als schließlich doch der Realität ins Auge zu schauen und uns unseren inneren Konflikten zu stellen.

Sexuelle Selbstverantwortung ist ein Leitmotiv, das uns durchs Leben führen und uns ermutigen kann zu experimentieren und zu erforschen, was gut für uns ist und was nicht. Sexuelle Verantwortung zu delegieren und dem Partner die Aufgabe aufzubürden, unsere Lust zu entfachen, führt auf Dauer zu sexueller Unzufriedenheit.

Und noch eine Anmerkung: Reife Sexualität hat nicht nur mit „Aufgeklärtsein" zu tun. „Technische" sexuelle Versiertheit, die heute – auch aufgrund des immer abrufbaren „Porno-Buffets" im Internet – leider oft als Kompetenz missverstanden wird, ist noch lange kein Zeichen von Potenz, von wirklich befriedigend erlebter Sexualität und einer reifen sexuellen Persönlichkeit. Sie ist eher ein Beweis für die innere Entfremdung vom eigenen Körper, welche die Wahrnehmung betäubt und den Drang nach extremeren und härteren Variationen verursacht, die niemals die tief gefühlte Befriedigung schenken werden, die eine „reife" Sexualität erlaubt. Lustlosigkeit oder Potenz- und Orgasmusstörungen lassen sich nicht durch Steigerung der äußeren Reize beseitigen. Hier ist eine Wendung des Blicks notwendig, der nach innen gerichtet die Selbstwahrnehmung ermöglicht, die uns zu den notwendigen Veränderungen führen kann.

3.2 Lust ist kein Zufall

Sexuelle Lust ist das Ergebnis einer bewusst getroffenen Entscheidung auf der Grundlage unserer Erfahrungen mit Sexualität. Lust und Lustfähigkeit müssen sowohl auf der körperlichen Ebene vorbereitet und ermöglicht als auch psychisch-mental zugelassen werden. Darüber hinaus müssen sie beziehungsdynamisch möglich sein. Zu glauben, dass Lust auf Sex sich immer einfach und spontan einstellt, ist eine Haltung, die letztlich zu sexueller Unzufriedenheit führt. Lust ist eben kein Zufall, sondern ein Willensakt. Sie entsteht nur selten durch spontane, hormonell gesteuerte Leidenschaft, die meist auf Phasen intensiver Verliebtheit begrenzt ist und letztlich die Fortpflanzung garantieren soll. Vergehen diese Phasen, sind unser Wille und das Wissen, dass Sex gut für uns ist, der Schlüssel zur Lust. Die Erkenntnis, dass uns diese Erfahrung tiefe emotionale, mentale und körperliche Befriedigung bescheren wird, kann unsere Offenheit und Bereitschaft für eine sexuelle Begegnung fördern und unser Begehren entstehen lassen.

Der Wille zur Lust braucht, um realisiert zu werden, eine persönliche und individuelle Klärung der verschiedenen, oben beschriebenen Ebenen. Einige Grundvoraussetzungen gelten jedoch allgemein:

- Sexualität ist ein Grundrecht. Der Mensch ist ein sexuelles Wesen und hat das Recht, die eigene Sexualität zu leben. Es gibt keine Norm. Normal ist hier, was gefällt und niemandem schadet.

- Jeder muss für sich herausfinden, was er will und nicht will. Das Gleiche gilt für den Partner. Die eigenen Grenzen deutlich zu machen, ist die Aufgabe jedes Einzelnen und kann nicht delegiert werden.

- Die Lustfähigkeit ist von verschiedenen Faktoren abhängig: von der eigenen psychisch-mentalen Verfassung im Allgemeinen und in der jeweiligen Situation, von der Art und Weise, wie wir gelernt haben, mit unserem Körper sexuelle Wesen zu sein, von der Beziehungsdynamik. Das Bewusstsein dessen, was meine Lustbereitschaft und -fähigkeit beeinflussen kann, hilft bei der Klärung und Überwindung möglicher Hindernisse.

- Die eigene Lust zu entdecken und zu leben, setzt Folgendes voraus:
  - dass wir unseren Körper und seine sexuelle Funktionalität gut kennen und dass wir eine gewisse erotische „Kompetenz" auch ggf. im Umgang mit dem anderen Geschlecht und seinen Besonderheiten erworben haben.
  - dass Übertragungen und Projektionen auf den Partner (d.h. übertriebene Erwartungen, die ersatzweise vom Partner erfüllt werden sollen, die aber aus unerfüllten kindlichen Bedürfnissen entstanden sind) identifiziert und weitgehend überwunden werden können.

4 Die Komponenten der Sexualität

In diesem Kapitel möchte ich versuchen, die Komplexität des Phänomens „Sexualität" anhand des Erklärungsmodells von Sexocorporel[27], das sich in der Praxis als sehr hilfreich erwiesen hat, durchschaubarer und besser verständlich zu machen. Wie jedes Erklärungsmodell vollzieht auch dieses zuerst eine künstliche Trennung zwischen den unterschiedlichen Ebenen, die die menschliche Sexualität ausmachen. Dadurch wird es jedoch möglich, sie einzeln zu betrachten und innerhalb dieser Ebenen weitere und feinere Unterscheidungen zu treffen, die das Verständnis unseres sexuellen Verhaltens und Erlebens erleichtern.

Für den Leser bietet dieses Erklärungsmodell ein gutes „Werkzeug", um in die eher als diffus wahrgenommene Welt der Sexualität einzutauchen, ohne dabei die Orientierung zu verlieren, und gleichzeitig relativ genau die eigenen „Baustellen" ausfindig zu machen, an denen es sich lohnen könnte, etwas zu verändern.

Anhand dieses Modells ist es außerdem möglich, ein genau konturiertes Bild der eigenen sexuellen Persönlichkeit bzw. des eigenen sexuellen Profils herzustellen. Denn dort gibt es Aspekte, die, einmal erkannt, erweitert und sogar teilweise verändert werden können. Aber genauso wie bei der gesamten Persönlichkeit eines Menschen gibt es auch Eigenarten und Eigenschaften, die sich nicht ohne Weiteres verändern lassen, wie zum Beispiel bestimmte Vorlieben, anatomische und morphologische Merkmale, sexuelle Fantasien, Wünsche und Bedürfnisse. Dieses Modell hilft, mehr Klarheit darüber zu gewinnen, wer wir als „sexuelle" Wesen sind und an welchen Stellen wir an uns arbeiten können.

---

27 Siehe das Kapitel „Sexocorporel – ein körperorientierter sexualtherapeutischer Ansatz".

Sich damit zu beschäftigen, kann dazu führen, dass Aspekte ans Licht kommen, die beunruhigend sind, weil sie uns z. B. die Nicht-Kompatibilität mit dem Partner noch deutlicher spüren lassen. Dieser Moment kann allerdings auch die Neugierde auf den Partner wieder erwecken, indem wir etwas an ihm erkennen, das neu für uns ist. Doch nicht nur in Bezug auf den Partner sondern auch im Blick auf uns selbst hilft dieses Modell, deutlicher zu erkennen, was wir vielleicht versäumt haben zu vertiefen, zu erweitern, zu entwickeln, und auf dieser Grundlage können wir nun die Entscheidung treffen, dies nachzuholen!

Sexualität umfasst, kurz gefasst, die folgenden Komponenten, die weiter unten ausführlicher beschrieben werden:

Die Körperebene

Der Körper ist die biologische Basis der Sexualität: Einerseits bestimmt er das anatomische Geschlecht des Menschen: männlich, weiblich oder intersexuell; andererseits prägt er die sexuelle Funktionalität, d. h. die gesamte Erregungsfunktion als physiologischer Prozess mit unterschiedlichen Manifestationen auf der vegetativen Ebene.

Die mentale Ebene

Die mentale Ebene umfasst alles, was wir über Sex denken, also all das, was sich hinsichtlich des Sexes in unseren Köpfen abspielt. Dabei geht es aber nicht nur um das, was wir wissen oder nicht wissen, sondern auch um das, was wir glauben oder idealisieren, tabuisieren oder mystifizieren, welche „Aufträge" wir von der Herkunftsfamilie übernommen haben. Im vorherigen Kapitel habe ich bereits dargestellt, wie Körper und Geist eine Einheit bilden und sich gegenseitig beeinflussen. Achtsamkeit erlaubt uns, sensibler für die „Sprache" des Körpers zu werden, sodass wir seine Signale schneller wahrnehmen und ggf. entgegensteuern können.

Die Erlebensebene

Die Ebene des Erlebens umfasst die inneren emotionalen Prozesse. Wie wir uns in unserem Körper fühlen, ob wir uns z. B. in unserem anatomischen Geschlecht „zu Hause" fühlen, uns als Frau oder Mann unserer Weiblichkeit oder Männlichkeit sicher sind, ob wir unseren Körper begehrenswert finden oder nicht, beeinflusst entscheidend, was auf der sexuellen Ebene geschieht. In einem engen, gehaltenen Körper kann sich kein großes Wohlbefinden ausbreiten! Indem wir den körperlichen Ausdruck der Emotionen steigern, können sie überhaupt erst richtig in uns entstehen und so verstärkt werden, dass sie auch nach außen hin sichtbar werden.[28]

Auf der Erlebensebene finden wir außerdem die verschiedenen Beweggründe des Begehrens, die sich von Mensch zu Mensch unterscheiden können, die sogenannten sexuellen Anziehungscodes, d. h. all jene Aspekte, die einen anderen Menschen für uns attraktiv machen, und die inneren Fantasien als Spiegel des sexuellen Erlebens.

Die Beziehungsebene

Auf der Beziehungsebene geht es darum, wie wir mit unseren sexuellen Bedürfnissen und Wünschen im Kontakt mit dem Partner umgehen. Hier spielen u. a. Liebesgefühle, Sicherheit der emotionalen Bindung und Kommunikation, Nähe- und Distanz-Gestaltung, der Umgang mit Konflikten und Streitkultur eine wichtige Rolle. Darüber hinaus geht es um Verführung und erotische Kompetenz und die Frage, wie sicher wir uns im Umgang mit dem anderen fühlen, wie sehr wir uns trauen, unser „sexuelles" Profil im Kontakt mit dem Partner zu wahren und inwieweit wir die Bestätigung des Partners „brauchen", um uns begehrenswert zu fühlen.

Außerdem geht es um die Kunst der Berührung, d. h. um die Bereitschaft, den Partner sowohl erotisch erregend als auch zärtlich, liebevoll und weitgehend „absichtslos" zu berühren und es zuzulassen, selbst von ihm so berührt zu werden. Berührung ermöglicht

---

28 Vgl. Sexocorporel in the promotion of sexual pleasure (Sexocorporel und die Förderung des sexuellen Lusterlebens), 2012. In: O. Kontula (Hrsg.), Pleasure and Health (Proceedings of the Nordic Association for Clinical Sexology NACS), S. 59-68.

sinnliche Erweckung, die wiederum die Voraussetzung für sexuelle Erregung ist. Sinnliche, liebevolle und absichtslose Berührungen bilden die körperliche und emotionale Brücke zwischen den Partnern.

Alle Ebenen werden von der Ebene der Erfahrungen mit den Eltern durchdrungen, von unserer persönlichen Geschichte und den daraus resultierenden Prägungen, die sich in den oben genannten Aspekten manifestieren.

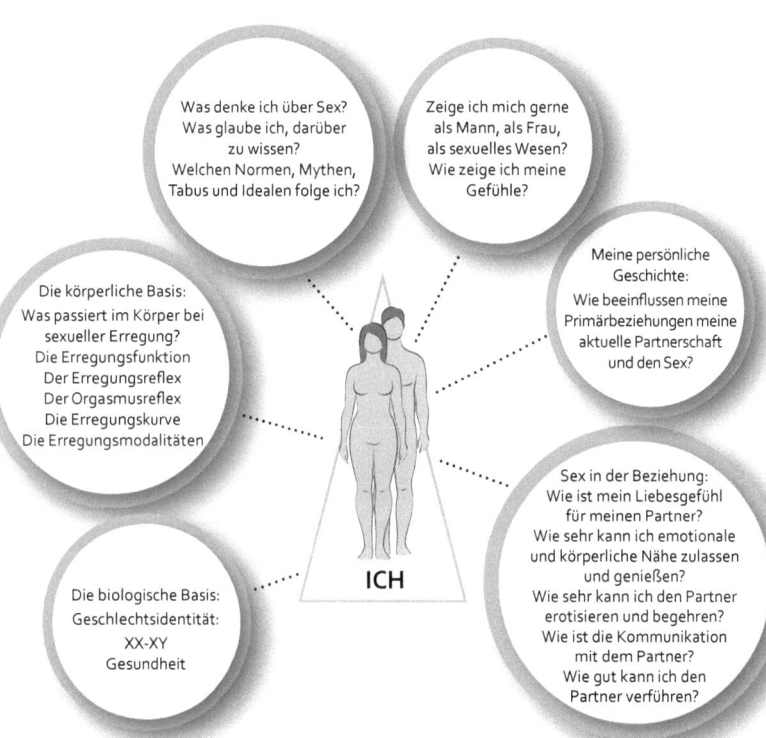

Grafik: Ich/Komponenten

4.1 Die Körperebene: Was ist sexuelle Erregung?

4.1.1 Der Erregungsreflex: physiologisch-vegetative Basis der Sexualität

Sexualität ist auf der körperlichen Ebene ein reflektorisches Phänomen, d.h. ein Vorgang, der, einmal ausgelöst, wie von selbst abläuft. Um den Erregungsreflex auszulösen, bedarf es bestimmter Reize, der sogenannten Erregungsquellen. Wenn wir eine für uns meist angenehme sexuelle Erregung spüren, bedeutet dies, dass wir zuvor von bestimmten Reizen erreicht wurden, die bewirken, dass im Körper entsprechende „Befehle" weitergeleitet werden: Erst wenn der Erregungsreflex über die Erregungsquellen ausgelöst wird, strömt mehr Blut in die Geschlechtsorgane (Vasokongestion der Genitalien = Erregung) und die Muskelspannung steigt. Damit die Erregung erhalten bleibt bzw. gesteigert werden kann, braucht sie außerdem fortlaufend „Nahrung" aus den Erregungsquellen.

Auch wenn die Durchblutung der Genitalien und die Muskelspannung ein unwillkürliches, reflektorisches Phänomen sind, können sie durch achtsame Wahrnehmung dem Bewusstsein zugänglich gemacht werden. Auf die Durchblutung können wir zwar keinen Einfluss nehmen, wohl aber auf die Körperspannung. Solange alles gut funktioniert, verschwenden wir keine Zeit damit, uns Gedanken darüber zu machen, wie und warum es funktioniert. In dem Moment allerdings, in dem nicht mehr alles wie „von selbst" läuft oder wir das Gefühl haben, dass es auch anders, möglicherweise optimaler, laufen könnte, fangen wir an, uns bewusst mit diesem Thema zu beschäftigen. Wir verlassen den „Autopilot" und tauchen in eine bewusste Wahrnehmung ein. Dafür müssen wir den Prozess „entschleunigen", um die verschiedenen Phasen und Aspekte besser und voneinander getrennt wahrnehmen zu können. So können wir die „Stellen" ausfindig machen, die nicht optimal „programmiert" sind, und nach einer Lösung suchen, die mehr Erfolg verspricht. Je größer und flexibler der körperliche Raum unserer Empfindungen und Emotionen wird, desto stärker wird sich Erregung in unserem Körper ausbreiten können und umso intensiver und erfüllender wird unsere Sexualität sein.

Dazu ist es wichtig, unseren Körper und seine Funktionsweise bei Erregung und Orgasmus gut zu verstehen. Neben dem Erregungsreflex gehört zur körperlichen Ebene der sogenannte „sexuelle Archetyp". Wird ein Mensch als Mann geboren, d. h. ist das anatomische Geschlecht erkennbar männlich und wird die sogenannte biologische Geschlechtsidentität dementsprechend als männlich definiert, ist in seinen Zellen als biologisches Programm EINDRINGEN verankert. Zielgerichtet, direkt, treffsicher. Und das ist gut so. Denn ohne diese biologische Programmierung wüsste die Hälfte der Erdbevölkerung nicht, was sie mit ihrem Geschlechtsorgan anfangen sollte, und vor allem nicht, wohin damit. Das wiederum hieße, dass wir uns nicht fortpflanzen könnten. Wird ein Mensch demgegenüber als Frau geboren, wird die biologische Programmierung anders sein, nämlich: EMPFANGEN. Frauen streben danach, sich körperlich zu öffnen und in sich aufzunehmen. Und auch in diesem Fall dient das biologische Programm der Fortpflanzung. Denn hätten Frauen diesen Impuls nicht, wären wir alle nicht auf der Welt. Diese Funktion wird uns quasi per „Geburtsrecht" mitgegeben, je nachdem, ob wir als biologische Frau oder als biologischer Mann geboren werden. Das Geschlecht bestimmt die sogenannte Geschlechtsidentität und diese bestimmt den Archetyp.

Genauso wichtig wie der Archetyp selbst ist, wie wir ihn „bewohnen", wie wir mit der biologischen Tatsache, Mann oder Frau zu sein, umgehen. Die biologische Identität ist körperlich festgelegt. Die Art, wie wir uns in unserem Geschlecht fühlen und wie wir uns mit seinen archetypischen Besonderheiten identifizieren, ist Teil unseres sexuellen Lernprozesses, der, wie bereits erwähnt, von sehr unterschiedlichen Einflüssen bestimmt wird. In den folgenden Kapiteln werde ich genauer darstellen, wie sich das Gefühl, im eigenen Geschlecht gut verankert zu sein, vertiefen lässt.

4.1.2 Die Erregungsmodalität: Wie lässt sich sexuelle Erregung steigern?

Auch wenn die Erregung durch bestimmte Reize ausgelöst wird, gelangt sie nicht von alleine zur Entladung. Vielleicht wird sie kurz wahrgenommen und ebbt dann wieder ab, weil andere Dinge Priorität haben. In anderen Momenten wiederum geben wir diesen ersten Zeichen von Erregung vielleicht nach und gelangen über verschiedene Aktivitäten zum Höhepunkt, d.h. zur Entladung der aufgebauten sexuellen Energie. Genau diese Aktivitäten machen die sogenannte Erregungsmodalität aus, d.h. die Art und Weise, wie wir gelernt haben, die Erregung bis zum Höhepunkt zu intensivieren. Hier führen verschiedene Wege nach Rom, manche sind kürzer und zielgerichtet, andere Umwege, die, obwohl sinnlich, dennoch lustvoll das Ziel des Höhepunkts verfehlen, und wieder andere lassen uns die Zeit, auf unserer Reise die gesamte Landschaft zu genießen, ohne das Ziel aus den Augen zu verlieren, das zum Schluss als nährende Befriedigung erlebt wird.

Die Fähigkeit, aus dem Verlauf vom angeborenen Erregungsreflex bis zum Orgasmusreflex eine spannende erotische Reise zu gestalten, ist wesentlich für ein genussvolles und befriedigendes sexuelles Erleben. Sie wird im Laufe der Sexualisierung erlernt, bildet die Basis der Autoerotik und kann immer ergänzt und erweitert werden. Dazu werden hier verschiedene Arten beschrieben, wie sich sexuelle Erregung vom Moment der Entstehung bis zur Entladung steigern lässt, und viele Anregungen gegeben, um genau diese Fertigkeit zu erforschen und zu erweitern.

(Fast) alle beschriebenen Wege führen zum Ziel, d.h. zu einer sexuellen Entladung, und sind somit Teil des Sexualisierungsprozesses, den jeder Mensch durchläuft. Es geht daher nicht um eine hierarchische Klassifizierung, um ein „weniger gut" und „besser", sondern um eine Beschreibung der Besonderheit eines jeden dieser Wege zur sexuellen Befriedigung. Ich werde diese „Wege" auf der Basis der vier variablen Parameter beschreiben, um zu veranschaulichen, wie der Körper mit seinen Ausdrucksmöglichkeiten eingesetzt werden kann, um die Erregung so weit zu steigern, dass sie sich in einen Orgasmus entladen kann und manchmal auch nicht.

Auf welche Art lässt sich die eigene sexuelle Erregung in der Autoerotik bis zum Höhepunkt steigern? Diese Frage haben sich die meisten von uns wahrscheinlich bis zu diesem Moment noch nie gestellt – sie ist aber von zentraler Bedeutung, um zu verstehen, warum mit dem Partner so viele problematische Situationen entstehen können. Umso erstaunter sind manche, wenn sie auf einmal diesen Zusammenhang erkennen, vor allem dann, wenn sie bei der Selbstbefriedigung keine Probleme haben, zum Höhepunkt zu gelangen. Die wenigsten wissen, dass die Art, wie wir gelernt haben, uns zu stimulieren, um die Erregung so zu steigern, dass sie sich in einem Orgasmus entlädt, zwar möglicherweise für die Selbstbefriedigung sehr gut und erfolgreich ist, dass die gleiche Art sich aber möglicherweise nicht optimal für den Sex mit dem Partner eignet. Und so verstehen wir die Welt nicht mehr und fangen an, nach Gründen zu suchen, weshalb es im Bett nicht so gut läuft. Sicherlich kann es dafür auch andere Gründe geben, die eher auf der Beziehungsebene angesiedelt sind oder mit unserer persönlichen Geschichte zu tun haben. Die körperliche Ebene zu vernachlässigen wäre an dieser Stelle allerdings ein unverzeihliches Versäumnis. Der Einfachheit halber werden darum im Folgenden fünf Modalitäten der Autoerotik beschrieben – je nachdem, wie wir die Parameter des Körpers einsetzen und welche Rezeptoren[29] dabei auf welche Weise angesprochen werden – und auf die Möglichkeiten ihres Einsatzes beim Sex mit dem Partner überprüft:

1) *Der Archaische Modus:*
Über den Weg der Körperspannung zum Orgasmus

Die erste Art zum sexuellen Höhepunkt zu kommen, die schon Babys beherrschen, lange bevor sie sich selbst berühren können, ist der sogenannte Archaische Modus. Dabei spielt die Körperspannung

---

[29] Rezeptoren sind sozusagen die „Antennen", die die Reize ans Gehirn weiterleiten, z. B. Druckrezeptoren, Oberflächenrezeptoren etc.

die Hauptrolle. Der Körper wird bei der Auslösung des Erregungsreflexes in eine große Spannung versetzt, die sich oft relativ rasch entlädt. Dabei bewegt sich der Körper praktisch gar nicht. Die Atmung wird flach, und oft ist nur eine sehr punktuelle Berührung des Geschlechts nötig, die direkt oder indirekt sein kann (z. B. über ein Kissen zwischen den Beinen oder auf dem Bauch liegend und das Genital gegen die Matratze gedrückt). Oft werden die Beine gestreckt und überschlagen, sodass das Genital zusätzlichen Druck bekommt. Dadurch werden besonders die tiefen Rezeptoren des Gewebes angesprochen, die auf Druck reagieren. Diese Modalität ist sehr effizient, wenn man sich selbst sexuelle Befriedigung verschaffen möchte. Problematisch wird es, wenn wir Sexualität mit dem Partner leben möchten, möglicherweise aber nur über diese Art der Erregungssteigerung, die nicht besonders „partner-kompatibel" ist, verfügen.

2) *Der Mechanische Modus:*
Über gleichbleibende Berührungen zum Orgasmus

Der Mechanische Modus ist, wie das Wort schon sagt, durch eine mechanische Art der Erregungssteigerung charakterisiert. Bei diesem Modus spielt die Art der Berührung bzw. Bewegung die Hauptrolle. Das Geschlecht wird auf eine besondere Art berührt, die sich in ihrer Qualität kaum ändert. Die Bewegung ist monoton. Der Rhythmus der Bewegungen wird beschleunigt. Auch dieser Modus ist sehr effizient und führt in der Regel zum Ziel (= Orgasmus). Jeder weiß ganz genau, wie und wo er sich berühren muss, damit sich die Erregung schnell aufbauen und entsprechend entladen kann. Hierbei werden bestimmte Oberflächenrezeptoren geweckt, wenn auch noch lange nicht alle, die dafür zur Verfügung stehen. Denn auch hier bleibt der Körper eher unbewegt und wird zunehmend angespannt. Auch bei diesem Modus können Schwierigkeiten in der Sexualität mit dem Partner entstehen, da er z. B. beim Mann dazu führt, dass er relativ rasch zum Höhepunkt gelangt, oder aber bei der Frau, dass sie gar nicht zum Höhepunkt kommt, da sie nur bei dieser einen besonderen Form der Berührung erregt wird, die der Partner selten hundertprozentig beherrschen wird.

3) Der Vibrationsmodus: Mit Sex-Toys zum Orgasmus

Bei diesem Modus spielen besondere Rezeptoren im Gewebe die Hauptrolle, und zwar jene die nur auf Vibration reagieren. Manche Menschen entdecken zufällig, wie angenehm prickelnd es sein kann, das Genital mit dem Duschkopf oder einer Elektro-Zahnbürste zu stimulieren. Später werden andere Werkzeuge - raffinierte elektrische Sex-Toys - zu Hilfe genommen, um das Geschlecht bis zum Höhepunkt zu stimulieren. Diese Form der Selbstbefriedigung ist oft erfolgreich und ermöglicht sexuelle Entladung. Dabei werden allerdings andere Formen der Berührung vernachlässigt. Die Gefahr ist dann groß, für Selbstberührung und Berührungen des Partners kaum noch empfänglich zu sein und beim Geschlechtsverkehr selbst nicht viel zu fühlen, sodass die lustvolle Entladung nicht mehr ohne Einsatz des Vibrators stattfinden kann. Frauen, die Orgasmusprobleme mit dem Partner haben und diesen Modus bevorzugen, also gerne Vibratoren o.Ä. verwenden, empfehle ich, den Gebrauch dieser „Helfer" einzuschränken, um auch anderen Rezeptoren die Möglichkeit zu geben, wieder aktiv zu werden.

4) Der Ondulierende Modus:
Über fließende Bewegungen zum Orgasmus

Bei dieser Modalität spielt Bewegung die Hauptrolle, und zwar eine sehr weiche, fließende Bewegung, die an einen langsamen, sinnlichen Tanz erinnert. In der Tat ist dabei der ganze Körper freudig erweckt, wir fühlen uns wohlig warm und wunschlos glücklich. Diese besondere Form erlaubt auch mit dem Partner eine liebevolle Verbindung, reich an Zärtlichkeit und Nähe. Die Art der Bewegung ist sehr wichtig für die Diffusion der sexuellen Energie in die Peripherie des Körpers. Sie ermöglicht ein ganzheitliches Erlebnis, bei dem körperliche Erregung mit lustvollen Gefühlen von Nähe und Verschmelzung verbunden werden kann. Die einzige Einschränkung dieses Modus ist, dass hier die Fokussierung auf die gezielte Steigerung der Erregung fehlt, sodass es oft nicht zu einer sexuellen Entladung kommt.

*5) Der Wellenförmige Modus:
Mit vollem Körpereinsatz zum Orgasmus*

Wie die Überschrift bereits aussagt, drückt der Körper in diesem Modus sein volles Potenzial aus. Hier werden alle Parameter kreativ eingesetzt. Die Erregung wird sowohl gesteigert als auch moduliert, indem sie mithilfe gezielter Bewegungen des ganzen Körpers in seine Peripherie diffundiert, aber auch aktiv in das Becken kanalisiert wird, sodass es zu einer lustvollen Entladung kommen kann. Das Ganze wird durch Modulation der Körperspannung und des Atems ergänzt. Die Bewegungen und die daraus resultierenden Berührungen werden in verschiedenen Rhythmen und Qualitäten ausgeführt und auf diese Weise verschiedene Rezeptoren im Gewebe aktiviert, (z. B. die sogenannten Bindungsrezeptoren, die nur auf sehr langsame Berührungen - ca. 7 cm/Sek. - reagieren).

4.1.3 Die Erregungsquellen: Ohne Reiz kein Reflex!

Wie oben beschrieben, ist Erregung rein physiologisch gesehen ein reflektorisches Phänomen. Damit sie im Körper ausgelöst wird, müssen wir von bestimmten Reizen erreicht werden, die eine Veränderung auf der vegetativen Ebene generieren, die wiederum eine für uns spürbare Veränderung im Körper hervorruft. Doch was genau verändert sich im Körper, wenn der Erregungsreflex ausgelöst wird? Nehmen Sie sich ein paar Augenblicke Zeit, bevor Sie weiterlesen, und beantworten Sie folgende Fragen:

- Woran merken Sie, dass Sie erregt sind?
- Was für Signale sendet Ihnen Ihr Körper, sodass Sie merken, dass Sie erregt sind?
- Wo genau spüren Sie Erregung?

Die Wahrnehmung dieser allerersten Körpersignale ist besonders wichtig, um einen anderen Umgang mit der eigenen Sexualität zu erlernen.

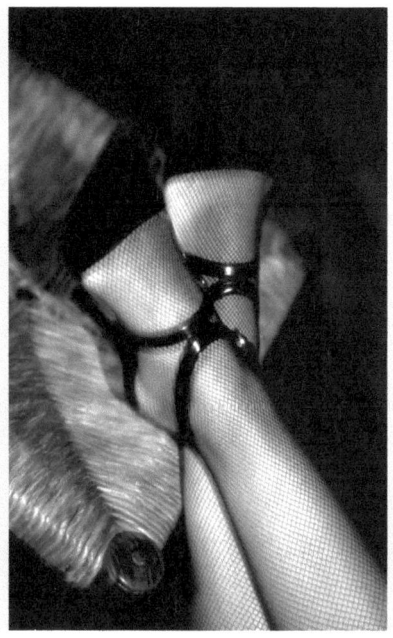

Und so verändert sich der Körper in der Regel, wenn wir erregt sind: Wie bereits erklärt, werden die Genitalien stärker durchblutet. Diese verstärkte Durchblutung produziert Wärme, die oft als ein Kribbeln oder ein Ziehen im Unterleib wahrgenommen wird. Hinzu kommt eine Steigerung der Körperspannung und schließlich eine Einengung und Fokussierung des Bewusstseins (Mann/Frau will nur eins!). Bei Männern bewirkt die erhöhte Durchblutung eine Schwellung der Schwellkörper (Erektion), bei Frauen eine Schwellung und Rötung der Venuslippen und der Klitoris. Außerdem kommt es bei Frauen zum Anschwellen und zur Lubrikation der Vagina, dem „Feuchtwerden", und zum sogenannten Tenting Effect: Im kontinuierlich erregten Zustand werden die zwei inneren Drittel der Vagina sowohl breiter als auch länger. Damit es soweit kommen kann, stehen uns verschiedene Erregungsquellen zur Verfügung:

Sehen

Bei den meisten Menschen sind visuelle Reize Hauptauslöser von Erregung. Dazu zählen sowohl unmittelbare Bilder (z.B. ein realer, lebendiger Mensch) als auch Abbildungen, Filme etc. Aber auch innere Bilder und Szenarien (Fantasien), die imaginiert werden oder in Form von Erinnerungen an vergangene sexuelle Begegnungen aus dem Gedächtnis auftauchen, können Erregungsquellen sein.[30]

Fühlen

Eine weitere Quelle von Erregung ist Berührung. Selbstberührung oder zufällige oder absichtliche Berührungen, die man schenkt oder die vom Partner kommen, können den Erregungsreflex auslösen.

Hören, Schmecken, Riechen

Weitere Erregungsmöglichkeiten bieten die anderen Sinne: Gehör, Geschmack und Geruch. Eine erotische Stimme, eine stimmungsvolle Musik, Töne und Laute können erregend wirken, eine bestimmte Sprache (Dirty Talking oder romantisch) kann eine erotische Wirkung haben, ebenso ein bestimmter Geruch und Geschmack. Wenn man den Partner gut „riechen" kann, kann der Geruch des Partners erotisierend wirken. Küssen und lecken aktivieren ebenfalls den Erregungsreflex.

Von Bedeutung auf dem Weg der Selbstexploration und der Konturierung des eigenen sexuellen Profils ist es auch herauszufinden, was das Gegenteil bewirken kann, was also die Lust abdämpft oder verhindert. Sinnliche zarte Berührungen können höchst erotisierend sein. Ungeschickte, unangemessene, zu direkte und harte Berührungen können allerdings genau das Gegenteil bewirken. Das gilt auch für Atemlaute und erotische Ansprache: So wirkt eine ordinäre Sprache erotisierend auf manche, für andere ist sie absolut tabu. Blumige Sprache erleben manche als erotisierend, auf andere wirkt sie dämpfend und unerotisch. Geschmack und bestimmte Gerüche können eine ähnlich positive, aber auch negative Auswirkung haben, sodass es Sinn macht, sich dessen bewusst zu werden.

---

30 Der Einfachheit halber habe ich Reize, die uns über das Sehen erreichen, und innere Bilder und Fantasien unter visuellen Reizen zusammengefasst, auch wenn sie unterschiedlich verarbeitet werden.

Starke Gefühle

Auch starke Gefühle wie Verliebtheit können Erregung auslösen. Verliebtheit lässt den Wunsch verspüren, mit dem Partner „eins" zu werden. Die freudige und manchmal ängstliche Unsicherheit, die am Anfang einer Beziehung den Ton angibt, ist eine der treibenden Kräfte für die Entstehung sexueller Erregung: Die lustvolle Spannung, die zum Teil auch aus dem Noch-Nicht-Genau-Wissen, wie der Partner reagieren wird, entspringt, schafft eine große emotionale Ladung, die sich in sexuelle Erregung verwandeln kann. Dieser besondere Auslöser von Erregung wird auch „AngstLust" genannt und ist eine ambivalente und widersprüchliche Mischung aus Gefühlen, bei der sowohl Unbehagen und ängstliche Aufregung als auch lustvolle und sexuell erregende Momente erlebt werden können. Letzteres umso mehr, wenn die angstvollen Gefühle erfolgreich überwunden wurden.

Interessanterweise ist zu beobachten, dass auch in anderen Bereichen des Lebens (z. B. bei einer Prüfung oder beruflicher Herausforderung) eine gewisse Dosis ängstlicher Aufgeregtheit wie ein Verstärker auf unsere Leistung wirkt. Das Gegenteil aber passiert, wenn sie sich zu ernsthafter Angst auswächst, weil die Herausforderung unsere Möglichkeiten übersteigt. Es handelt sich also um eine echte Gratwanderung: Eine Prise Unsicherheit, die das Gefühl für das „Fremde" im Partner aufrechterhält, das uns wiederum motiviert, ihn aktiv zu verführen, „eins/einig" mit ihm werden zu wollen, ist in der Lage, unser Begehren lebendig zu halten. Kippt das sensible emotionale Gefüge aber und der Partner ist zu fremd geworden, sodass wir keine oder kaum Nähe zu ihm fühlen, wird die Unsicherheit zu groß und Körper und Seele sind auf Alarm und Schutz ausgerichtet. Erregung findet in diesem Umfeld keinen Raum.

Ohne Wollen kein Können!

Zum Schluss möchte ich ergänzen, dass all die oben beschriebenen Möglichkeiten, unsere Erregung auszulösen, je nach unserer inneren Einstellung auch an Wirksamkeit verlieren können, vor allem, wenn der Körper zu „streiken" beginnt. Je bewusster Sexualität jedoch als „Ressource", als Kraftquelle erlebt wird und je stärker die Verankerung als sexuelles Wesen im eigenen Körper ist, desto weniger werden sich somatische Ursachen als Störfaktor auswirken können.

Die menschliche Sexualität entfaltet und entwickelt sich unser Leben lang, vor allem aber lässt sie sich je nach Befindlichkeit und Lebensphase der Partner auf unterschiedliche Art leben. Einschränkungen der sexuellen Funktionalität (wie Orgasmusschwierigkeiten oder Potenzstörungen) müssen nicht zwingend zu Enthaltsamkeit führen. Wenn in diesen Fällen dem Wollen (der sexuellen Intimität) mehr Raum zugestanden wird als dem Können (der idealen sexuellen Leistung), können wir die Erfahrung machen, dass es durchaus noch andere Möglichkeiten gibt, mit dem Partner sexuell aktiv und intim zu sein. Denn in dem Moment, in dem wir uns entscheiden zu wollen, nehmen wir die Situation selbst in die Hand. Wir verstecken uns nicht hinter irgendeiner körperlichen „Schwäche", sondern stehen zu ihr, gehen aus einer selbstbewussteren Position heraus auf den Partner zu und gestalten die sexuelle Nähe zu ihm kreativ. Gleichzeitig ist es jedoch unerlässlich, dass wir uns mit dem eigenen Erregungsmodus beschäftigen, um ihn ggf. zu erweitern, damit wir den größtmöglichen Raum für Erregung und Lust in uns finden können.

4.1.4 Die Erregungskurve: Was passiert, nachdem die Erregung ausgelöst worden ist?

Vorausgesetzt, genug Reize konnten die Erregung auslösen und verstärken und ihr ist ausreichende Aufmerksamkeit geschenkt worden, baut sich im Körper eine große sexuelle Spannung auf, die sich in den Orgasmus entladen kann. Wie die Reise zwischen Erregung und Orgasmus erlebt wird, ist sehr individuell und von verschiedenen Faktoren abhängig. Sie kann aber bewusst beeinflusst und ggf. lustvoller und genussreicher gestaltet werden. Dies geschieht durch die Modulation der vier Parameter des Körpers, durch das Spiel mit Spannung und Entspannung, die Intensivierung und Vertiefung der Atmung, die zeitliche und räumliche Gestaltung der Bewegung des Körpers, insbesondere des Beckens.

Die Beweglichkeit des Beckens ist der Schlüssel zu intensiver Erregung und gleichzeitig der beste Weg, um ihre Störanfälligkeit selbst zu minimieren.

Über verschiedene Bewegungen des Beckens lässt sich die energetische sexuelle Ladung entweder dort kanalisieren und mit dem Ziel einer Entladung fokussieren oder aber sie wird in den ganzen Körper ausgebreitet und diffundiert. Die Bewegung des Beckens erzeugt eine Schwingung, die die ganze Wirbelsäule ergreifen und eine weitere schaukelnde Bewegung im Bereich der Brust- und der Halswirbelsäule erzeugen kann. Bewegung fördert die Durchblutung und löst Verkrampfungen auf.

Die Diffusion der sexuellen Erregung im Körper ist die Voraussetzung für ein intensives lustvolles Erleben. Erst wenn auch der Bereich der Brustwirbelsäule von muskulärer Verspannung sowie vom Stau emotionaler Belastungen und Verletzungen allmählich entlastet wird, kann sich die sexuelle Erregung weiterentwickeln und schließlich entladen.

Das Loslassen im Geist, auf der Ebene der mentalen „Kontrollzentrale", ist die letzte Etappe auf dem Weg zu intensiver Lustfähigkeit. Erst wenn der innere Beobachter, der Zensor und Richter schweigt, wenn die „Zeige-Finger", die „Du sollst" und die „Du darfst nicht" ausgeblendet sind, kann der ganze Körper in einer genuss- und lustvollen Welle schwingen. Erst wenn der gesamte Kopfbereich – Hals, Nacken, Kiefer und Augen – als fühlender und ebenfalls höchst sinnlicher Bestandteil in das sexuelle Spiel einbezogen werden kann, eröffnet sich die Möglichkeit, Sexualität als ganzheitliches Erlebnis zu erfahren. So werden körperlich und seelisch höchst befriedigende, harmonisierende, Nähe schaffende und entspannende Momente möglich.

Die Lockerung des Beckens und des Herz- und Kopf-Bereichs kann über verschiedene Wege erreicht werden. Die mentale Auseinandersetzung mit verinnerlichten Tabus und Glaubenssätzen, Geboten und Verboten aus Erziehung und Sozialisierung kann dem Körper, der seine ursprüngliche Lebendigkeit wieder erlangen möchte, die Tür öffnen. Hilfreich ist in jedem Fall auch eine gezielte physische

ERREGUNGSFUNKTION UND ERREGUNGSKURVE

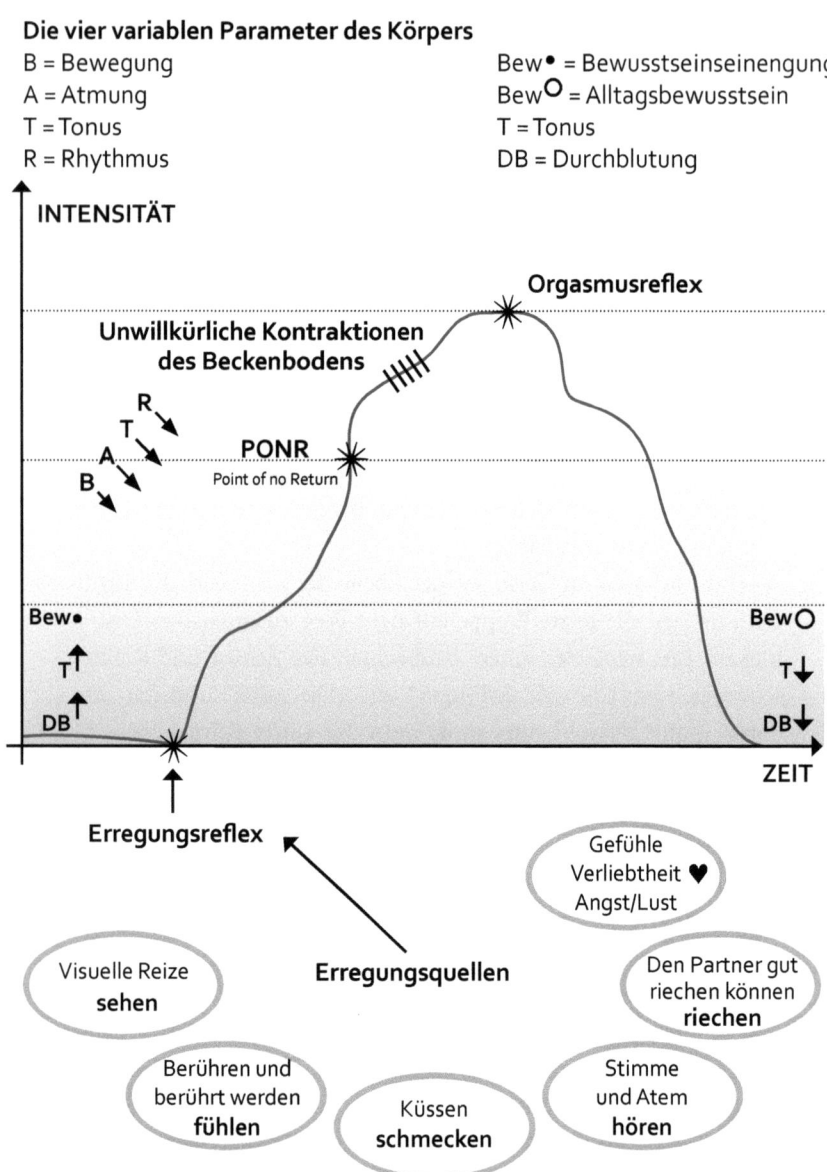

Grafik: Erregungsfunktion und -kurve

„Entpanzerung"[31], z.B. mithilfe der Übung „Doppelte Schaukel" deren Komponenten „Untere Schaukel" und „Obere Schaukel" im Verlauf dieses Kapitels beschrieben werden.

4.1.5 Selbstbefriedigung: Wie kommt ES zum Orgasmus?

Der Orgasmus ist ein sehr komplexes Phänomen und in seiner Totalität noch nicht komplett erforscht. Wir wissen aber bereits vieles über diesen besonderen Moment und wie wir uns auf ihn zubewegen können. Folgende Phasen gehen dem Höhepunkt voraus:

- Stressabbau, Entspannung
  Damit Erregung ausgelöst werden kann, braucht der Körper eine gewisse Entspannung, da sonst die Durchblutung des Geschlechts nicht ausreichend erfolgen kann. Wenn der Körper auf andere Aktivitäten eingestellt ist[32], spielt das Geschlecht mit seiner primären Fortpflanzungsfunktion keine Rolle. Der Raum, in dem Erregung sich entfalten kann, ist verschlossen. Sobald jedoch Ruhe einkehrt, öffnet er sich wieder.

- Ladung
  Kurz nach Einsetzen der Erregung und der entsprechenden Durchblutung der Genitalien steigt auf wohlige Weise die Körperspannung und sowohl das Becken als auch kurz darauf der ganze Körper beginnen, sich sexuell energetisch aufzuladen.

- Entladung
  Hat der Körper genug Spannung aufgebaut, entlädt sich die Erregung. Dies geschieht in einer Reihe von Kontraktionen des Beckenbodens, die unwillkürlich erfolgen. Je nachdem,

---

31 Entpanzerung ist der Prozess der Auflösung der körperlichen Blockaden, die sich als Abwehr gegen ungewollte negative Gefühle aus der Kindheit gebildet haben (siehe Wilhelm Reich, Charakteranalyse, Anaconda Verlag 2010).
32 Früher waren das Jagen, Kämpfen oder vor Gefahren Fliehen. Heute bedeuten auch Situationen wie Autofahren, arbeitsbedingte Belastungen oder Überforderung Stress und Anspannung. Die im Körper ablaufenden Mechanismen sind aber immer noch dieselben.

wie die Entladung erlebt wird, sprechen wir von *orgastischer* oder *orgasmischer Entladung*. *Orgastische Entladung* beschreibt, was physiologisch passiert. Es handelt sich um eine rein genitale Entspannung, die wenig mit Gefühlen verbunden ist. *Orgasmische Entladung* bezieht sich auf ein ganzheitliches Erlebnis, das sowohl körperliche Entspannung als auch intensive Gefühle der Befriedigung, der Nähe, Zärtlichkeit und Verschmelzung mit sich selbst, dem Partner und dem ganzen Universum ermöglicht.

- Entspannung
  Nach der Entladung tritt ein Zustand tiefer Entspannung ein. Die Spannung im Körper lässt nach, Puls und Atmung werden wieder ruhiger.

Selbstreflexion

- Welche sind Ihre persönlichen Erregungsquellen?
- Sind Sie ein visueller oder eher ein taktiler Mensch?
- Auf welche Berührungen reagieren Sie mit sexueller Erregung? Können Sie sie beschreiben und ggf. Ihrem Partner zeigen?
- Gibt es Berührungen, die auf Sie eher „abtörnend" wirken?
- Gibt es eine Art, wie Sie Ihren Partner auf gar keinen Fall berühren möchten.
- Gibt es Gerüche, die für Sie erregend sind? Und auch solche, die Sie eher nicht mögen?
- Wie reagieren Sie auf „sexuelle" Gerüche? Wirken sie erotisierend auf Sie?
- Wie reagieren Sie auf den Geschmack beim Küssen und Lecken? Ist der Geschmack des Partners für Sie erotisierend?

- Können Stimmen, Musik, Töne oder Stöhnen Ihre Erregung auslösen? Oder bewirken sie das Gegenteil?
- Auf welche Art der Ansprache reagieren Sie mit Erregung?
- Finden Sie bestimmte Worte oder Ausdrücke erregend? Welche genau? Welche weniger?

DAS SELBSTLIEBE-RITUAL[33] (ca. 20 Min.)

Fallbeispiel

Tanja kommt zu mir, weil sie heftigen Liebeskummer hat. Ihr Partner Thomas hat sich vor Kurzem von ihr getrennt, aus genau dem gleichen Grund wie drei Jahre davor Jens: Sie hatte kaum Lust auf Sex. Sie erzählt, dass sie am Anfang immer mitgemacht habe, um einen guten Eindruck zu hinterlassen, aber wenn sie ehrlich sei, habe sie eher vorgetäuscht, dabei Spaß zu empfinden. Eigentlich wisse sie nicht, wie sich ein Orgasmus anfühlt, da sie bis heute keinen erlebt habe. Sie berühre sich auch selbst nicht so oft intim, da ihr das auch nichts bringe. Ich empfehle Tanja recht bald, sich mit ihrem Körper zu beschäftigen, ihre Sinnlichkeit zu erforschen und dabei ihr Geschlecht zu explorieren. Das gelingt mit dem folgenden Selbstliebe-Ritual am besten.

Für ein gutes Sexualleben mit dem Partner ist es unabdingbar, den eigenen Körper kennenzulernen. Auch wenn es selbstverständlich klingen mag, den eigenen Körper zu kennen, in der Realität ist es oft nicht der Fall. Aber genau wie in allen anderen Bereichen des Lebens tragen wir als erwachsene Menschen auch hier selbst die Verantwortung dafür, wie es uns geht. Wir müssen wissen, was uns

---

[33] Dieses Ritual wird noch mehrfach im Verlauf dieses Buches vorkommen, da es auf verschiedene Weise angewendet werden kann.

gefällt und nicht gefällt und wie wir es dem Partner deutlich machen. Zu glauben, der andere müsse von sich aus wissen, was uns gut tut, d. h. ohne unser Zutun oder ohne dass wir es selber genau wissen, ist ein Irrglauben, der leider vor allem bei Frauen sehr verbreitet ist. Die eigenen Wünsche und Bedürfnisse zu kennen und auszudrücken, bedeutet aber keineswegs, dass wir uns dem anderen bzw. dem Partner nicht hingeben und anvertrauen dürfen, und auch nicht, dass der Partner uns nicht zum Erleben unbekannter erotischer Dimensionen verführen darf. Ich meine damit lediglich, dass wir die Verantwortung für eine lustvolle und befriedigende Sexualität nicht gänzlich an jemand anderen delegieren können.

Bei folgender Selbsterfahrungsübung geht es darum, den eigenen Körper zu entdecken, herauszufinden, was ihm gefällt, was ihm gut tut, was ihn erregt. Wenn Sie schon Erfahrung damit haben, können Sie genauer beobachten, wie Ihr Körper und Ihr Genital reagieren, wenn die Erregung ausgelöst wird, und wie diese sich bis zur Entladung steigert. Folgende Fragen bieten einen guten Einstieg:

- Welche Veränderung nehmen Sie in Ihrem Körper wahr, wenn Erregung da ist?
- Wie verändert sich die Körperspannung?
- Wie verändert sich die Atmung?
- Wie verändert sich die Körperhaltung?
- Wie und wo berühren Sie sich genau?
- Mit welcher Hand berühren Sie sich? Was macht die andere?
- Was macht der Körper? Was macht das Becken?
  Gibt es eine Bewegung des Körpers oder ist es nur die Hand, die sich bewegt?

Beobachten Sie nun ganz genau, wie Sie bei sich selbst den Erregungsreflex auslösen können:

Welche „Reize" brauchen Sie, um in Stimmung zu kommen?

- Sind es visuelle Reize in Form direkter Abbildungen oder eher innere Bilder, die in Fantasien und Szenarien Gestalt annehmen?
- Sind es Berührungen, die Sie auf eine bestimmte Art durchführen? Handelt es sich um direkte oder indirekte Berührungen?

Experimentieren Sie mit Ihrem Körper und versuchen Sie neue Berührungen, z. B. mit der ganzen Hand oder an anderen Stellen, langsamer, schneller, mit mehr oder weniger Druck. Trauen Sie sich, etwas Neues auszuprobieren, seien Sie kreativ! Und vor allem: Lassen Sie sich Zeit, um Ihr Geschlecht zu erforschen. Erlaubt ist alles, was Ihnen Freude und Lust beschert.[34]

Es kann sein, dass die Erregung zwischendurch etwas nachlässt, weil Ihr Körper auf ein bestimmtes „Ritual" eingestimmt ist. Nehmen Sie diese Situation wahr und lassen Sie dann Ihre Erregung auf die gewohnte Art wieder wachsen. Beobachten Sie Ihre Gefühle, wenn die Erregung nachlässt. Ihre eigene Art, sich zu stimulieren, ist die Basis, die Ihnen vertraut ist und die für Sie gut funktioniert. Sie sollten sie auf jeden Fall beibehalten, aber genauso wichtig ist es, neue Möglichkeiten zu entdecken und sich mit ihnen vertraut zu machen.

Beachten Sie auch die Zeit, die Sie sich normalerweise für die Selbstbefriedigung nehmen, denn genau dieser Faktor spielt eine große Rolle in der gemeinsam gelebten Sexualität. Beobachten Sie Ihre „Erregungskurve": Wie verläuft sie? Geht sie steil nach oben, um sich dann rasch zu entladen? Oder wächst sie langsam und wellenförmig? Können Sie den genauen Moment erspüren, die Schwelle erfühlen, über die hinaus es nicht mehr möglich ist, die unwillkürlichen Wellen des Orgasmus

---

[34] In den Literaturhinweisen am Ende des Buches finden Sie zusätzliche Anregungen in diesem Sinne.

hinauszuzögern?[35] Oder überrascht er Sie, sodass Sie von der Orgasmuswelle überflutet werden? Vielleicht verbraucht sich die Erregungswelle auch, ohne dass Sie den Höhepunkt erreicht haben? Oder ist das Erreichen des Höhepunktes für Sie mit viel körperlicher „Anstrengung" verbunden?

Beobachten Sie, ob sich Ihre inneren Bilder verändern oder ob sie verschwinden, je mehr Erregung Sie verspüren bzw. je näher Sie dem Orgasmus kommen. Nehmen Sie wahr, wie sich Ihre Berührungen verändern, wenn der Höhepunkt kommt. Was passiert mit der Atmung?

Und wie geht es Ihnen nach dem Orgasmus?

- Spüren Sie Entspannung?
- Fühlen Sie sich zufrieden?
- War es auch „lustvoll" oder eher eine Druckabfuhr?
- Welche Bilder, Gedanken, Gefühle tauchen auf?

DIE UNTERE SCHAUKEL[36] (MIT VORÜBUNGEN)

Fallbeispiel

Anton ist Anfang zwanzig. Sein Problem besteht darin, dass er beim Sex zu schnell kommt. Er hat schon einiges versucht, aber die üblichen Ratschläge, wie beispielsweise an etwas Unangenehmes zu denken, haben ihm nicht geholfen. Außerdem möchte er in Gedanken bei seiner Partnerin

---

35 Gemeint ist hier der sogenannte Point of no Return (PONR), also der Punkt, an dem es kein Zurück mehr gibt.
36 Der Begriff „Untere Schaukel" kommt aus dem Sprachgebrauch von Sexocorporel. In der neo-tantrischen Körperarbeit ist die Schaukel wesentlicher Bestandteil vieler Bewegungsmeditationen. Hier ist sie i.d.R. unter der Bezeichnung „Shiva-Shakti-Schaukel" oder „die Welle" bekannt.

bleiben können und sich nicht künstlich ablenken müssen, um seine Erregung zu kontrollieren. Im Laufe der zweiten Sitzung fangen wir mit der Körperarbeit an. Die unten beschriebenen Übungen werden während der Sitzung gelernt und zu Hause mehrmals wiederholt. Dadurch lernt Anton, den großen Druck, der sich in seinem Körper aufstaut, besser zu modulieren. Nach einigen Sitzungen und dem Üben zu Hause schafft Anton es, bei der Selbstbefriedigung die Erregung viel länger zu halten als bisher. Das motiviert ihn sehr, mit den Übungen weiterzumachen. Einige Wochen später berichtet er, dass es ihm nun auch beim Sex mit seiner Partnerin gelingt, die Erektion viel länger zu halten.

A) VORÜBUNG IM STEHEN: DEN KÖRPER ANSPANNEN UND ENTSPANNEN (ca. 10 Min.)

Stellen Sie sich auf eine feste Unterlage. Schließen Sie die Augen und nehmen Sie sich ein paar Momente Zeit, Ihre Körperhaltung wahrzunehmen. Spüren Sie, ob und an welcher Stelle Sie die Körperspannung reduzieren können: Lassen Sie die Schultern sinken. Entspannen Sie den Kiefer und lösen Sie die Zunge vom Gaumen. Lassen Sie jetzt Ihren Kopf nach vorne sinken und beugen Sie die Knie. Verweilen Sie ein paar Atemzüge in dieser Haltung und nehmen Sie die Körperspannung wahr.

Bauen Sie jetzt von den Füßen aufwärts wieder so viel Körperspannung wie möglich auf: Greifen Sie mit den Zehen in den Boden. Spannen Sie Bein- und Gesäßmuskeln an, dann Bauch, Rücken, Schultern und Arme. Ballen Sie die Hände zu Fäusten. Lassen Sie nun auf einmal alles los.

Wiederholen Sie noch einmal die ganze Sequenz.

Atmen Sie tief durch und schütteln Sie einige Minuten lang den ganzen Körper kräftig durch, sodass Verspannungen sich auflösen können.

Spüren Sie der Übung ein paar Momente nach.

B) VORÜBUNG: DIE WAHRNEHMUNG DES BECKENS (ca. 10 Min.)

Setzen Sie sich auf einen Stuhl, am besten auf die Kante, sodass Sie Ihre Sitzbeine gut spüren können. Legen Sie Ihre Hände auf die Hüfte und erfühlen Sie die gesamte Knochenstruktur des Beckens: Die Hüftknochen links und rechts, hinten das Darmbein auch links und rechts, Richtung Pofalte das Kreuz- und Schambein.[37] Kehren Sie zurück zu den Hüftknochen und wandern Sie mit Ihren Fingern nach unten zum Schambein.

Stehen Sie nun auf und trommeln Sie mit Ihren Fingern einige Minuten lang über den ganzen Bereich. Halten Sie dann inne und spüren Sie der Wirkung nach. Wie hat sich Ihre Wahrnehmung verändert?

Fangen Sie nun an, das Becken in alle Richtungen zu bewegen. Stellen Sie dann die Füße weiter auseinander, beugen Sie Ihre Knie und setzen Sie die Bewegung des Beckens fort.

Halten Sie dann inne und spüren Sie der Wirkung nach. Wie hat sich Ihre Wahrnehmung verändert?

---

[37] Rein anatomisch gehört das Kreuzbein nicht zum Becken, es ist aber mit ihm durch das Iliosakralgelenk verbunden.

C) DIE UNTERE SCHAUKEL IM LIEGEN: BECKENBEWEGUNG UND ATMUNG FLIESSEN ZUSAMMEN

Legen Sie Sich auf eine bequeme Unterlage. Stellen Sie die Füße hüftbreit auf. Lassen Sie die Knie ebenfalls hüftbreit offen.

Legen Sie nun eine Hand auf den Bauch, die andere auf das Brustbein. Spüren Sie Ihre Atmung über Ihre Hände. Lenken Sie nun den Fokus auf die Hand auf dem unteren Bauch. Was passiert beim Einatmen? Hebt sich die Hand? Atmen Sie tief aus. Was passiert mit der Hand?

Atmen Sie weiter und lassen Sie den Atem frei durch den offenen Mund herausfließen.

Spüren Sie, wie der Atem Sie von innen bewegt.

Spüren Sie, wie sich der Brustkorb, die Rippen seitlich dehnen, wenn Sie einatmen, und wie sie sich zurückziehen, wenn Sie ausatmen. Spüren Sie, wie sich das Brustbein beim Einatmen hebt und beim Ausatmen wieder senkt. Schicken Sie Ihren Atem in die unteren Spitzen der Lungen und spüren Sie, wie sich die Bauchdecke dabei hebt und wieder senkt.

Spüren Sie, wie sich der Beckenraum öffnet und Ihr Bauch den Atem empfängt. Legen Sie eine Hand auf den unteren Bauch und die andere unter den Rücken.

Spüren Sie, wie die Bauchdecke durch die Atmung Ihre Hand bewegt. Nehmen Sie wahr, wie sich der Druck auf der Hand unter dem Rücken verändert, je nachdem ob Sie ein- oder ausatmen.

Legen Sie dann die Hände neben den Körper.

Bewegen Sie weiterhin Ihren unteren Rücken im Takt Ihrer Atmung. Lassen Sie sich Zeit, um Ihren Rhythmus zu finden und Ihre Atmung mit der äußeren Bewegung zu synchronisieren.

Schaukeln Sie mit dem Becken nach hinten (leichtes Hohlkreuz), wenn Sie einatmen, und nach vorne (runder Rücken), wenn Sie ausatmen. Erforschen Sie die mögliche Amplitude der Bewegung Ihres Beckens: Modulieren Sie die Art der Bewegung, indem Sie kleine, mittlere und große Bewegungen ausführen. Modulieren Sie die Intensität der Bewegung, indem Sie die Muskelspannung von leicht bis stark variieren. Modulieren Sie die zeitliche Dimension der Bewegung, indem Sie sie langsam und allmählich schneller ausführen.

Spielen Sie frei nach Ihrem Empfinden mit den Parametern des Körpers, spüren Sie die Wirkung und wie sich die Wahrnehmung des Beckens verändert.

Diese Übung ist, ausgehend von der persönlichen Erregungsmodalität, der zentrale Schlüssel zur Erweiterung des eigenen Erregungspotenzials. Im Detail heißt das, dass sie helfen kann,

- überhaupt erregungs- und orgasmusfähig zu werden,
- die Erregung bzw. Erektion länger halten zu können,
- die Lust beim Sex zu intensivieren,
- dem Partner gegenüber sexuell „kompatibler" zu werden, indem man die eigene Modalität erweitert.

Ich möchte Sie an dieser Stelle ausdrücklich darauf hinweisen, dass diese Übung, auch wenn sie relativ unscheinbar daherkommen mag, doch relativ komplex ist und Zeit braucht, um ihre volle Wirkung zu entfalten. Sie stellt eine der wichtigsten Interventionen in der Sexualtherapie nach Sexocorporel dar. Wenn Sie sich dabei nicht sicher fühlen oder keine Veränderungen wahrnehmen, empfiehlt es sich, diese Übung unter Anleitung eines erfahrenen Sexocorporel-Therapeuten durchzuführen.

4.2 Die mentale Ebene: Ideale, Glaubenssätze und Co. – was denke ich über Sex?

Im Folgenden möchte ich die verschiedenen „Gedanken", die mit unserer Sexualität zu tun haben, kategorisieren und beschreiben und ihre Wirkung auf unser sexuelles Erleben und Verhalten verdeutlichen.

Wissen und Unwissen

Was wir über Sex wissen, basiert im Idealfall auf wissenschaftlich fundierten Erkenntnissen, die eine gewisse Objektivität besitzen. Es geht hier um das Verständnis dessen, wie unser Körper funktioniert, was genau wo und wann passiert, was wie und wofür zuständig ist. Trotz Aufklärung und allen zugänglichen Informationen ist es bedauerlich, dass auch heute noch vieles unklar und sogar unbekannt ist. Dieses Unwissen generiert falsche Annahmen und Verunsicherungen, die wiederum das sexuelle Erleben und Verhalten nicht unberührt lassen.

Glaubenssätze

Eine besondere Kategorie unserer Gedanken sind die sogenannten Glaubenssätze und Glaubenssysteme, also all das, was wir glauben und was sich nicht objektiv verifizieren lässt. Glaubenssätze sind Glaubenssache, solange wir sie nicht infrage stellen und überprüfen, ob sie wirklich für uns stimmen oder ob wir sie aus Unwissenheit übernommen haben und nun daran festhalten. Ein besonders heimtückischer Aspekt ist der, dass Glaubenssätze oft wie eine Art unterschwelliges „Programm" im Hintergrund ablaufen, ohne dass wir uns dessen bewusst sind, sodass sie auf diese Weise ihr volles bestimmendes Potenzial entfalten können.

Gebote, Verbote, Tabus und Mythen

Wie diese speziellen Gedanken Einfluss auf unsere Sexualität nehmen können, ist leicht zu verstehen. Leider sind sie oft so tief verankert, dass eine längere Auseinandersetzung damit nötig ist, um sich ihrer Macht zu entziehen.

Vielen Frauen ist aus religiösen Gründen nicht erlaubt, sich selbst intim zu berühren. Die Begründung dafür, die ich in einem Fall von einer Klientin erhielt, klang erst einmal sehr poetisch, kurz darauf aber verstand ich das volle Ausmaß ihrer Bedeutung und Konsequenz für diese Frau. Sie sagte, ihr Vater habe ihr erzählt, sie dürfe sich nicht intim berühren, weil dann die „Blume verwelken würde", die sie für ihren Mann aufbewahren müsse. Diese Frau, die zu mir kam, weil sie an Vaginismus litt, hatte sich noch nie selbst intim berührt und allein die Vorstellung, dies zu tun, löste bei ihr große Zweifel und Ängste aus. Ganz ernsthaft fragte sie mich, ob nicht ihr Mann diese Aufgabe für sie lösen könne, indem er sie berühre. Dabei wusste sie sehr genau, dass dies bei ihr ebenfalls Ängste und Verkrampfungen verursachen und zu einer schmerzvollen Einengung ihrer Vagina führen würde.

Leider gelang es mir in diesem Fall nicht, sie zu motivieren, sich selbst anzufassen. Vermutlich waren ihre Ängste, entgegen der väterlichen Vorschriften zu handeln, größer als der Leidensdruck. Mythen sind hartnäckig. Als unverrückbare Wahrheiten werden Sie übernommen, ohne jegliche kritische Auseinandersetzung damit, ob sie für einen selbst auch wirklich stimmen.

Ideale und Idealisierungen

Der Begriff „Ideal" beinhaltet die Vorstellung, dass es sich dabei um etwas Höheres, Besseres, Vollkommeneres handelt, nach dem man strebt, das sich aber in der Regel im Reich des Unerreichbaren aufhält. Es ist generell nicht verkehrt, Ideale zu haben. Sie sind wie Wegweiser, die unser Verhalten steuern und unserem Handeln eine Richtung geben. Wenn sie aber überwältigend werden und uns bremsen, weil wir uns im Vergleich mit ihnen unzulänglich fühlen, dann sollten wir sie einer Revision unterziehen.

Sehr oft höre ich z.B. in der Praxis Frauen erzählen, dass sie keinen Bezug zu ihrem Busen hätten, weil er nicht besonders empfindlich sei, dass sie selber ihm kaum Aufmerksamkeit in Form von Berührung schenken würden und dass sie die Liebkosungen des Partners zwar annehmen, aber nicht besonders mögen würden. Mit

Sicherheit gibt es hierfür unterschiedliche Erklärungen. Dennoch ist interessant, dass diese Frauen meist von sich denken, keinen schönen (oder einen zu kleinen, zu großen etc.) Busen zu haben. Sie unterstellen, dass sie einem bestimmten Ideal von Weiblichkeit nicht entsprechen, und verurteilen sich damit, dass sie an dieser Stelle keine angenehmen Gefühle zulassen, quasi selbst.

Ideale und Idealisierungen betreffen aber nicht nur uns selbst und unser Verhalten, sondern oft auch andere, zum Beispiel unseren Partner. Wie oft denken wir, dass sich unser Partner so oder so verhalten, dass er dieses oder jenes machen bzw. unterlassen sollte, weil wir ein idealisiertes Bild davon haben, wie genau ein Partner auszusehen, sich zu verhalten oder im Bett zu sein hat.

Das Hinterfragen von Idealen ist genauso aufschlussreich wie das Hinterfragen von Glaubenssätzen und bewirkt eine Restrukturierung unserer Werte und Glaubenssysteme, die uns einen neuen Spielraum eröffnen kann.

Selbstreflexion

- Was denken Sie über Sex?
- Was glauben Sie, was Sex ist und wie er sein sollte?
- Was denken Sie, wie Ihr Partner über Sex denkt?
- Was glauben Sie, wie eine „richtige" Frau sexuell sein sollte?
- Was glauben Sie, wie ein „richtiger" Mann sexuell sein sollte?
- Was glauben Sie, wie ihr Partner darüber denkt, wie eine „richtige" Frau/ein „richtiger" Mann sein sollte?
- Was glauben Sie, wie Ihre Eltern darüber denken, wie eine „richtige" Frau/ein „richtiger" Mann sein sollte?
- Welche Idealisierungen haben Sie in Bezug auf Sexualität?
- Welche Aspekte der Sexualität sind für sie Tabu?

- Welche Gebote und Verbote erkennen Sie in Ihrem Verhältnis zur Sexualität?
- Brauchen Sie diese Glaubenssätze und Denkverbote noch? Sind sie für Sie noch gültig? Waren sie dies jemals?

4.3 Die Erlebensebene: Wie fühlt es sich an, ein sexuelles Wesen zu sein?

In den vorherigen Kapiteln wurde bereits beschrieben, was im Körper geschieht, wenn sexuelle Erregung (als Veränderung auf der vegetativen Ebene) ausgelöst wird, und welche Auswirkung Gedanken, Normen und Glaubenssätze auf unsere (Körper-)Wahrnehmung und unser Verhalten haben können. In diesem Kapitel möchte ich nun beschreiben, wie die komplexe Ebene der Gefühle das sexuelle Erleben beeinflusst. Eine ganz besondere Rolle spielt dabei die Art, wie Gefühle über die vier Parameter des Körpers, also über seine Sprache, zum Ausdruck gebracht werden.

Wir haben bisher gesehen, dass sexuelle Erregung eine ganz klar definierbare Veränderung auf der körperlichen Ebene bedeutet, ohne die nicht von sexueller Erregung gesprochen werden kann. Diese Veränderung, die eine gewisse energetisch positive Aufladung bedeutet, kann synchron von sehr angenehmen Gefühlen – hier als Lustgefühle, wie z.B. Freude, Verschmelzung usw., beschrieben – begleitet werden. Gleichzeitig können aber auch völlig entgegengesetzte Gefühle vorhanden sein, z.B. indem trotz sexueller Erregung Frust, Scham, Unzulänglichkeit auftauchen.

Wie wir uns dabei fühlen, wenn sexuelle Erregung ausgelöst wird, ist also eine zentrale Frage. Die Tatsache, dass der Körper „erregt" ist, bedeutet noch lange nicht, dass es uns auch wirklich gut dabei geht, dass wir uns als sexueller Mann oder als sexuelle Frau wohl in unserer Haut fühlen. Tatsächlich kann an dieser Stelle eine mehr oder weniger starke Verunsicherung auftreten. Wenn z.B. ein Mann Erregung und den Wunsch nach Sex einerseits verspürt, auf der anderen Seite aber mit dem Akt der „Penetration" negative innere Bilder bzw. Glaubenssätze von Aggression assoziiert, gerät die ursprüngliche sexuelle Erregung in Konflikt mit den Selbstbildern, die eine solche „aggressive" Handlung nicht zulassen. Das Gefühl der Geschlechtszugehörigkeit ist durch die innere Ambivalenz verunsichert. Wie es sich anfühlt, ein sexuelles Wesen und nicht einfach ein geschlechtsloser Mensch zu sein, wie sicher wir uns damit fühlen, beeinflusst das gesamte sexuelle Erleben und prägt es auf wesentliche Art. Je sicherer und fester dieses Gefühl der Zugehörigkeit zum eigenen Geschlecht bzw. der Verankerung darin und in den damit verbundenen Impulsen (siehe Archetyp) ist, je intensiver wir uns im eigenen Körper zu Hause fühlen und mit seinen sexuellen Regungen vertraut sind, desto entspannender, Sicherheit schaffender und klarer konturiert wird das sexuelle Erleben sein.

Selbstreflexion

- Empfinden Sie sexuelle Erregung generell als angenehm?
- Was für ein Gefühl ist es, wenn Ihr Körper erregt ist? Beschreiben Sie Ihre Empfindungen?
- Welche Körpermerkmale, Eigenschaften und Qualitäten verbinden Sie mit dem Begriff „Weiblichkeit" und „Männlichkeit"? Wie sehr werden diese von Ihnen verkörpert? Welche lehnen Sie besonders ab?
- Wie sicher fühlen Sie sich in Ihrer Männlichkeit bzw. in Ihrer Weiblichkeit verankert? Bewerten Sie Ihr Gefühl auf einer Skala von 0 bis 10.
- Was müsste passieren, damit Ihr Gefühl eine Stufe weiter nach oben geht? Beschreiben Sie es so genau wie möglich.
- Wie fühlt es sich für Sie an, sich sexuell erregt zu zeigen und so gesehen zu werden?
- Was spielt sich in solchen Situationen in Ihrem Inneren ab?

- Wie erleben Sie Erregung insgesamt? Ist sie von positiven Gefühlen der Lust begleitet oder steigt neben der sexuellen Erregung eine unangenehme Stimmung auf, die von Scham, Peinlichkeit und Schuldgefühlen bis hin zu Angst und Selbstzweifeln reichen kann?

4.3.1 Lust und emotionale Intensität

Was verstehen wir unter sexueller Lust? Lust ist ein angenehmer Gefühlszustand wie Verschmelzung, Nähe, Hingabe, der in der Regel genitale sexuelle Erregung begleitet. Er kann - genau wie Erregung auch - in unterschiedlicher Intensität auftreten und sogar gegenläufig sein. Es kommt z. B. vor, dass sich der Körper im Erregungszustand befindet und eine orgastische Entladung zustande kommt, das dabei empfundene Gefühl aber nicht mit der Erregung mitwächst, sondern im unteren Bereich stehenbleibt oder sogar in den negativen Bereich wandert. Hinterher fühlt sich der Körper zwar entspannter an, aber das Gesamtgefühl ist nicht das einer satten und wohligen Zufriedenheit. Auf der anderen Seite kann es vorkommen, dass uns intensive Gefühle von Nähe und Verliebtheit stark bewegen und mitreißen und die emotionale Ladung in die Höhe springen lassen, die körperliche Erregung hingegen eher bescheiden bleibt, manchmal sogar nicht für eine Entladung ausreicht.

Es ist sehr wichtig, den Verlauf dieser beiden „Kurven" zu unterscheiden. Zugegeben: Es handelt sich hier um eine etwas künstliche Trennung, da im sexuellen Erleben alles sehr eng miteinander verknüpft ist. Nichtsdestotrotz macht es Sinn, sich mit den folgenden Aspekten zu beschäftigen, weil sich daraus Erkenntnisse ergeben können, die einen nächsten Entwicklungsschritt aufzeigen:

Verläuft die Lustkurve in Bezug auf die Erregungskurve niedriger, so kann dies unterschiedliche Gründe haben. Die Frage ist, ob die Abweichung regelmäßig auftritt oder nur in der bestehenden Beziehung und ob dies Ausdruck einer gelegentlichen Stimmung bzw. Spiegel einer besonderen Befindlichkeit ist oder sich immer so verhält. Bleibt die Lustfähigkeit gering, könnte dies - körperlich gesehen – u. a. damit zu tun haben, dass der obere Teil des Körpers, vor allem der Brustbereich, sich wenig am sexuellen Geschehen beteiligt, wodurch sich die sexuelle Energie im Becken konzentriert und die Diffusion der Erregung nach oben blockiert ist. Wir haben bereits gesehen, wie wir als Kinder gelernt haben, mit negativen, belastenden Gefühlen umzugehen, nämlich indem wir den Körper unbewusst auf eine bestimmte Art anspannen, mit der Folge, dass sich diese emotionale Ladung nicht auflösen kann. Die meisten negativen Gefühle werden so im Bereich der Brust quasi „eingefroren". Leider ist es nicht möglich, selektiv nur die unschönen Gefühle auszuschließen. Darum breitet sich diese Art, mit ihnen umzugehen, schließlich auf alle Gefühlszustände aus, auch auf die Lust. Damit ist zum Teil erklärt, weshalb es manchmal schwerfällt, beim Sex emotional wirklich loszulassen. Denn der starke emotionale Strom sexueller Lust könnte auch die alten negativen Gefühle reaktivieren, die uns dann mit gewaltiger Präsenz überfluten und mit den ungelösten Konflikten von früher unmittelbar konfrontieren. Und das wollen wir – unbewusst – um jeden Preis vermeiden. Darum ist oft gerade dieser Bereich fest und verspannt. Um wirklich intensive Lust zu empfinden, müssen wir nicht nur unser Becken von seiner Enge befreien, sondern – im übertragenen Sinne – auch unser Herz, damit es wieder frei fühlen kann. In erster Linie bedeutet das, diesen Bereich des Körpers, also den Brustkorb, in die lustvolle Welle der körperlichen Erregung zu integrieren, ihn mitschwingen zu lassen, auch auf die Gefahr hin, dass andere, beängstigende Emotionen auftauchen und „gesehen" werden möchten. Ein liebevoller Partner wird in den meisten Fällen damit umgehen können und, wenn dem Orgasmus statt eines Lächelns Tränen folgen, den Partner in seinen Armen halten und ihm Trost und Geborgenheit spenden.

Um den Körper für diese emotionale Welle vorzubereiten und ihn durchlässiger zu machen, empfehle ich die weiter unten beschriebene Übung „Obere Schaukel". Sie lenkt die Aufmerksamkeit genau auf diesen Bereich. Dabei kann es ebenfalls vorkommen, dass unangenehme Gefühle auftauchen, die vielleicht erst einmal wenig mit Lust zu tun haben. Es ist aber wichtig, sich diesen Gefühlen zu stellen

ERREGUNGS- UND LUSTKURVE

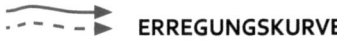 **ERREGUNGSKURVE**
Was passiert bei Erregung auf der körperlichen Ebene?
Kann genug sexuelle Spannung aufgebaut werden?

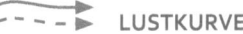 **LUSTKURVE**
Wie geht es mir bei sexueller Erregung?
Wie fühle ich mich mit mir selbst und mit dem Partner?

INTENSITÄT

Orgasmusreflex

PONR
Point of no Return

ZEIT

Erregungsreflex

Erregungsquellen

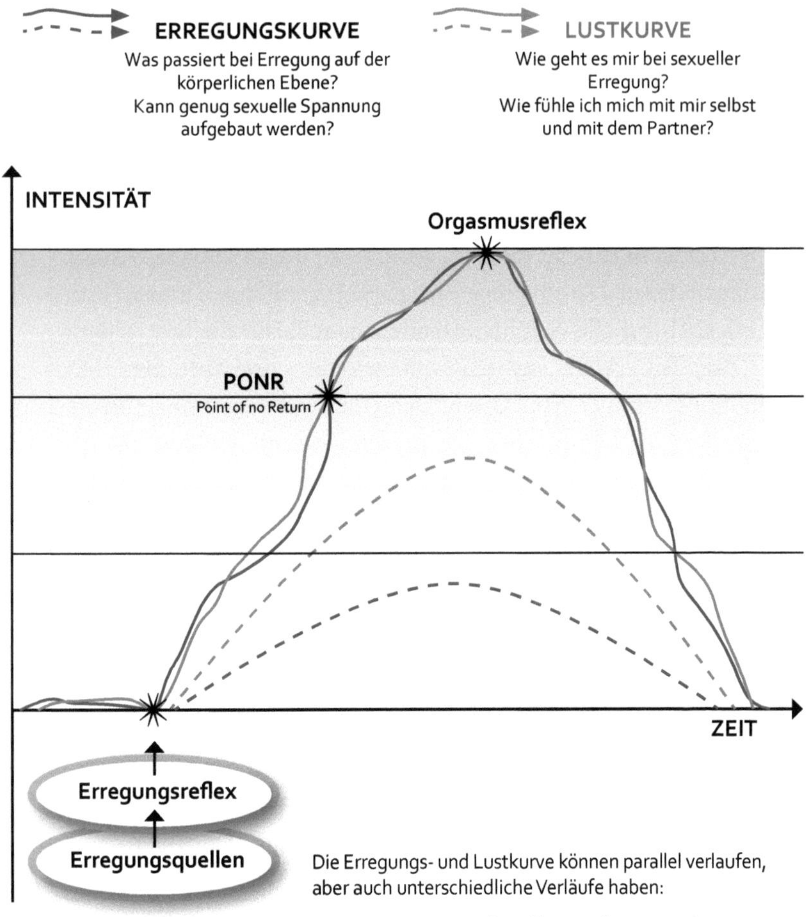

Die Erregungs- und Lustkurve können parallel verlaufen, aber auch unterschiedliche Verläufe haben:

- Die Erregung ist stark und kann sich in einem Orgasmus entladen, die Lustgefühle bleiben fast oder ganz weg.
- Es sind viel Lust und ein intensives Gefühl von Nähe und Verschmelzung da, die Erregung bleibt aber gering.
- Beide Kurven bleiben unterhalb der Orgasmusgrenze, d. h. es sind wenig Lust und wenig Erregung da.
- Beide Kurven erreichen die Orgasmusgrenze, d. h. Lust und Erregung sind sehr ausgeprägt vorhanden.

Grafik: Erregungs- und Lustkurve

und ihnen Aufmerksamkeit zu schenken, denn dadurch wird der Weg für intensive Lust erst frei gemacht.

Ein zweiter Aspekt des emotionalen Erlebens in der Sexualität ist die Art, wie wir Emotionen ausdrücken, d.h., wie wir unser emotionales Berührtsein, unsere Bewegtheit zeigen. Gefühle sind keine rein geistige Angelegenheit, die sich nur mental abspielt. Sie haben immer eine körperliche Korrespondenz, die wir mehr oder weniger kontrollieren können. Kulturell bedingt, aber auch aufgrund unserer individuellen Geschichte, haben wir gelernt, die verschiedenen Emotionen mehr oder weniger „transparent" zu machen, sodass unser Gegenüber auch ohne Worte verstehen kann, wie es uns gerade geht. Haben wir jedoch gelernt, unsere Emotionen nicht zu offenbaren, werden wir es möglicherweise auch beim Sex nicht tun. Wenn wir nicht laut lachen oder aus Wut impulsiv unsere Position vertreten können, werden wir wahrscheinlich auch beim Sex eher leise und zurückhaltend sein, nicht so viel Raum einnehmen, uns „gut" benehmen. Doch dieses Verhalten ist nicht nur für die Entfaltung der eigenen Lust hinderlich, sondern beeinträchtigt auch die nonverbale Kommunikation mit dem Partner. Denn wenn wir unserer Erregung keine Stimme und unserem Körper keinen Raum geben, wird der Partner kaum wissen können, wie es uns geht. Das wiederum kann Unsicherheit und Zweifel bei ihm verursachen – mit dem Effekt, dass auch seine Erregung gebremst wird.

Emotionale Präsenz, Transparenz und Intensität sind also wesentliche Schlüssel zum Erleben sexueller Lust. Aber warum ist emotionaler Ausdruck so wichtig? Emotionen erfüllen eine ganze Reihe von Aufgaben und Funktionen, die in der Interaktion mit Menschen im Allgemeinen und mit dem Partner im Besonderen von fundamentaler Bedeutung sind:

Emotionen erlauben unmittelbare Kommunikation ohne Worte. Ob wir weinen, lachen oder lustvoll stöhnen, weist unser Gegenüber, unabhängig von Kultur und Sprache, darauf hin, wie es uns gerade geht. Und nicht nur das: *Der Ausdruck von Emotionen löst beim anderen bestimmte Reaktionen aus, ohne dass wir darüber reden müssen.* Wenn wir traurig sind, wird uns der Partner in der Regel trösten wollen. Wenn wir Lust beim Sex zeigen, wird der Partner von unserem emotionalen Ausdruck bestätigt und ermutigt, weiterzumachen, um unsere Erregung noch zu steigern.

Emotionen lassen uns unsere jeweiligen Bedürfnisse deutlicher spüren und entsprechend sensibler auf die Umwelt reagieren. Wenn wir beim Sex emotional werden, spüren wir z. B., dass wir Nähe und Zuwendung brauchen. Ist der Partner aber „nur" mit seiner genitalen Befriedigung beschäftigt, reagieren wir darauf besonders empfindlich und ziehen uns möglicherweise gekränkt zurück.

Emotionen färben auch die Wahrnehmung und beeinflussen die Art, wie wir bestimmte Reaktionen des Partners deuten. Wenn wir beim Sex gefühlvoll sind, werden wir die Zuwendung und Hingabe des Partners anders wahrnehmen, als wenn wir emotional distanziert und relativ unbeteiligt bleiben.[38]

Selbstreflexion

- Wie haben Sie bisher, ggf. mit Ihrem derzeitigen Partner, Ihre Sexualität gelebt? Handelte es sich eher um körperlich-genitale Befriedigung oder hat sich Ihr Lusterleben hauptsächlich im Bereich großer Emotionalität, aber mit geringem Körpereinsatz – und entsprechend geringer körperlicher Befriedigung – abgespielt?
- Wie stellen Sie sich die weitere Entwicklung Ihrer Sexualität vor?
- Welche Räume sind bisher verschlossen geblieben oder wurden noch nicht ausführlich „ausgekostet"?
- Soll der genitale Aspekt in den Vordergrund treten, damit größere körperliche Befriedigung erreicht werden kann? Woran würden Sie merken, dass dies der Fall ist?

---

38 Für ein vertieftes Verständnis emotionaler Ansprechbarkeit siehe auch Susan Johnson, Praxis der Emotionsfokussierten Paartherapie. Verbindungen herstellen, Junfermann 2010.

- Sollen Gefühle von Nähe, Intimität, Vertrautheit mehr Raum gewinnen?
- Wie wäre es, wenn Emotionen und Gefühle stärker und präsenter würden? Woran würden Sie es merken?

4.3.2 Fantasien, Wünsche und Anziehungscodes

Fantasien

Fantasien sind der Spiegel unserer inneren Befindlichkeit in Bezug auf Sexualität. Sie reflektieren den Modus, wie wir in diesem Moment sexuell funktionieren. Eine Analyse der Fantasien kann erstaunlich viel über uns aussagen und uns auch verständlich machen, warum wir so fühlen, wie wir fühlen.

Fantasien können alle inneren Bilder sein, sowohl einzelne Vorstellungen oder Details als auch komplette Szenarien, die eine ganze Handlung beschreiben. Um unsere innere Bezogenheit zum Thema Sex zu verstehen, ist es wesentlich, herauszufinden, wie unsere Fantasien „gepolt" sind: Entspringen sie eher einer genitalen Ausprägung unserer Sexualität oder sind sie emotional geladen? Spielen in unseren Fantasien eher Details von Körpern oder eindeutige sexuelle und genitale Bilder die Hauptrolle oder sind es vielmehr Gefühle und emotionale Aufregung, die den Ton angeben? Viele Menschen empfinden oft Scham aufgrund ihrer sexuellen Fantasien, weil sie glauben, nicht „normal" zu sein. Doch indem wir die innere Logik dieser Fantasien aufspüren, gehen wir den ersten Schritt in Richtung der Erweiterung unseres Potenzials in der real gelebten Sexualität.

Sehr oft haben Fantasien eine enge Verbindung zu der Art, wie wir gelernt haben, Erregung auszulösen und zu steigern. Nicht selten kommt es vor, dass Menschen sexuelle Fantasien haben, in denen es um Unterwerfung bis hin zur physischen Gewalt geht. Viele dieser Menschen – Männer wie Frauen – sind stark verunsichert, wenn sie mir davon berichten, weil diese Fantasien nicht dem Bild, das sie von sich haben, entsprechen. Oft stellt sich im Laufe der Evaluation heraus, dass sie die Steigerung ihrer Erregung hauptsächlich über starke

Anspannung des ganzen Körpers und Druck erreichen. Anhaltende Körperspannung reduziert jedoch die Sensibilität und die Wahrnehmung, sodass ein immer druckvolleres Reiben und „harte" sexuelle Handlungen nötig sind, um überhaupt noch etwas zu spüren. Mit der Erweiterung der Modalität und durch das Experimentieren mit anderen Möglichkeiten der Luststeigerung (z. B. die Aktivierung der Oberflächen-Rezeptoren durch einfühlsame, langsame Berührungen, tiefe Atmung und Bewegungen des Beckens und der Brust), können sich auch die inneren Bilder verändern.

Wünsche

Im Gegensatz zu Fantasien, die in der Regel nicht in die Tat umgesetzt werden müssen, streben sexuelle Wünsche nach Erfüllung. Sie sind ein wesentlicher Aspekt unseres sexuellen Profils und spielen als solche eine wichtige Rolle, die nicht vernachlässigt werden darf. Wir können unsere Wünsche eine Weile ignorieren, dementieren, verschieben und unterdrücken - irgendwann werden sie wieder auftauchen und ihre Erfüllung fordern. Oft lassen sie sich auch gar nicht aufschieben, und wenn sie dann nicht in die gegenwärtige Beziehung passen, weil der Partner andere sexuelle Wünsche und Vorstellungen hat, dann werden wir - um die Harmonie in der Beziehung zu bewahren und die Bestätigung seitens des Partners nicht aufs Spiel zu setzen - unsere Wünsche lieber heimlich pflegen, statt sie offenzulegen und damit das oft mühsam aufrechterhaltene Beziehungsgleichgewicht zu riskieren.

Auf dem Weg der Differenzierung und der Individuation sowie der stärkeren Konturierung unseres sexuellen Profils kommen wir aber nicht darum herum, unseren sexuellen Wünschen Ausdruck zu verleihen und den Partner damit zu konfrontieren. Es handelt sich hier um eine heikle Gratwanderung, die Schritt für Schritt gut überlegt sein will. Es ist überhaupt nicht verwerflich, auf die Erfüllung eines bestimmten Wunsches zu verzichten, wenn wir dadurch die Befriedigung eines anderen, für uns wesentlicheren Bedürfnisses sichern, oder ihn aus Liebe und Wertschätzung für den Partner, der mit der Realisierung unseres Wunsches überfordert wäre, nicht durchzusetzen. Klassischerweise ist es häufig, vor allem in langjährigen Beziehungen, der Wunsch nach weiteren sexuellen Partnern, der beim anderen in der Regel auf starke Ablehnung stößt und auf den oft mit Trennungsdrohungen reagiert wird. Was nun? Der betroffene Partner möchte für die eigene Selbstfindung seinen Erfahrungshorizont erweitern. Gleichzeitig möchte er ungern auf den sicheren Hafen seiner Beziehung verzichten. Es gibt hierfür leider keine endgültige Antwort. Jeder Einzelne muss in so einem Fall in sich gehen und genau Schritt für Schritt herausfinden, was gerade wichtiger ist, welche Konsequenzen das eigene Verhalten hätte und was er bereit ist, in Kauf zu nehmen, falls er sich entscheidet, seinen Wunsch zu realisieren. Gleichzeitig ist es wichtig, dem Partner aus Gründen der Fairness die Möglichkeit zu geben, sich mit der Situation auseinanderzusetzen, damit er vielleicht sogar durch die Offenlegung zu einer Akzeptanz finden und in die Situation hineinwachsen kann. In jedem Fall ist die Realisierung solcher oder anderer sexueller Wünsche mit einer gewissen Unruhe im System der Beziehung verbunden, die bis dato auf einen bestimmten Modus der Übereinstimmung eingestellt war. Mit der Offenlegung partnerinkompatibler Wünsche wird die „Komfortzone" verlassen, aber es entsteht gleichzeitig die Möglichkeit, sich sowohl individuell als auch partnerschaftlich weiterzuentwickeln.

Selbstreflexion

- Was für eine Verbindung sehen Sie zwischen Ihren Fantasien und Ihrer gelebten Sexualität?
- Welche unerfüllten sexuellen Wünsche fristen ihr Dasein in Ihrer Traum-Schublade?
- Wie würde Ihr Partner darauf reagieren, wenn Sie ihm von Ihren bisher unausgesprochenen sexuellen Wünschen erzählen würden?

- Mit welchen Konsequenzen rechnen Sie, wenn Sie bestimme Wünsche offenbaren?
- Mit welchen Konsequenzen rechnen Sie, wenn Sie diese realisieren?
- Was würde passieren, wenn Sie sich für immer von der Erfüllung dieses Wunsches verabschieden würden? Was würde mit diesem Aspekt Ihrer Persönlichkeit geschehen?

Anziehungscodes

Was uns am anderen anzieht und sexuell erregt, sind die sogenannten Anziehungscodes. Sie sind höchst individuell und können sehr eng festgelegt oder aber variabel sein und ein sehr breites Spektrum an Möglichkeiten abdecken. Darüber hinaus können sie sich im Laufe des Lebens ändern. Grundsätzlich sind sie, wie unsere Fantasien auch, eine innere Spiegelung unserer gelebten Sexualität.

Wenn Sie das nächste Mal in einer Begegnung merken, dass ein Mensch Sie auf eine besondere Art beeindruckt, beobachten Sie doch einmal, was genau mit Ihnen passiert:

Wovon fühlen Sie sich angesprochen und welche Reaktion löst das in Ihnen aus?

Wie reagiert Ihr Körper? Schlägt Ihr Herz ein paar Takte schneller oder spüren Sie eher Schmetterlinge im Unterbauch? Entstammt die körperliche Anziehung eher der Verheißung der Befriedigung emotionaler Wünsche nach Nähe und Geborgenheit oder verspüren Sie einen eindeutigen genitalen Impuls?

Waren es eher innere Qualitäten wie Humor, Geist, Sensibilität, Fürsorglichkeit etc. und äußere wie die Augen, das Gesicht, die Haare, die breiten Schultern oder der Busen, die Ihre Fantasie beflügelt haben, und haben Sie Ihr Herz weit und offen gespürt und das Gefühl gehabt, endlich Ihrer Zwillingsseele begegnet zu sein, dann sind Ihre Anziehungscodes eher emotional polarisiert. Der Erregungsreflex wird bei Ihnen durch die emotionale Anziehung ausgelöst. Sexualität ist für Sie vor allem Ausdruck großer emotionaler Nähe und Sehnsucht nach Verschmelzung.

Finden Sie jedoch körperliche Präsenz attraktiv, d.h. darf Ihr Blick über den Körper des Gegenübers, vor allem über Beine, Gesäß und Geschlecht wandern und spüren Sie dabei ein wohliges Kribbeln in ihrem Geschlecht? Reagieren sie meist auf eindeutig „genitale" Reize, die Ihr Gegenüber sendet? Und sind Sie weniger an emotionalem Austausch interessiert? Dann sind Ihre Anziehungscodes eher genital polarisiert. Ihre Aufmerksamkeit im Kontakt zielt direkter auf sexuelle Begegnungen ab, was allerdings nicht bedeutet, dass sie weniger emotional ansprechbar sind. Sexualität ist für Sie vor allem Ausdruck von Körperlichkeit und genitaler Befriedigung.

Diese scharfe Trennung ist in der Realität etwas weniger eindeutig, meist ist jedoch eine gewisse Tendenz zu erkennen. Darum hier noch einmal die Einladung: Beobachten Sie sich und denken Sie dabei daran, dass die eine Tendenz nicht besser ist als die andere, sondern lediglich das Zeichen einer gewissen Prägung des eigenen sexuellen Profils. Sexualität ohne genügend emotionale Ansprechbarkeit und Nähe ist auf Dauer nicht befriedigend. Genauso wenig ist Sexualität ohne eine klar und offen gelebte Genitalität auf lange Sicht nicht erfüllend.

4.3.3 Sexuelles Begehren

Sexualität ist ein körperliches, mentales, emotionales und spirituelles Erleben, das verschiedene Bedürfnisse des Menschen zu erfüllen vermag. Als komplexes Phänomen beinhaltet sie nicht nur verschiedene Ebenen, sondern auch unterschiedliche Phasen. Wenn ich hier vom Begehren spreche, beziehe ich mich auf eine solche Phase, die streng genommen dem sexuellen Erleben selbst vorausgeht. In dieser Bedeutung ist „Begehren eine positive und lustvolle Vorwegnahme einer sexuellen Begegnung mit dem Partner oder mit sich selbst"[39]. Es ist das Träumen mit offenen Augen, die erotische Spannung, die sich in Geist und Körper ankündigt, wenn wir an einen bestimmten Menschen oder an eine für uns erotisierende Situation denken.

---

39 Sexocorporel-Lernmanual, Académie du Sexocorporel Desjardin Inc.
   Die deutsche Übersetzung basiert auf der französischen Ausgabe von September 2008.

Sexuelles Begehren kann in einem günstigen Moment fließend in körperliche Erregung hinübergleiten und Erfüllung in sexueller Entladung finden.

In der tantrischen Tradition spielt Begehren eine wichtige Rolle: Es wird hier als eine Art energetische Quelle erfahren, die in der Meditationspraxis ihre Befriedigung in sich selbst finden und sich dabei von ihrem Objekt lösen kann. Es ist die ultimative Erfahrung der eigenen sprudelnden Lebensenergie, die als solche in ihrer göttlichen Natur erkannt wird.[40]

Doch welche Voraussetzungen müssen erfüllt sein, damit sich Begehren entfalten kann? Die Beziehung zu uns selbst und zu unserem - sexuellen - Körper spielt in diesem Zusammenhang die Hauptrolle. Die Betonung auf sexuell ist hier gewollt, denn es reicht nicht, das Gefühl zu haben, mit einem ästhetisch schönen Körper beschenkt worden zu sein. Dieser Körper und vor allem das eigene Geschlecht sollte „bewohnt", der Kontakt zu unseren sexuellen Bedürfnissen, Wünschen und Gefühlen sollte vorhanden und positiv besetzt sein. Das setzt voraus, dass wir in unserem Archetyp als Mann oder Frau gut verankert sind. Konkret bedeutet das,

- dass man sich als Frau gut mit der empfangenden Offenheit des weiblichen Geschlechts identifizieren kann und keine Ängste oder Vorbehalte hegt;
- dass man als Frau das Gefühl, vom männlichen Glied ausgefüllt zu werden, genießen kann und aktiv danach strebt und dass die Vagina „bewohnt" und erotisiert ist.
- dass man als Mann gerne in das weibliche Geschlecht eintaucht und sich darin wohl fühlt;
- dass man sich als Mann gut mit der positiven Aggressivität[41]

---

40 Zur Vertiefung dieser Aspekte empfehle ich das Buch von Daniel Odier, Begierde, Leidenschaft und Spiritualität. Der tantrische Weg des Erwachens, Edition Innenwelt, 1999 (siehe Literaturliste).

41 Der Begriff „Aggressivität" stammt ursprünglich von dem lateinischen Verb „aggredere" ab, das u. a. „sich nähern, herangehen" bedeutet. In diesem Sinne könnte der Begriff „Aggressivität" wertneutral als eine Annäherung, eine Bewegung zum anderen hin verstanden werden, die durchaus positiv besetzt werden kann.

der Penetration identifizieren und sie genießen kann und dass man klar und deutlich zwischen gewaltsamer Härte und gefühlvoll eindringender Stärke differenzieren und sich eindeutig für das zweite entscheiden kann;

Und es bedeutet auch, dass eine gewisse Fähigkeit, Erregung auszulösen und zuzulassen, grundsätzlich vorhanden und mit guten Gefühlen verbunden sein sollte. Denn nur so, gespeist von der Erinnerung an vorausgegangene gute sexuelle Begegnungen, kann sich neues Begehren entfalten. Und schließlich dürfen Schuldgefühle, Scham und Unsicherheit nicht die Oberhand gewinnen, da sie das Entstehen von Begehren im Keim ersticken würden.

Die Attraktivität des Partners und seine Übereinstimmung mit unseren Anziehungscodes und unseren sexuellen Wünschen und Vorstellungen spielen auch eine nicht unwichtige Rolle, wobei sie in dem Umfang an Bedeutung verlieren, in dem unsere Fähigkeit, Sexualität als erlernbare Ressource zu integrieren, wächst: Je mehr wir unseren Körper in seiner Geschlechtlichkeit bewohnen und diese positiv besetzen und je besser wir wissen, wie unsere Erregung funktioniert, desto weniger werden wir von äußeren Einflüssen abhängig sein. Die äußeren Attribute des Partners werden zwar noch Bedeutung für uns haben, aber wir werden unsere Bereitschaft zum Sex nicht ausschließlich von ihnen abhängig machen. Und wir werden immer besser in der Lage sein, den Partner zu erotisieren, d.h. ihn für uns begehrenswert zu machen.

Genauso wichtig in Bezug auf den Partner ist die Fähigkeit, Nähe und Distanz erotisieren zu können. Wenn wir uns vor zu viel Nähe zum Partner fürchten, weil wir uns nicht gut abgrenzen können und er uns in unseren Augen zu „verschlingen" droht, dann werden wir wahrscheinlich beim Tagträumen von der nächsten sexuellen Begegnung mit ihm von ambivalenten Gefühlen heimgesucht werden. Diese Ambivalenz wird unser Begehren bremsen. Die nur unzureichend entwickelte Fähigkeit, die eigenen Grenzen genau zu spüren und dem Partner entsprechend zeitnah und situativ zu kommunizieren, fördert eine Art Vermeidungsverhalten als Schutzmechanismus, was auf sexueller Ebene bedeutet, dass sich das Begehren nicht einstellen kann. Das „System" schützt sich selbst, indem keine angenehmen Regungen und Gefühle zugelassen werden, die zu bedrohlicher Nähe mit dem anderen führen könnten.

Ebenso negativ auf das Begehren wirkt die Unfähigkeit, Distanz zum Partner aufzubauen. Den Partner keinen Moment aus den Augen zu verlieren, immer alles mit ihm teilen zu wollen (z. B. aus Angst, die Gemeinsamkeit aufs Spiel zu setzen), ist eine große Gefahr für das Begehren. Vom Partner überhaupt „träumen" zu können, setzt voraus, dass wir eine gewisse Distanz erlauben und in der Lage sind, sie zu halten, ohne dadurch die Beziehung infrage gestellt zu sehen. In dieser Distanz darf jeder wieder ein Stück Individualität zurückgewinnen, vielleicht sogar einen Hauch Fremdheit ausstrahlen, die über den Sex in vertraute Zweisamkeit zurückgeführt werden kann.

Nicht immer sind Partner von den gleichen Beweggründen motiviert, wenn sie zueinanderfinden und Sex miteinander haben wollen. Oft wird eine stille, unausgesprochene Übereinstimmung als selbstverständlich vorausgesetzt, ohne dass offen und ehrlich darüber gesprochen wird. Das führt oft zu Missverständnissen und vor allem zu Unzufriedenheit. Die Beweggründe des Begehrens können sich auch von Mal zu Mal ändern, wobei jedoch jeder seine diesbezügliche Prägung innerhalb einer Beziehung meistens beibehält. Grundsätzlich lässt sich sagen, dass wir Sex wollen, weil wir:

- Nähe, Geborgenheit und Verschmelzung erleben möchten;
- gerne eine Familie gründen und Kinder haben möchten;
- uns körperlich erregt fühlen und eine entspannende Entladung suchen;
- Stress haben, dringend Entspannung brauchen, danach besser schlafen;
- uns verunsichert fühlen und über den Sex Selbstbestätigung suchen;

- durch den Sex den Partner und unsere Beziehung bestätigen möchten;
- Ruhe haben wollen und deshalb dem Wunsch des Partners einfach nachgeben;
- eine neue Tasche brauchen oder andere Ziele damit verfolgen.

Darüber hinaus gibt es sicher noch manch andere Gründe, die unsere sexuellen Handlungen motivieren. Sich darüber im Klaren zu sein und vor allem zu berücksichtigen, dass der Partner möglicherweise gerade – oder generell? – ganz anders „tickt", kann uns viel Frust und Enttäuschungen ersparen. In einer gut funktionierenden Beziehung können sich die Partner flexibel aufeinander einlassen, auch wenn die Beweggründe unterschiedlich sind und nicht immer den eigenen Vorstellungen entsprechen. So können abwechselnd die verschiedenen Bedürfnisse, die der Sex erfüllen kann, befriedigt werden, indem sich die Partner sozusagen zur „Verfügung" stellen, ohne dabei an Integrität zu verlieren. Gerade die Flexibilität, mit der Menschen verschiedene Rollen in einer sexuellen Begegnung übernehmen und leben können, ist Zeichen einer reifen Beziehung und erfüllender Sexualität.

DIE OBERE SCHAUKEL[42]: DIE WAHRNEHMUNG VON KOPF, NACKEN UND BRUSTBEIN
(ca. 10-15 Min)

Fallbeispiel

Robert ist ein kräftig gebauter Mann Mitte vierzig, kinderlos. Auffällig bei ihm ist die auch im Sitzen stark ausgeprägte aufrechte Haltung. Rücken, Schulter, Brust und Nacken sind sehr kompakt und wie fest miteinander verschmolzen. Die Atmung wirkt sehr flach. Seit einigen Monaten lebt er in einer Beziehung, die ihm viel bedeutet. Er erzählt, dass er vor dieser Beziehung noch nie lange mit einer Frau zusammen gewesen sei. Bisher habe ihn vor allem unverbindlicher Sex interessiert. Zu einer emotionalen Bindung sei er bis heute nicht bereit gewesen. Er konsultiere mich, weil es ihm u. a. schwerfalle, sich beim Sex mit seiner Partnerin fallen zu lassen. Mit den anderen Frauen habe er das nicht sonderlich vermisst, aber jetzt störe es ihn. Ich ermutige ihn, mehr über seine Erfahrungen zu erzählen und wir kommen dadurch zu interessanten und aufschlussreichen Erkenntnissen und Einsichten, die ihm helfen zu verstehen, warum er bis heute enge emotionale Verbindungen gemieden hat. Um weitere Fortschritte zu ermöglichen, zeige ich ihm folgende Übung, die er in den darauf folgenden Wochen wiederholt praktiziert. Ganz langsam scheint sein Körper zu „schmelzen" und geschmeidiger zu werden, die Schultern entspannen sich und das Brustbein bewegt sich sichtbarer mit der Atmung. Gleichzeitig tauchen lang vergessene, tiefe Gefühle auf, von denen er nicht einmal mehr wusste. Die Übung unterstützt ihn, mit diesen alten schmerzhaften Gefühlen in Kontakt zu kommen und sich mehr und mehr davon frei zu machen, sodass er sich für seine neue Beziehung zunehmend emotional öffnen kann.

---

42 Der Begriff „Obere Schaukel" kommt aus dem Sprachgebrauch von Sexocorporel. Zusammen mit der Unteren Schaukel bildet sie die sogenannte Doppelte Schaukel.

Setzen Sie sich auf einen Stuhl und schließen Sie die Augen. Zentrieren Sie sich für einige Momente in Ihrem Körper, indem Sie den Kontakt mit dem Stuhl wahrnehmen.

Lassen Sie Füße, Beine und Becken ganz schwer werden. Spüren Sie die Stuhllehne im Rücken.

Entspannen Sie Schultern und Arme, so wie es für Sie möglich ist.

Lassen Sie den Kopf ein wenig vor und zurück schwingen, finden Sie dann eine Position, die angenehm und entspannt ist.

Legen Sie eine Hand auf den Bauch, die andere auf das Brustbein. Begleiten Sie Ihren Atem auf dem Weg in den Körper hinein. Spüren Sie die Atmung über Ihre Hände.

Lenken Sie nun den Fokus Ihrer Aufmerksamkeit auf die Hand auf dem Brustbein: Was passiert, wenn Sie einatmen? Hebt sich die Hand?

Was passiert mit dem Kopf, wenn sich das Brustbein beim Einatmen hebt? Was passiert mit dem Kopf, wenn sich das Brustbein beim Ausatmen senkt? Lassen Sie jetzt das Kinn beim Einatmen leicht nach vorne sinken, so als wollten sich Kopf und Herz berühren. Richten Sie beim Ausatmen den Kopf wieder auf.

Atmen Sie in die Brust ein und spüren Sie die angenehme Dehnung im Brustkorb. Bleiben Sie dabei und genießen die sanfte Welle Ihres Atems.

Es kann sein, dass dabei Gefühle oder Emotionen auftauchen. Wenn ja, welche? Können Sie sie zulassen?

Verweilen Sie ein paar Momente mit geschlossenen Augen und spüren Sie der Übung noch einige Atemzüge nach. Öffnen Sie nun langsam ihre Augen.

ZWEI MEDITATIONEN NACH OSHO

Fallbeispiel

Nicole ist eine Frau Mitte dreißig, die sehr schüchtern und zurückhaltend wirkt. Sie spricht leise und verhält sich so, als wolle sie am liebsten unsichtbar sein. Das „Körperlose" ist bei ihr besonders auffällig und auch einer der Gründe, weswegen sie zu mir kommt. Sie erzählt, sie habe kaum Zugang zu ihrem Körper, den sie eher wie eine Hülle empfinde. Genauso wenig sei sie in Kontakt mit ihren Gefühlen. Sie sei sehr schüchtern und habe große Schwierigkeiten, sowohl beim Sex als auch generell zu zeigen, wie es ihr wirklich gehe. Nach einigen Sitzungen, in denen wir uns sowohl mit ihrer Geschichte als auch mit der Beziehung zu ihrem Körper und ihrer Sexualität beschäftigt haben, empfehle ich ihr, zu den regelmäßigen Abendgruppen zu kommen, in denen u. a. die im Folgenden beschriebenen Übungen[43] durchgeführt werden.

a) KUNDALINI-MEDITATION

Nehmen Sie die Musik-CD für die Kundalini-Meditation nach Osho.[44] Sie können gerne die Meditation nach den in der CD enthaltenen Anleitungen durchführen oder aber nur eine Phase auswählen. Hier wird die erste Phase beschrieben, die ca. 15 Minuten lang ist.

---

[43] Diese Meditationen sind für jeden Menschen empfehlenswert. Sie werden oft in Gruppen praktiziert, weil sie eine gute Möglichkeit bieten, den Stress und die Anspannung des Tages auf eine natürliche Art, die gleichzeitig energetisierend und zentrierend wirkt, aufzulösen. Parallel dazu helfen sie, mehr Kontakt zum Körper zu bekommen. Speziell die zweite Meditation ist eine gute Übung, um zu lernen, den eigenen Gefühlen über die vier Parameter des Körpers Ausdruck zu verleihen.

[44] Siehe Literaturhinweise am Ende des Buches. Diese Musik ist sehr rhythmisch und schnell und kann einen tranceähnlichen Zustand hervorrufen. Wenn Sie die Originalmusik von Osho nicht zur Hand haben, nehmen Sie eine Musik mit ähnlichem Charakter.

Stellen Sie sich in die Mitte des Raumes und schließen Sie die Augen.

Drücken Sie die Fersen etwas in den Boden und lassen Sie Ihre Beine leicht gebeugt.

Nach einer Weile kann der Körper anfangen, von allein zu zittern. Sie können dieses Zittern aber auch aktiv unterstützen. Erlauben Sie Ihrem Körper loszulassen, in dem Sie alle Verspannungen in den Armen, Beinen und im Rumpf kräftig abschütteln. Der Mund bleibt dabei leicht geöffnet und die Atmung fließt frei durch Nase und Mund. Lassen Sie auch Töne und Seufzer zu!

Legen Sie sich zum Schluss bequem hin und lassen Sie die Übung nachwirken.

b) DYNAMISCHE MEDITATION

Nehmen Sie die Musik-CD für die Dynamische Meditation nach Osho.[45] Wie bei der vorausgegangenen Übung können Sie auch hier gerne die ganze Meditation nach den in der CD enthaltenen Anleitungen durchführen oder Sie wählen nur eine Phase aus. Die hier beschriebene zweite Phase ist ca. 10 Minuten lang.[46]

Stellen Sie sich in die Mitte des Raumes und schließen Sie die Augen. Lauschen Sie der Musik und lassen Sie sie auf sich wirken. Erlauben Sie sich, all Ihre Gefühle körperlich auszudrücken, indem Sie mit den Füßen auf den Boden stampfen, wild die Arme im Raum bewegen, den ganzen Körper rütteln und schütteln.

---

45 Siehe Literaturhinweise am Ende des Buches. Diese Musik ist sehr intensiv, kraftvoll und fordernd und kann ebenfalls zu einem tranceähnlichen Zustand hinführen. Wenn Sie die Originalmusik von Osho nicht zur Hand haben, nehmen Sie eine Musik mit ähnlichem Charakter.

46 Diese Übung könnte etwas lauter werden. Am besten informieren Sie vorher Ihre Mitbewohner oder Sie suchen sich einen Zeitpunkt aus, an dem Sie niemanden stören.

Verleihen Sie auch Ihrem Atem durch Töne und Laute Ausdruck. Gehen Sie dabei durch verschiedene Gefühlszustände wie Wut, Trauer, Frust und Freude.

Wenn die Musik vorbei ist, legen Sie sich auf den Boden und lassen Sie die Übung nachwirken.

Was Sie in dieser Übung machen, muss sich nicht gut anhören und es muss auch nicht gut aussehen! Es geht hier darum, dem Körper und sich selbst zu erlauben, einmal ganz ohne Kontrolle zu sein, ihn und sich selbst wild und unbeherrscht im ganzen Ausdruckspotenzial erleben zu können.

MÄNNLICHKEIT/WEIBLICHKEIT

Fallbeispiel

Timo ist ein junger Mann Anfang dreißig, mittelgroß und schlank, mit langen Haaren, die er als Zopf trägt. Sein Gesicht hat zarte Züge und der gesamte Eindruck ist der einer gewissen Zerbrechlichkeit, die ich seiner geringen Körperspannung zuschreibe. Er sei mit seiner Freundin seit einem knappen Jahr zusammen, erzählt er. Davor habe er nur zwei Beziehungen mit Frauen gehabt. Er sagt, dass er Zweifel an sich selbst habe, weil er sich nicht so männlich fühle. Bei den ersten zwei Beziehungen sei das Problem nicht so akut gewesen. Die neue Freundin aber sei viel erfahrener als die anderen und fordere ihn mehr. In letzter Zeit setze sie ihn regelrecht unter Druck. Sie wünsche sich mehr Initiative seinerseits und erwarte auch beim Sex von ihm „genommen" zu werden. Sie würde sich auch „härteren Sex" wünschen. Das finde er aber zu aggressiv und lehne es kategorisch ab. Im Laufe der Beratung beschäftigen wir uns mit den verschiedenen Geschlechterrollen und mit den spezifischen Attributen von Männlichkeit und Weiblichkeit. Um sich mit dem Thema weiter zu befassen, empfehle ich Timo folgende Übung, in der es in erster Linie um Beobachtung geht:

Schauen Sie Ihre Mitmenschen, Männer und Frauen, genau an. Erkennen und benennen Sie bestimmte Aspekte, die Männlichkeit bzw. Weiblichkeit ausmachen. Was fällt Ihnen besonders auf, wenn Sie sagen, ein Mann sehe männlich, eine Frau weiblich aus? Sind es eher äußere Merkmale, wie die Figur, die Bekleidung, die Haltung, der Gang, oder sind es eher innere Qualitäten und Eigenschaften? Benennen Sie sie genau.

Wenn es innere Qualitäten und Eigenschaften sind, wodurch werden Sie für Sie sichtbar? Beschreiben Sie es anhand der vier Parameter des Körpers: Bewegung, Atmung, Rhythmus und Tonus.

Wie sehr finden Sie diese Merkmale und Qualitäten bei sich selbst wieder?

Wenn einige Aspekte aus Ihrer Perspektive bei Ihnen zu kurz kommen, suchen Sie sich eine Qualität aus und überlegen Sie, was Sie tun können, damit sie bei Ihnen mehr Raum einnimmt.

4.4 Die Beziehungsebene: Sex in der Beziehung – du und ich, hier und jetzt

Wie wir gesehen haben, haben ganz verschiedene Aspekte auf der körperlichen, mentalen und emotionalen Ebene Einfluss auf unser sexuelles Erleben. Bislang ging es dabei um das Individuum, also den einzelnen Menschen mit dem, was sich in seinem Körper bzw. in seinem Inneren – sei es mental oder emotional – abspielt oder abgespielt hat. Um jedoch das Thema in seiner Gesamtheit betrachten zu können, müssen auch all jene Aspekte einbezogen werden, die zur Beziehungsebene gehören. Denn in der Regel wird Sexualität erst als problematisch erlebt, wenn sie in Bezug auf einen Partner oder generell im Zusammensein mit anderen Menschen nicht optimal verläuft. Ein Überblick über einige Grundelemente des Beziehungslebens und ihren Einfluss auf unser Sexualleben kann daher Anregungen zur Lösung problematischer Themen in der Sexualität geben.

4.4.1 Liebe und Verliebtheit

Das Liebesgefühl ist das Gefühl, das die stärkste Zuneigung für einen Menschen zum Ausdruck bringt, und gleichzeitig das Bedürfnis, mit diesem Menschen eine emotional sichere Bindung einzugehen. In uns allen schlummert – meist verborgen – die tiefe kindliche Sehnsucht nach Geborgenheit, Bindung und Nähe. Je weniger diese Sehnsucht als Kind gestillt wurde, desto intensiver streben wir später nach ihrer Befriedigung, und das leider oft auf dysfunktionale Art. Im Erwachsenenalter wird diese Sehnsucht dann besonders im Kontakt mit einem geliebten Menschen geweckt. Gleichzeitig erwacht aber auch die Angst, dieser Sehnsucht – und damit dem Partner – ausgeliefert zu sein und ihr bzw. ihm zu verfallen. Es ist die Angst, die eigene emotionale Autonomie zu verlieren, an der wir umso heftiger festhalten, je weniger wir als Kind adäquate Nähe und Bindung erlebt haben. Aus ähnlichen frühkindlichen Erfahrungen kann es jedoch auch zu einem überhöhten Wunsch nach symbiotischer Verschmelzung kommen, die in eine starke – meist dysfunktionale – Abhängigkeit mündet.

Die Sehnsucht nach Liebe in Form einer emotional sicheren Bindung ist aber nicht einfach nur das Ergebnis einer schwierigen Kindheit und somit Ausdruck eines Mangels, wenn auch frühkindliche Bindungsverletzungen sicherlich schwere Folgen haben und die Erfüllung dieser Sehnsucht stark beeinträchtigen können. Sie ist darüber hinaus, wie die Paartherapeutin Susan Johnson in ihren Büchern und Fortbildungen ausführlich erläutert, ein Grundbedürfnis des Menschen, unabhängig von Alter und Hintergrund.[47] Wie alle Säugetiere können auch Menschen alleine nicht ohne beträchtliche Schäden überleben, weder als Kinder noch als erwachsene Menschen. Diese Sehnsucht ist demnach kein Zeichen von Schwäche, sondern ein Wesensaspekt des Menschen. Wahre Autonomie entsteht nur dann, wenn wir uns sicher fühlen und mit dieser Sicherheit im Hintergrund den geborgenen Hafen einer Beziehung verlassen

---

[47] Vgl. Susan Johnson, Halt mich fest. Sieben Gespräche zu einem von Liebe erfüllten Leben. Emotionsfokussierte Therapie in der Praxis, Junfermann 2011.

und uns in die Welt hinaus begeben können. Die Auswirkungen einer weniger sicheren Bindung sind sehr belastend, sie können die betroffenen Menschen stark einschränken, emotional instabil und sowohl psychisch als auch physisch krank machen.

Wenn wir von Liebe sprechen, ist es wichtig, zwischen Verliebtheit und Liebe zu unterscheiden, da es sich um zwei unterschiedliche Zustände handelt. In beiden Fällen haben wir es mit einer besonders starken Zuneigung für eine bestimmte Person zu tun. Diese Zuneigung benötigt keine Erwiderung, wenn diese in der Regel auch stark ersehnt wird. In der Verliebtheit neigen wir allerdings stärker als im Zustand der Liebe zu einer Art Verklärung, die uns den geliebten Menschen in einem ganz besonderen Glanz erscheinen lässt. Psychologisch gesehen ist dies der Moment, in dem wir anfangen, unsere aus unerfüllten kindlichen Sehnsüchten heraus erwachsenen tiefsten Bedürfnisse auf den Partner zu übertragen. Wir bauen aufgrund bestimmter Eigenschaften, die wir beim Gegenüber wahrzunehmen meinen (und die zum Teil auch vorhanden sein können), ein großes Konstrukt an Erwartungen und Wünschen auf, die leider oft die realen Möglichkeiten des Partners vollkommen übersteigen. Wenn wir es schaffen, den Übergang von der romantisierenden und idealisierenden Verliebtheit zu einem Zustand der Liebe zu vollziehen, in dem wir in die Lage versetzt werden, den Partner so zu sehen, wie er wirklich ist, und ihm gegenüber auch dann noch eine große Zuneigung verspüren, haben wir einen großen Schritt zu einer reifen Beziehung hin getan.

Bei den meisten Menschen wird das Gefühl der Verliebtheit von dem Wunsch begleitet, sich sinnlich und sexuell zu begegnen, wodurch tiefe Nähe erlebt werden kann. Es kann berauschende Gefühle bescheren, sich mit dem Menschen, den wir lieben, sexuell zu vereinigen. Emotionale und körperliche Hingabe können gleichzeitig erlebt werden und beide Zustände schenken uns intensivste Momente des Glücks und der körperlichen Befriedigung.

Einigen Menschen wird durch diese intensive Nähe ein Raum jenseits des Körperlichen und Emotionalen zugänglich, ein Raum spiritueller Erlebnisse. Metaphysische Erfahrungen werden möglich, durch die sich das Gefühl des existenziellen Getrenntseins des eigenen Ichs vom Göttlichen auflösen kann und durch die wir einen Hauch von Ewigkeit und Einssein mit dem ganzen Universum erleben können: eine kristallklare Wahrnehmung unserer göttlichen Natur und Größe, tiefe Einsichten in die Natur des Menschen und des Lebens überhaupt.

Das unausgesprochene und meist von uns in den Partner projizierte Versprechen, unsere tiefsten Bedürfnisse nach Liebe, Nähe und Sicherheit zu erfüllen, beflügelt unsere Sinne und drängt unseren Körper, sich mit großer Leidenschaft, Sehnsucht und sexuellem Begehren auf den Partner zuzubewegen. In solchen Momenten werden wir uns des Körpers und seiner Sinnlichkeit besonders bewusst und diese prägen sich in unserem Gedächtnis ein. Diese Phase erleben wir meist als rauschhaft und zutiefst befriedigend.

Liebe als Grundbedürfnis des Menschen lässt sich auch als Fähigkeit beschreiben und als solche in zwei Grundaspekte unterteilen: einerseits die Liebe als tiefste Zuneigung, die uns zu liebevollen Handlungen für den geliebten Menschen drängt, andererseits die Liebe als Fähigkeit, Gegenstand der Liebe eines anderen Menschen zu sein. Kurz gefasst: Liebe beinhaltet sowohl den Wunsch, Nähe, Zärtlichkeit und Zuneigung zu schenken, als auch die Offenheit, zärtliche Zuwendung des Partners zuzulassen.

Die Fähigkeit zur Liebe kann aus unterschiedlichen Gründen, die ihre Wurzeln oft in unserer persönlichen Geschichte haben, mehr oder weniger entwickelt sein. Daraus lässt sich ableiten, dass dadurch auch die Fähigkeit, sich sexuell hinzugeben und zu genießen, beeinflusst wird. Wenn wir uns als Kinder wenig oder nur unter bestimmten, von uns zu erfüllenden Bedingungen geliebt gefühlt haben, wird unsere Liebesfähigkeit im Erwachsenenalter von dieser Erfahrung geprägt und beeinflusst sein. Sich dessen bewusst zu werden, motiviert und hilft uns, die notwendigen Schritte zu machen, um zu unserem angeborenen Potenzial der unerschöpflichen Liebesfähigkeit zurückzufinden. Das Verständnis und erneute Empfinden dieser ersten, beeinträchtigten Liebeserfahrung kann uns befähigen, es als reifere Persönlichkeiten von einer höheren Bewusstseinsebene aus besser zu machen. Der Wille dazu und das Übernehmen der Verantwortung für unseren „seelischen Haushalt" wie für unsere Lust ist der unvermeidbare Schritt, den jeder Mensch auf dem Weg zu sich selbst und zur Entfaltung seines vollen Potenzials tun muss. Die Klärung und die Lösung emotionaler Verstrickungen mit unseren Eltern ist ein Prozess, den uns niemand, auch nicht der Partner, abnehmen kann.

Aus einer anderen Perspektive betrachtet, müssen wir uns auch fragen, ob der Übergang vom Verliebtsein zur Liebe ohne Einschränkungen und Abstriche, ohne Verlust der Liebesfähigkeit stattgefunden hat. Ist der Partner trotz des weniger verklärten Blicks für uns immer noch „träumbar"? Ist er für uns weiterhin in vollem Umfang „liebenswert", obwohl er unsere tiefsten und ältesten Sehnsüchte vielleicht nicht optimal zu erfüllen vermag? Oder sind wir so desillusioniert, dass wir fast nur noch die Enttäuschungen und Kränkungen zu fühlen vermögen? Was ist von der anfänglichen starken Zuneigung für den Partner übrig geblieben?

Eine letzte Anmerkung bezieht sich auf die Angst, die im Zusammenhang mit Liebe und Lust entstehen kann. Es kommt nicht selten vor, dass für manche Menschen aufgrund ihrer Liebesgefühle für den Partner und ihrer großen Sehnsucht nach Bindung Sexualität keine große Rolle spielt. Die Furcht, den Partner mit der eigenen Lust bzw. mit den als besonders erlebten sexuellen Neigungen und Fantasien zu grämen, lässt manche Menschen ihre Sexualität auf Sparflamme leben. Nicht selten sind es Frauen, die aus der diffusen Befürchtung heraus, als unanständig – oder Schlimmeres – beschimpft und schließlich abgelehnt zu werden, ihr volles Lustpotenzial gerade mit dem geliebten Partner nicht ausleben – so tief und stark sind bestimmte Glaubenssätze und Wertungen bei Frauen und Männern verankert! [48]

---

[48] In diesem Zusammenhang möchte ich eine kurze Geschichte von einer Frau erzählen, die sich in ihrer Beziehung getraut hatte, sexuell „aktiv" zu sein, indem sie sich beim Sex selbst zum Höhepunkt stimulierte. Die Reaktion des Partners war eindeutig: „Du hast es wohl nötig!", sagte er in abfälligem Ton. Daraufhin hat sich diese Frau nicht mehr getraut, ihre Befriedigung in die Hand zu nehmen und hat jahrelang unbefriedigenden Sex erlebt.

Andersherum passiert es aber auch: Viele Männer erlauben sich nicht, ihre sexuellen Wünsche mit der eigenen Partnerin auszuleben, weil sie diese selber als obszön, demütigend und abwertend beurteilen.

Das Grundrecht auf sexuelle Lust und Befriedigung wurde Frauen über Hunderte von Jahren verweigert. Um die überlebensnotwendige Bindung in einer partnerschaftlichen Beziehung nicht zu riskieren, haben Frauen in diesem Bereich einiges erdulden müssen. Nicht zuletzt den Besuch ihrer Partner in Freudenhäusern, in denen diese sich den Genüssen der fleischlichen Liebe hingeben konnten, während sie selbst als anständige Mutter und Ehefrau den Namen und den Ruf des Ehemannes nicht schädigen durften. Die Spaltung zwischen „Heiliger" und „Hure" ist nur die krasse Zuspitzung dieses Phänomens. Leider ist der Veränderungsprozess, der Frauen die volle sexuelle Gleichberechtigung ermöglichen soll, noch nicht wirklich zum Abschluss gekommen. Die Spuren der weiblichen sexuellen Unterdrückung finden sich auch heute noch in vielen Gesellschaften und Kulturen in unterschiedlicher Ausprägung – auch bei uns.[49]

Über solche Fragen und Themen zu reflektieren, ist von zentraler Bedeutung, um zu verstehen, wie wir uns als sexuelle Wesen fühlen und entfalten, warum wir z. B. kein Begehren für den Partner verspüren oder warum auf einmal die gewohnte Potenz nicht mehr da ist. Körper, Geist und Seele sind eine Einheit. Alles hat auf alles einen Einfluss. Wenn die Liebesflamme zu erlöschen droht, weil zu viele ungelöste Konflikte in der Luft liegen, spiegelt sich dieser Zustand auch auf der Ebene der Sexualität, denn unser Körper ist der Spiegel unserer inneren Befindlichkeit.

---

49 Zu diesem brisanten Thema hat Hans-Joachim Maaz mit seinem Buch „Der Lilith-Komplex. Die dunklen Seiten der Mütterlichkeit" (dtv 2013) einen sehr interessanten und empfehlenswerten Beitrag geleistet.

Selbstreflexion

- Wie schätzen Sie Ihr Liebesgefühl für den aktuellen Partner ein?
- Wie sehr können Sie dieses Gefühl zulassen?
- Können Sie das Liebesgefühl Ihrem Partner gegenüber zeigen?
- Kommt das Liebesgefühl Ihres Partners bei Ihnen an?
- Können Sie sich emotional auf den Partner einlassen?
- Sind Sie für Ihren Partner emotional präsent, ansprechbar?
- Ist Ihr Partner für Sie emotional präsent, ansprechbar?
- Als wie sicher empfinden Sie die emotionale Bindung (= die Liebe) in Ihrer aktuellen Beziehung?
- Gibt es offene Fragen in Bezug darauf? Existieren Beziehungsverletzungen, die heute noch nachwirken?

4.4.2 Kommunikation

Vorausgesetzt, wir sind liebesfähig und können eine befriedigende und reife Beziehung zu unserem Partner unterhalten: Woran könnte es noch liegen, dass wir doch nicht das bekommen, was wir uns wünschen, wie z. B. mehr und besseren Sex? In dem Wissen, dass die Unterteilung in verschiedene Aspekte, mit dem Zweck, das Verständnis des durchaus komplexen Phänomens der Sexualität zu erleichtern, eine etwas künstliche ist, möchte ich noch einen weiteren Moment beschreiben, der Einfluss auf unser sexuelles Erleben haben kann, und zwar die Kommunikation.

Auf Achtsamkeit basierende Kommunikation ist eine wichtige Voraussetzung, um bestehende Konflikte zu deeskalieren oder um weitgehend zu vermeiden, dass es überhaupt zu problematischen Situationen kommt. Achtsamkeit im Sinne liebevoller Selbstbeobachtung erlaubt uns, die eigenen Gefühle und Stimmungen differenzierter wahrzunehmen, wie z. B. solche, die von einem bestimmten Verhalten des Partners hervorgerufen werden. Wenn wir unsere Gefühle und die dahinter liegenden Bedürfnisse besser identifizieren und entsprechend vermitteln können, haben wir die größtmögliche Chance, dass sie „gesehen" und womöglich erfüllt werden. Wenn wir eine Kommunikation pflegen, deren Ziel der Ausdruck unserer Befindlichkeit und nicht die Anklage des Partners ist, wenn wir häufiger in der ICH-Form statt in der DU-Form kommunizieren, werden wir die verbale und emotionale Eskalation in vielen Konflikten wesentlich reduzieren können.

Und was passiert, wenn der Partner wütend kritisiert und fordernd anklagt? In der Regel löst ein solches Verhalten eine entsprechende emotionale Reaktion aus, die im schlimmsten Fall zu emotionalem und körperlichem Rückzug führen kann. Das ist in der Regel eine äußere Schicht an Emotionen, die sich besonders in festgefahrenen, sich wiederholenden Interaktionen mit dem Partner zeigt. Unter dieser äußeren Schicht liegt eine weitere, die Ausdruck unserer tieferen Bedürfnisse und Sehnsüchte ist. Am wichtigsten von allen ist die Sehnsucht nach einer emotional sicheren Bindung zum Partner. Wenn wir in der Lage sind, diese Sehnsucht unmittelbarer auszudrücken und gleichzeitig emotional ansprechbar zu sein, wenn der Partner uns diese zum Ausdruck bringt, sind wir einen wesentlichen Schritt vorangekommen, der uns wiederum erlaubt, in eine andere Form der Kommunikation mit dem Partner einzutreten. Diese Art der Kommunikation zu erlernen, ist ein Prozess der Selbsterkenntnis, der wesentlich dazu beitragen kann, dass sich eine größere Intimität in der Beziehung und die Bereitschaft, auf die Bedürfnisse des Partners einzugehen, entwickeln können.[50]

---

50 Vgl. Susan Johnson, Halt mich fest. Sieben Gespräche zu einem von Liebe erfüllten Leben. Emotionsfokussierte Therapie in der Praxis, Junfermann 2011 sowie Praxis der Emotionsfokussierten Paartherapie. Verbindungen herstellen, Junfermann 2009. Susan Johnson beschreibt die typischen dysfunktionalen Interaktionsmuster in Beziehungen, z. B. einerseits Anklage/Kritik/Vorwurf: „**Du bist nie** für mich da."/"Du machst es nie richtig."/"Du redest nicht mit mir." Auf der anderen Seite Mauern/Rückzug: „Ich kann es ihr/ihm nie recht machen. Ich warte mal ab, **dass sie/er** sich abreagiert hat." Beide Positionen verdeutlichen auf unterschiedliche Art die **Sehnsucht** nach Bindung und gleichzeitig den verschiedenen Umgang mit der Angst, diese Bindung zu verlieren: Wenn Partner A sich nicht „gesehen" fühlt, verspürt er Verlustängste, woraufhin er aktiv, - fordernd und klagend - reagiert, um überhaupt irgendeine Reaktion vom Partner zu erwirken. Partner B, der sich seiner Liebenswertigkeit ebenfalls nicht sicher ist, reagiert „passiv", indem er sich noch mehr zurückzieht, um seine Unzulänglichkeit, die den Partner veranlassen könnte, ihn zu verlassen, zu verstecken. Das Erkennen dieses „Teufelskreises" ist der Schlüssel zur Auflösung konflikthafter und trennender Interaktionen zwischen den Partnern.

Ein weiterer sehr interessanter Aspekt ist die Sprache hinsichtlich der Sexualität. Im Deutschen, genauso wenig wie in anderen Sprachen, gibt es kaum oder gar keine Ausdrücke, die sich wirklich gut für eine angenehm entspannte und von beiden Seiten gutgeheißene erotische Kommunikation eignen. Entweder ist die Sprache zu technisch und klinisch, zu kindlich, blumig und poetisch oder aber zu derbe und ordinär. Sich darüber auszutauschen, halte ich für sehr wichtig, denn so wie eine etwas derbere Ansprache auf manche durchaus erotisierend wirken kann, schreckt sie andere eher ab. Genauso kann eine zu blumig-poetische Benennung der Geschlechtsorgane die Saftigkeit des sexuellen Aktes nicht ausreichend zur Geltung bringen. Das Fehlen angemessener Worte, die auf eine achtsame, liebevolle und wertfreie Art unsere Sexualorgane und die damit verbundenen Funktionen beschreiben, ist ein Zeichen für die immer noch nicht gelöste „Sprachlosigkeit" in diesem Bereich.[51]

4.4.3 Verführung

Ein weiterer Aspekt, der eine wichtige Rolle im Beziehungsalltag spielt, hat mit Verführung zu tun. Oft schlummert in uns der diffuse Wunsch, der Partner möge aus eigener Initiative auf uns zukommen, uns mit seinen Verführungskünsten aus dem Dornröschenschlaf erwecken und zu spannenden Abenteuern animieren. Ich finde, dies ist bis zu einem gewissen Punkt ein legitimer Wunsch, der Ausdruck dafür ist, dass wir alle - Männer wie Frauen - das tiefe Bedürfnis verspüren, einmal wieder wie kleine Kinder sein und uns erwartungsvoll und neugierig einem geliebten Menschen anvertrauen zu dürfen. Das ist in Ordnung, solange uns diese Erwartung und ihre Tragweite bewusst sind und der Partner nicht allein dafür verantwortlich gemacht wird, wenn das nicht der Fall ist. Der Wunsch, immer wieder verführt zu werden, ist angemessen, solange wir andererseits die Fähigkeit entwickeln, den Partner aktiv zu verführen.

---

[51] Noch mehr: Man sollte sich folgende Worte einmal auf der Zunge zergehen lassen: GE-SCHLECHT, GE-SCHLECHTS-VERKEHR, SCHAM-LIPPEN, SCHAM-BEIN usw. Die Assoziationen zu diesen Ausdrücken haben wenig mit Lust zu tun.

Aber was genau heißt Verführung[52]? Verführung ist „die Kunst, den Partner für unser (sexuelles - emotionales - sonstiges) ‚Projekt' zu gewinnen"[53], d.h., den anderen positiv zu motivieren, auf unsere Bedürfnisse einzugehen, sodass er schließlich aus freiem Willen unsere Wünsche erfüllt und selbst einen Gewinn daraus ziehen kann. Ein solches Projekt kann unterschiedlicher Natur sein. Es kann darum gehen, den Partner zu einem Spaziergang oder zu einer größeren Reise zu motivieren, und natürlich auch darum, den Partner sexuell zu verführen, z.B. weil wir den Wunsch verspüren, ihm nahe zu sein. Wichtig ist zu verstehen, warum unsere Verführungsversuche oft scheitern, oder besser gesagt, was nötig ist, damit sie gelingen.

Auch in dieser Situation ist die Praxis der Achtsamkeit von zentraler Bedeutung. Die wertfreie Wahrnehmung dessen, was gerade ist, hilft uns nämlich, uns selbst und den Partner genau zu sehen, um im Voraus besser einschätzen zu können, ob unsere Bemühungen eine Chance haben, ihr Ziel zu erreichen.

Genau zu wissen, was wir brauchen, ist die wichtigste Voraussetzung dafür, dass wir mit größerer Wahrscheinlichkeit bekommen, was wir wollen, ein nur diffuses Wünschen macht kein zielgerichtetes, klares Handeln möglich! Oft genug ist aber das Gegenteil der Fall: Wir wollen einfach „irgendetwas", wir sind leicht unzufrieden, wir nehmen nur etwas Diffuses wahr, das uns zu fehlen scheint, ohne dass uns wirklich klar ist, worum es genau geht, oder trauen uns nicht, unsere Vorstellungen deutlich zu artikulieren. Gleichzeitig erwarten wir aber vom Partner, dass er unsere Bedürfnisse und Wünsche klar - klarer als wir selbst - erkennt und auch bereit ist, sie zu erfüllen. Zu erkennen, wo sich der Partner gerade „befindet", ist genauso wichtig: Wie geht es ihm? Was beschäftigt ihn gerade? Kann er überhaupt auf mich eingehen oder braucht er vielleicht selber Ruhe und/oder meine Zuwendung?

---

52 Im allgemeinen Sprachgebrauch wird der Begriff „Verführung" hauptsächlich mit Handlungen in Verbindung gebracht, die eine andere Person dazu bringen sollen, sich sexuell hinzugeben. Mit einer deutlich negativen Konnotation kann Verführung aber auch ein manipulierendes Verhalten bedeuten, durch das jemand dazu gebracht wird, etwas anderes zu tun, als er eigentlich möchte. Ich verwende den Begriff ausschließlich im positiven und nicht auf Sexualität beschränkten Sinn.

53 Sexocorporel-Lernmanual, Académie du Sexocorporel Desjardin Inc.
Die deutsche Übersetzung basiert auf der französischen Ausgabe von September 2008.

Wenn wir noch einmal das Beispiel nehmen, das ich im Kapitel über Achtsamkeit vorgestellt habe, und uns erneut die Interaktion zwischen Paul und Maria vor Auge führen, bemerken wir, dass Paul nicht wirklich zu sehen scheint, wie es seiner Partnerin gerade geht oder was sie vielleicht gerade brauchen könnte. Die Chance zu bekommen, was er sich von ihr wünscht, ist relativ gering, weil er nicht merkt, dass der Moment gar nicht der richtige ist, um seinen Wunsch nach Sex so direkt und unmissverständlich zu äußern. Doch genau das ist der zentrale Aspekt in der Kunst der Verführung: genau zu beobachten und wahrzunehmen, was ist. Das genaue Hinsehen und Hinspüren erlaubt uns, unsere Versuche gezielter und effektiver zu gestalten und erspart uns so Frust und Enttäuschung. Würde Paul wahrnehmen, dass Maria nach einem langen Arbeitstag erschöpft und im Grunde noch gar nicht ganz da ist, könnte er ihr möglicherweise erst einmal etwas Zeit und Raum lassen, um zu sich zu kommen und zu entspannen. Vielleicht könnte er ihr sogar dabei helfen, indem er ihr eine Tasse Tee zubereitet oder eine kleine Entspannungsmassage anbietet. Auf der anderen Seite steht die Selbstbeobachtung. Ginge Paul einen Moment in sich, würde er eventuell herausfinden, dass sein Wunsch nach Sex weniger der Partnerin gilt, als vielmehr das Bedürfnis nach Selbstbestätigung und Entschädigung für die Frustration, die er bei der Arbeit erlebt hat, darstellt.

Diese und ähnliche Motive fließen in unsere Kommunikation ein, ob wir uns dessen bewusst sind oder nicht, und sie werden vom Gegenüber aufgenommen, auch wenn sie sich manchmal nur in Form einer diffusen Stimmung zeigen, die sich nonverbal überträgt. Würde Paul, statt seine Partnerin unvermittelt sexuell anzusprechen, durch Selbstbeobachtung feststellen, dass er häufiger versucht, sie zu verführen, sobald er gestresst und frustriert von der Arbeit nach Hause kommt, könnte er sein Verhalten ändern. Er würde so für seine eigene emotionale Regulierung sorgen und in der Folge seine Partnerin vermutlich anders ansprechen.

Es kann durchaus möglich sein, dass Maria die Befindlichkeit ihres Partners spürt, sich nicht wirklich gemeint fühlt und sich darum weigert, seinen Wunsch zu erfüllen. Im Grunde lehnt sie es ab, sich sexuell instrumentalisieren zu lassen. Hier wird deutlich, dass Autozentrierung und emotionale Regulierung neben der achtsamen Wahrnehmung, dessen, was gerade ist, eine wesentliche Rolle spielen. Lassen wir uns darauf ein, werden wir sicher häufiger feststellen, dass es nicht der richtige Zeitpunkt ist, mit unserem Projekt beim Partner vorstellig zu werden – entweder weil wir erkennen, dass wir nicht wirklich wissen, was wir möchten bzw. es nicht deutlich genug zum Ausdruck bringen, oder weil wir die Beobachtung machen, dass der Partner für unsere Bedürfnisse gerade nicht ansprechbar und offen ist. Das bedeutet, dass wir die Verantwortung für unsere Gefühle und Emotionen, für Enttäuschung und Frustration übernehmen und entsprechende Wege und Mittel finden müssen, selber damit klarzukommen. Unser Partner ist nämlich nicht dazu da, unsere Wünsche zu erfüllen. Jedenfalls nicht immer und unbedingt.

Was jedoch stattdessen oft passiert, ist was als „Anti-Verführung" beschrieben werden kann, nämlich dass wir uns auf eine Weise verhalten, die im Grunde wie eine paradoxe Intervention verläuft, da sie genau das Gegenteil dessen bewirkt, was wir erreichen möchten. Hier einige Beispiele:

- sich ungepflegt und unattraktiv zu zeigen und trotzdem zu erwarten, dass der Partner uns attraktiv findet, wenn er uns „wirklich" liebt;
- dem Partner ein schlechtes Gewissen zu machen: „Du hättest merken sollen, dass ..."
- resigniert und schweigsam zu sein: „Er wird schon merken, was ich vermisse."
- um Aufmerksamkeit zu betteln, kaum Selbstständigkeit zu zeigen;
- Druck auszuüben, zu drohen: „Wenn du das nicht machst, dann ..."
- zickig, kalt, unnahbar zu sein und trotzdem zu erwarten, dass der Partner unsere Nähe sucht;
- den Partner zu bevormunden, klein zu machen;

- unter der „Gürtellinie" anzugreifen;
- sich depressiv und krank zu zeigen, damit er endlich sieht, wie bedürftig wir sind;
- physische und psychische Gewalt auszuüben;
- sich aufzuopfern und heimlich die Rechnung dafür zu schreiben;
- nachtragend zu sein: „Weil du damals das und das gemacht hast, mache/fühle ich jetzt ..."

Die Liste ließe sich noch beliebig fortsetzen. Auch hier empfehle ich, sich die Zeit zu nehmen und das eigene Verhalten genau zu beobachten, um herauszufinden, ob wir nicht auch in bestimmten Situationen immer wieder nach paradoxen Verhaltensmustern agieren. Wenn ich in meiner Praxis Klienten auf diese Verhaltensweisen aufmerksam mache, höre ich z.B. immer wieder Folgendes: „Ich weiß, ich lasse mich zu Hause gehen und mache mich für meinen Partner nicht extra-hübsch, aber ..." Dann folgt in der Regel etwas, was der Partner seinerseits tut oder versäumt zu tun, was auch ein gutes Beispiel für Anti-Verführung sein könnte, womit nun mein Klient versucht, sich und sein Verhalten zu rechtfertigen und damit die Verantwortung – oder zumindest Teile davon – auf den Partner abzuschieben. Dadurch entsteht eine Art Pattsituation, in der keiner mehr den ersten Schritt wagt. Die Angst, sich zu blamieren oder derjenige zu sein, der klein beigibt, oder doch am Ende „zu kurz zu kommen", lässt die Situation erstarren und den Machtkampf eskalieren.

Die eigenen „Anti-Verführungsstrategien" zu erkennen und sich mit ihnen auseinanderzusetzen, kann in einer solchen Situation durchaus hilfreich sein, um den Kreislauf der Enttäuschungen und Frustrationen zu unterbrechen, anstatt darauf zu warten, dass der Partner den ersten Schritt unternimmt. Auch Achtsamkeit ist hier wieder von großer Bedeutung, denn sie hilft uns, die notwendige Selbstreflexion in Gang zu setzen, die wiederum die Voraussetzung für innere Reifung und Persönlichkeitsentwicklung – die einzig sichere Basis eines auf Dauer erfüllten Sexuallebens – ist.

Eine gut funktionierende Beziehung ist meist die bessere Grundlage für befriedigenden Sex als eine, in der es viele Konflikte gibt, und damit eine Beziehung besser funktioniert, sollten die Partner möglichst auf versteckte und manipulierende Machtspiele verzichten. Auf der anderen Seite ist es illusorisch zu glauben, dass in einer Beziehung immer alles gut funktioniert. Darum ist es wichtig, einige Grundregeln zu befolgen:

- Erkennen und würdigen Sie, was in der Beziehung gut funktioniert.
- Schließen Sie mit den Konflikten, die zunächst unlösbar scheinen, Frieden, wenn Sinn und Wert der Beziehung nicht grundsätzlich infrage gestellt sind.
- Beginnen Sie mit Veränderungen dort, wo Sie einen Spielraum wahrnehmen, und warten Sie nicht darauf, dass Ihr Partner den ersten Schritt unternimmt.

MIT KONFLIKTEN UMGEHEN

Fallbeispiel

Anke und Corinna sind ein Paar Mitte Vierzig, das zu einem Paarseminar kommt. Wie bei vielen anderen Paaren kommt es bei ihnen nicht nur in Bezug auf ihre Sexualität, sondern auch in anderen Bereichen oft zu konflikthaften Auseinandersetzungen. Nicht selten sind die Wurzeln dieser Konflikte bereits in den schicksalhaften Momenten der ersten Begegnungen mit dem zukünftigen Partner zu erkennen. Denn hier fangen wir an, den anderen mit unseren Projektionen und Erwartungen zu beladen. Anke und Corinna kommen zum Paarseminar, um in Ruhe wieder zu sich selbst zu finden und einige Aspekte ihrer Beziehung zu klären, wiederzuentdecken und neu zu beleben. Unter anderem werden im Paarseminar folgende Übungen vorgeschlagen:

AUF KONFLIKTE REAGIEREN

Wählen Sie eine typische Konfliktsituation aus und beobachten Sie, wie die automatisierte Reaktion bei Ihnen erfolgt. Wenn Sie die Übung mit dem Partner machen, können Sie sich am Ende darüber austauschen.

- Welche körperlichen Empfindungen nehmen Sie wahr, wenn Ihr Partner sie auf diese bestimmte Art anspricht, dieses Thema erwähnt, dieses Verhalten an den Tag legt?
- Welche Bilder, Gefühle und Stimmungen tauchen auf?
- Welche Gedanken und Handlungsimpulse nehmen Sie wahr?
- Wie ist Ihr darauf folgendes typisches Verhalten?
- Überlegen Sie sich, wie Sie in einer ähnlichen Situation anders reagieren könnten.

MAGIC MOMENT

Diese Übung ist dazu da, um versteckten Projektionen, Botschaften und Versprechungen auf die Spur zu kommen, die bereits in den ersten magischen Momenten des Kennenlernens ausgetauscht werden. Auch sie kann allein oder mit dem Partner ausgeführt werden.

Machen Sie es sich bequem und bereiten Sie sich innerlich auf eine kleine Zeitreise vor: zurück zu dem einen magischen Augenblick, in dem Sie ganz klar das Gefühl hatten, den Mann/die Frau Ihres Lebens kennengelernt zu haben! Vergegenwärtigen Sie sich die Situation, in der Sie mit Ihrem heutigen Partner zusammenkamen und in der für Sie klar wurde, dass Sie in ihn verliebt sind:

- Wie ist diese Begegnung abgelaufen?
- Was hat Ihr Partner gemacht und gesagt?
- Was waren die unausgesprochenen Botschaften, die Verheißungen in Ihre Richtung, die Sie beim Partner damals wahrgenommen haben?
- Waren es eher emotionale Versprechungen auf eine Beziehung oder waren sie eher erotisch gefärbt?
- Welche Botschaften sind Ihnen damals entgangen?
- Welche hätten Sie sehen können, wollten sie aber nicht sehen?
- Welche davon haben sich verwirklicht?
- Welche haben sich nicht verwirklicht?
- Welche Versprechungen haben Sie bewusst oder unbewusst selbst gemacht?
- Welche haben Sie gehalten? Und welche nicht?

DAS BEZIEHUNGSRAD

Nehmen Sie ein Blatt Papier und malen Sie einen Kreis. Unterteilen Sie den Kreis wie ein Stück Kuchen. Schreiben Sie in jede Spalte einen Beziehungsaspekt und bewerten Sie diesen von 0 bis 10, je nachdem, wie sehr dieser Aspekt in der aktuellen Beziehung gelebt wird, also was für einen Stellenwert er hat. Wenn Sie damit fertig sind, tauschen Sie sich mit Ihrem Partner darüber aus.

4.4.4 Erotisches Know-how: Die Kunst der Berührung – Körperkontakt und Sinnlichkeit in der Beziehung

„Wenn du den Körper eines Menschen berührst, sei andächtig – so als sei Gott selbst anwesend, und du dienst ihm. Lass deine ganze Energie fließen. Und wann immer du den Körper im Fluss siehst und wie die Energie neue, harmonische Muster kreiert, verspürst du ein bislang völlig unbekanntes Entzücken. Da fällst du in tiefe Meditation."[54]

Der letzte wichtige Aspekt in einer Beziehung ist die Berührung. Körperkontakt ist ein fundamentales Bedürfnis des Menschen. Von Kindheit an sind wir darauf angewiesen. Durch intensive, regelmäßige, liebevolle Berührungen werden die Entwicklung des Kindes und die Eltern-Kind-Bindung gefördert und positiv beeinflusst. Wie bereits am Anfang des Buches erklärt, ist Berührung u. a. deshalb wichtig, weil durch die Aktivierung der Hautrezeptoren Sinnesreize ans Gehirn weitergeleitet werden, die wiederum die Bildung von Synapsen fördern, wodurch überhaupt erst bewusste Selbstwahrnehmung möglich wird. Wird ein Baby nur wenig berührt bzw. werden bestimmte Bereiche von den Berührungen durch die Eltern und später durch es selbst ausgeschlossen, wird ihm sein Körper – oder ein Teil davon – ähnlich fremd bleiben wie ein unbekanntes Land, und zwar so sehr, dass ihm nicht einmal klar ist, dass da überhaupt ein fremdes Land ist, weil ihm auch dafür das Bewusstsein fehlt. An der Stelle der angenehmen Körperempfindungen wird nur eine Leere empfunden.

Und genau von dieser Erfahrung wird oft in meiner Praxis oder in den Gruppen berichtet, wenn die ersten Achtsamkeitsübungen durchgeführt werden. Dieses Gefühl von Leere oder auch von Gefühllosigkeit sollte jedoch kein Grund sein, um damit aufzuhören, denn gerade durch die Wiederholung bestimmter Reize werden die Synapsen gebildet, die eine bewusste Körperwahrnehmung ermöglichen.

---

[54] Bhagwan Shree Rajneesh, Sprengt den Fels der Unbewusstheit! „Hammer on the Rock". Ein Darshantagebuch, Fischer Verlag 1986.

Als angenehm empfundene Berührungen lösen seelisches Wohlbefinden aus. Positive Gefühle wie tiefe Entspannung, Nähe, Geborgenheit, Verschmelzung können sich ausbreiten. Hingegen lösen unangenehme Hautkontakte negative Gefühle wie Abwehr, Lustlosigkeit und Wut aus. Aber wann ist eine Berührung angenehm? Wie soll sie sein, damit sie als angenehm empfunden wird? Bevor ich mich mit der Beantwortung dieser Frage auseinandersetze, möchte ich noch auf einige wichtige Aspekte hinweisen:

Wenn ich über Berührung und die damit verbundenen Empfindungen und Gefühle schreibe, meine ich sowohl die Wahrnehmung der berührten Person als auch die Erfahrung, die die berührende Person dabei machen kann. Diese Trennung erlaubt eine größere Sensibilisierung für die Kunst der Berührung und schließlich eine Vertiefung der Achtsamkeit. Beide Partner können zunehmend bei ihrer eigenen Wahrnehmung bleiben. Ich kann nur empfehlen, intensiver in die Kunst der Berührung einzutauchen, um selber zu erfahren, was zwischenmenschlich durch liebevolle, nicht wertende, nichts erwartende Berührungen möglich wird. In den vielen Jahren meiner Arbeit mit einzelnen Personen und Gruppen war Berührung eines der Hauptthemen, und ich bin immer wieder zutiefst von den intensiven Begegnungen und dem daraus resultierenden authentischen emotionalen Austausch zwischen zwei Menschen berührt worden. Ich empfehle Partnern, sich die Zeit zu nehmen und jeweils ganz bewusst in nur eine der beiden Rollen als Berührender oder Berührter einzutauchen und dabei sich selbst und dem Partner die Erfahrung zu schenken, einfach nur berührt zu werden oder zu berühren.[55]

Je nachdem, ob er die Berührung aktiv gibt oder bekommt, bezeichne ich den berührenden Partner als „Gebenden" und den berührten als „Empfangenden". Damit möchte ich die Möglichkeit hervorheben, jenseits gegenseitiger Berührungen, die ebenfalls als sehr angenehm empfunden werden können, dem Partner bewusst für eine gewisse Zeit in voller Präsenz und Hinwendung Berührungen zu schenken.

---

55 Eine Anleitung zu einem Begegnungs- und Berührungsritual findet sich am Ende dieses Unterkapitels.

Eine Berührung ist angenehm, wenn sie der Präsenz der berührenden Person entspringt, d. h., wenn der Mensch, der uns berührt, ganz da, uns vollständig zugewandt ist, sodass seine Berührung sich nicht wie zufällig oder sogar mechanisch anfühlt, sondern aus einer liebevollen, achtsamen Zuwendung heraus geschieht. Um diesen Unterschied zu verdeutlichen, hier ein Beispiel: Beim Fernsehen auf dem Sofa sitzend, ganz vertieft in das laufende Programm, streichelt der eine Partner wie selbstvergessen die Schulter des anderen, gleichmäßig, monoton, mechanisch. Das ist auch Berührung. Sie wird aber in der Regel nicht als angenehm empfunden. Würde sich in der gleichen Situation der eine Partner dem anderen direkt zuwenden und kurz ganz sanft seine Schulter streicheln oder halten, wäre die Berührung wahrscheinlich willkommener und angenehmer. Der berührte Partner würde sich klarer gemeint und gesehen fühlen. Machen Sie selber den Versuch: Lesen Sie weiter und streicheln Sie währenddessen Ihren Unterarm. Legen Sie das Buch nun kurz ab und schenken Sie Ihrem Unterarm ein paar Atemzüge lang vollkommene Aufmerksamkeit: Schauen Sie hin, halten Sie ihn in Ihrer Hand, erfühlen Sie mit Ihren Fingerspitzen die Beschaffenheit der Haut und fahren Sie dann langsam mit der Handfläche auf ihm auf und ab. Spüren Sie den Unterschied?

Die Präsenz ist und bleibt das Leitmotiv. In liebevoller Achtsamkeit fühlt sich sowohl eine zart streichelnde als auch eine haltende Berührung angenehm an. Aber auch ein bewusst kräftiger und intensiver Körperkontakt kann gute Empfindungen und Gefühle auslösen, genauso wie die Berührung durch einen liebevollen wertschätzenden Blick und den warmen Hauch des Atems des Partners. Wenn wir den Partner berühren, sollten wir also die größtmögliche Präsenz pflegen und uns von unnötigen inneren und äußeren Ablenkungen frei machen.[56]

Angenehme Berührungen sind immer solche, die kein festgelegtes Ziel haben, das wir als Gebende erreichen möchten. Unsere Aufmerk-

---

56 Im Übungsteil am Ende dieses Kapitels finden Sie Anregungen für einige Berührungssequenzen für sich allein und mit dem Partner, mit deren Hilfe Sie lernen können, achtsam verschiedene Qualitäten in Ihre Berührung einfließen zu lassen.

samkeit sollte empfänglich bleiben, damit wir erspüren können, wie sich die „Energie" des Partners bewegt. Als Berührende gehen wir in Körperkontakt zum Partner. Unsere Berührung ist ein offenes Gewahrsein, ein Angebot, auf das er antworten kann: Wir berühren ihn, um ihm ein gutes Gefühl zu geben, ihn zu halten und ihm Geborgenheit zu schenken, ihn sinnlich zu erreichen oder sexuell zu erregen. Trotzdem sollte das Ergebnis unserer Berührung so offen bleiben wie möglich. Auf diese Art kann unser Partner als Empfangender eine tiefe emotionale Nähe zulassen, die die Voraussetzung für alles andere ist. Unsere Berührungen sollten die Form von Einladungen haben, auf die er frei antworten kann. Wir sollten mit der Bereitschaft berühren, denjenigen Empfindungen und Gefühlszuständen Raum zu geben, die gerade da sind. Je erwartungsfreier die Berührung ist, desto wirkungsvoller und tiefer kann sie uns erreichen.

Erwartungsfreie, achtsame wahrnehmende Berührung ist sinnliche Kommunikation. Die Tiefe und Intensität solcher Berührung kann manchmal sogar die Erfahrung sexueller Vereinigung übersteigen. Es kann auch ein sehr heilsames und inniges Erlebnis sein, den Partner intensiv und ausgiebig am ganzen Körper zu berühren und dabei eine klare Rollenverteilung festzulegen. Dadurch kann sich der Empfangende voll und ganz seinen Empfindungen und Gefühlen hingeben, mit dem Wissen, dass der Gebende ganz für ihn da ist und keine weiteren Absichten hat, als ihn auf seiner sinnlichen Reise zu begleiten und ihm dabei Geborgenheit, Halt und Nähe zu schenken, indem er zu Gefühlszuständen und körperlichen Befindlichkeiten des Partners in Resonanz geht.[57]

Berührung in Achtsamkeit, d. h. in der wertfreien liebevollen Wahrnehmung und Akzeptanz all dessen, was gerade ist, ist eine hohe Kunst, die ich als sinnliche Meditation beschreiben möchte. Die Verehrung

---

57 Eine Anmerkung an dieser Stelle: Mein Ansatz in Bezug auf Körperarbeit und Berührung beruht sowohl auf der von dem deutschen Tantra-Lehrer Andro Andreas Rothe entwickelten Massagekunst, die er als Heilmethode über mehr als 30 Jahre erforscht und vermittelt hat, als auch auf der Lehre von Daniel Odier, Tantra-Lehrer aus der französischen Schweiz, der der tantrisch-kaschmirischen Tradition folgend seine Massagekunst als „Yoga der Berührung" bezeichnet, in der er die absolute Absichtslosigkeit der Berührung betont und diese Art der Massage als Achtsamkeits- und Meditationspraxis erklärt. Damit grenze ich mich von allen anderen sogenannten tantrischen Massagen ab, die als Dienstleistung angeboten werden, ohne in ein spirituell-therapeutisches Setting eingebunden zu sein.

des ganzen Menschen mit all seinen Gefühlen, Empfindungen und seiner Einzigartigkeit, die über achtsame Berührungen erlebt werden kann, ermöglicht eine tiefe sinnliche Verbindung zum Partner, die den Weg zu intensiven Liebes- und Lustgefühlen öffnet. Und noch mehr! Diese Art der Berührung durch ein uns liebevoll und achtsam zugewandtes Gegenüber ist in der Lage, Räume in uns zu öffnen, die sinnlich-spirituelle Erfahrungen ermöglichen. Jeder Mensch wird sie vermutlich anders erleben und beschreiben. Allen gemeinsam ist jedoch, dass sich ein mystischer Raum öffnet, in dem der Mensch das Gefühl hat, etwas zu erleben, das all seine bisherigen sinnlichen Erfahrungen übersteigt: Die Grenzen des physischen Körpers werden gesprengt, als löse sich das Gefühl für das eigene Ich in einer allumfassenden Dimension auf. Übersinnliche Erlebnisse und Wahrnehmungen, ein angstfreies Eintauchen in eine raum- und zeitlose Leere, in der sich tiefe Ruhe und Stille ausbreiten, werden möglich. Die eigene göttliche, schöpferische Kraft und Essenz wird in ihrer ganzen überwältigenden Präsenz spürbar und prägt sich unvergesslich unserem Bewusstsein ein.

An dieser Stelle kann noch eine weitere wichtige Unterscheidung gemacht werden, damit Berührung klarer und bewusster geschehen kann, und zwar die zwischen Berührungen, die eher der Erweckung der Sinnlichkeit dienen, und solchen, die etwas gezielter die Erregung der Lust bewirken können. Selbstverständlich ist die Grenze fließend. Und doch können Berührungen eher das eine oder das andere betonen. Bei der Erweckung der Sinnlichkeit liegt der Fokus auf den Sinnen, auf Fühlen, Riechen, Hören usw. Die Haut als größtes Kontakt- und Sinnesorgan unseres Körpers wird dabei auf ganz unterschiedliche Art und Weise liebkost und verwöhnt. Verschiedene Berührungsqualitäten wecken Ihre Empfindsamkeit und angenehme Gefühle breiten sich aus. Diese Berührungen können den Erregungsreflex auslösen, dann ist die Berührung sinnlich-erregend. Es kann aber auch zu einer sehr intensiven Entspannung kommen, in der keine sexuelle Erregung gespürt wird. Solche Berührung beschreibe ich als sinnlich-entspannend.

Menschen reagieren sehr unterschiedlich auf Berührungen, darum ist es wichtig, aufmerksam und offen zu bleiben und auch hier „aktives Spüren" zu üben, d. h. ganz genau zu fühlen, was für eine Reaktion unsere Berührung beim Partner auslöst. Mit zunehmender Praxis lernt man, was dem Partner - und einem selbst - gefällt und welche Berührung welche Wirkung hat.

Doch trotz unserer gut gemeinten Bemühungen erreichen unsere Berührungen den Partner manchmal nicht. Dies kann unterschiedliche Gründe haben. Nach meiner langjährigen Erfahrung ist der wichtigste die fehlende Präsenz der berührenden Person. Wenn wir spüren, dass der Partner nicht ganz bei uns ist, verschließen wir uns meist und die Berührung kann uns nicht wirklich erreichen. Eine gewisse Fertigkeit beim Berühren ist auch eine wichtige Voraussetzung dafür, dass sich der Empfangende in unseren Händen wohl und gut aufgehoben fühlen kann. Wenn einem diese Fertigkeit nicht in die Wiege gelegt wurde, sollten Wege und Möglichkeiten gefunden werden, sie zu erlernen. Die Übungen in diesem Buch sind dazu eine erste Hilfestellung. Reichen sie nicht aus, kann der Besuch von Kursen, in denen die achtsame sinnliche Berührung gelehrt wird, sehr empfehlenswert sein.

Ein letzter wichtiger Aspekt hat mit der Bereitschaft des Empfangenden zu tun. Sind wir innerlich nicht wirklich bereit, Nähe zuzulassen, können uns die Berührungen des Partners nicht erreichen, uns unter Umständen sogar unangenehm sein, trotz aller Achtsamkeit und aller Fertigkeiten des Gebenden. Eine besondere Voraussetzung dafür, dass Berührung als angenehm erlebt werden kann, ist darüber hinaus die Körperspannung. Normalerweise wird betont, dass der gebende Partner möglichst entspannt sein solle, da sich sonst die Spannung bei jeder Berührung auf den Partner übertrage. Was oft nicht berücksichtigt wird, ist, dass die Gesamtspannung des Empfangenden ebenfalls eine wesentliche Rolle in der Wahrnehmung von Berührungen spielen kann. Es hilft an dieser Stelle allerdings wenig, den Partner aufzufordern, locker zu werden. Die Anspannung ist selten bewusst und kann ebenso wenig auf

Befehl gelöst werden. Ich empfehle in solchen Fällen, vor allem am Anfang der Berührungssequenz, zarte und langsame Berührungen zu vermeiden - es sei denn, Sie haben bereits die Erfahrung gemacht, dass sie als angenehm erlebt wurden -, denn durch die innere Verspannung können sie als Kitzel und damit oft als eher unangenehm empfunden werden. Besser ist es, den Partner zuerst mit haltenden Berührungen zu sich finden zu lassen und anschließend mit etwas kräftigeren Pressuren fortzufahren, die langsam ausgeführt werden und die Muskelschichten erreichen und entspannen. Danach kann der Versuch gemacht werden, den Partner auch mit zärtlicheren Berührungen zu verwöhnen.

Einen ganz besonderen Stellenwert haben Berührungen des Intimbereichs. Damit sind nicht nur das Geschlecht, sondern auch die Brüste und Brustwarzen, der Kopf, das Gesicht - Mund, Ohren, Nase und Augen - und der Analbereich gemeint. Das Geschlecht zu berühren ist fundamental. Durch die Hände liebevollen und achtsamen Kontakt sowohl mit dem eigenen als auch mit dem Geschlecht des Partners aufzunehmen, ist ein sehr intimer und in vielerlei Hinsicht heilender und heiliger Moment. Diesem ganz besonderen Körperbereich gebührende Achtsamkeit zu schenken, ist in meinen Augen die wichtigste Voraussetzung überhaupt, um achtsame Sexualität leben zu können. Solange wir mit unserem eigenen Geschlecht so umgehen, als wäre es eine Art Fremdkörper, der auf Befehl zu funktionieren, ansonsten aber keine Daseinsberechtigung hat, bleibt die Intensität der Erfahrung in der Sexualität begrenzt. Die wohlwollende und wertfreie Akzeptanz des eigenen Geschlechts, die sich real durch achtsame Selbstberührungen manifestiert, ist die Basis für eine erfüllende und ganzheitliche Sexualität. Mindestens ebenso wichtig ist die Fähigkeit, das Geschlecht des Partners genauso annehmend und behutsam zu liebkosen. In beiden Fällen sollte man in Erfahrung bringen, was einem selbst und dem Partner besonderes Vergnügen bereitet. Es kann auch hilfreich sein, sich mit dem Partner darüber auszutauschen, welche Berührungen am besten gefallen und was auf jeden Fall vermieden werden sollte.

Fast noch bedeutender erscheint mir der Moment, in dem Berührungen im Intimbereich passieren, wenn keine Erregung da ist. Das ist ein ganz besonderer Augenblick der Intimität, in dem die Geschlechtsorgane eine ganz andere Daseinsberechtigung erhalten, jenseits ihrer Funktionalisierung als bloße „Instrumente" des sexuellen Aktes. Es handelt sich um einen Moment, in dem durch die achtsame Berührung des Partners Schamgefühle so wie erlittene Kränkungen und Verletzungen gelöst und geheilt werden können. Das gilt in leicht unterschiedlichen Ausprägungen für beide Geschlechter. Den Penis des Mannes zu berühren, auch wenn er nicht erigiert ist, ihn zu halten und ihm Wärme und Präsenz zu spenden, ohne hektisch zu werden und irgendeine Regung produzieren zu wollen, erfordert große innere Entspanntheit und eine gewisse - sexuelle - Reife. Als Frau erfordert es eine gute „Autozentrierungsfähigkeit", d. h. in der Lage zu sein, sich selbst attraktiv zu fühlen, ohne durch die Erektion des Partners den ständigen Beweis dafür bekommen zu müssen. Als Mann ist es wichtig, das eigene Geschlecht auch im „Ruhezustand" als liebenswert und vorzeigewürdig zu betrachten und seine Daseinsberechtigung zu respektieren. Viele Männer entwerten das eigene Geschlecht so massiv, dass es für sie eigentlich nur in erigiertem Zustand existieren darf, und dann wundern sie sich, dass es sich zwischendurch manchmal weigert, planmäßig zu funktionieren. Auch für das weibliche Geschlecht gilt: Berührungen (am Geschlecht) sollten nicht ausschließlich den Zweck erfüllen, die Partnerin für den Sex vorzubereiten. Die meisten Frauen, die zu mir in die Praxis kommen, beschweren sich über die extrem zielgerichteten Berührungen des Partners, die ihnen keinen Spielraum für die Vielfalt ihrer Gefühle in Bezug auf ihr Geschlecht lassen. Das Gefühl, am Geschlecht „gehalten" zu werden, kann eine tiefe Entspannung und großes Vertrauen schaffen. Beides sind wichtige Voraussetzungen dafür, dass Frauen sich wirklich öffnen und den Mann empfangen können.

Gerade für Frauen ist es von großer Bedeutung, sich am Geschlecht achtsam berührt zu fühlen, viele von ihnen haben hier zu oft negative Erfahrungen gemacht. Haltende, wärmende, sicherheitsspendende Berührungen, die erwartungsfrei, aber klar und nicht zögerlich sind, können intensive Heilungsprozesse in Gang setzen. Gerade wenn bekannt ist oder vermutet wird, dass traumatische Erfahrungen Verletzungen der Intimsphäre verursacht haben, sollte die Trennung zwischen sinnlich-entspannender und sinnlich-erregender Berührung besonders deutlich sein und bis zuletzt respektiert werden. Sorgen Sie am besten für Klarheit, indem z. B. erregende Berührungen am Geschlecht von vornherein ausgeschlossen werden, sodass der Intimbereich der Frau nur gehalten oder ganz behutsam äußerlich, sanft und ohne „Erwartungen" gestreichelt wird. Auf diese Art kann sich die Frau (wobei ich betonen möchte, dass natürlich nicht nur Frauen sexuell traumatisierende Erfahrungen gemacht haben können) allmählich entspannen, sie wird nach und nach sogar die negativen Gefühle aus früheren Erfahrungen zulassen und „ableiten" und mit der Zeit einen neuen Zugang zu ihrem Geschlecht finden.

Besonders intim sind auch Berührungen am Kopf und am Gesicht. Für manche Menschen können sie sogar intimer sein als am Geschlecht. Oft verbergen unsere Gesichtszüge viele Gefühle und Gemütszustände, die wir als unangenehm empfinden. Berührungen an Kopf und Gesicht können diese Gefühle für die berührte Person fühlbar und für den Partner sichtbar machen. Verspannungen im Augenbereich oder am Kiefer können bei Berührung unangenehme Empfindungen verursachen. Auch in diesem Fall empfehle ich, eher wärmende und ruhige, haltende Berührungen zu geben. Zum Beispiel kann man beide Hände ohne Druck auf die Augen legen oder die Wangen mit der ganzen Hand sanft seitlich nach unten streicheln. Auch den Kopf des Partners ruhig in den Händen zu halten, kann eine sehr intime und sinnliche Erfahrung sein. So schenken wir dem Partner die Möglichkeit, das Gewicht des eigenen Kopfes abzulegen und abzugeben und das kann, z. B. nach einem anstrengenden Arbeitstag, sehr entspannend und entlastend sein. Das Halten und Berühren des Kopfes kann den Geist zur Ruhe bringen und den Körper entsprechend für sinnliche Begegnungen vorbereiten. Berührungen an der Kopfhaut wecken die enorme Sinnlichkeit des Kopfbereichs, unser Geist wird auf der Stelle aufhören, sich mit anderen, ablenkenden Gedanken zu befassen, so sehr ist er nun mit den angenehmen Empfindungen beschäftigt.

> Anale Berührungen gehören zu den intimsten.
> Mit Achtsamkeit und Forschergeist sich diesem Körperbereich zu widmen, kann unerwartete Erfahrungsräume für beide Partner erschließen.

Die Kunst der Berührung ist ein enormer Schatz, den jeder Mensch quasi per Geburtsrecht in sich trägt und der nur darauf wartet, gehoben zu werden und in vollem Glanz zu erstrahlen. Bei einigen Menschen liegt er bereits poliert an der Oberfläche. Bei anderen ist er noch im Inneren verborgen wie ein Rohdiamant, der noch an die Oberfläche befördert werden muss, um zum Brillanten geschliffen zu werden. Jedoch tragen alle Menschen das Potenzial und die „Requisiten" in sich, liebevoll und sinnlich zu berühren und berührt zu werden.

BERÜHRUNG LERNEN UND VERFEINERN

Fallbeispiel

Mara und Anton, Anfang fünfzig, beide berufstätig, kennen sich seit über einem Jahr. Die Beziehung läuft ganz zufriedenstellend und sie planen, zusammenzuziehen. „Der Sex ist eigentlich ganz gut", sagt Mara und Anton bestätigt dies. Mara erzählt jedoch, dass die sexuelle Annäherung meist sehr direkt erfolge, was für Sie aber kein Problem darstelle, weil sie sich gut darauf einlassen könne. Häufig sei sie jedoch zu müde für Sex und wünsche sich etwas anderes: Nähe und Zärtlichkeit zum Beispiel, die nicht auf Sex hinauslaufen sollten. Ich empfehle den beiden folgende Übung:

Nehmen Sie sich Zeit mit Ihrem Partner (ca. 45-60 Min.). Sorgen Sie dafür, dass es in dieser Zeit nicht zu Störungen kommt. (Schalten Sie z. B. das Telefon aus, sagen Sie Kindern und anderen im Haus lebenden Menschen Bescheid, dass Sie für die vereinbarte Zeit ungestört bleiben möchten etc.).

Achten Sie darauf, dass die Raumtemperatur ausreichend hoch ist. Sie werden den Partner auf der nackten Haut berühren[58], der Raum sollte also mindestens 22-24 °C warm sein. Wenn das nicht möglich sein sollte, behalten Sie am besten noch etwas an, ein leichtes Kleid, ein T-Shirt oder Ähnliches. Bei Kälte schließen sich die Poren und die Wirkung der Berührung kann sich nicht entfalten. Außerdem sinkt die Körpertemperatur mit zunehmender Entspannung.

Entscheiden Sie, wer von Ihnen zuerst in der gebenden Rolle sein soll. Im Anschluss werden Sie die Rollen tauschen.

Nun stellen Sie sich als Gebender hinter Ihren Partner. Nehmen Sie zuerst den Raum zwischen sich und ihm wahr, bevor Sie ganz behutsam Ihre Hände auf seinen Körper legen und dort entspannt einige Atemzüge lang ruhen lassen. Danach wechseln Sie zu einem anderen Körperbereich. Fahren Sie so für ca. fünf Minuten oder länger fort. (Benutzen Sie eine Uhr dazu).

Wechseln Sie die Rollen. Lassen Sie sich nun von Ihrem Partner auf die gleiche Art berühren.

Am Ende setzen Sie sich beide hin und tauschen sich ca. 5-10 Min. lang über das Erlebte aus. Beschreiben Sie so genau wie möglich, wie Sie sich in der jeweiligen Rolle gefühlt haben.

Stellen Sie sich erneut hinter Ihren Partner. Beginnen Sie wie zuvor, indem Sie erst den Raum zwischen ihm und sich wahrnehmen und ihm dann behutsam die Hände auf den Körper legen. Nach einigen

---

[58] Damit die Finger gut auf der Haut gleiten können, empfehle ich, für diese Berührungsübung Puder zu verwenden.

Minuten berühren Sie ganz langsam den gesamten Körper Ihres Partners – von Kopf bis Fuß – mit den Fingerspitzen.

Wechseln Sie nach 5-10 Min. wieder die Rollen und tauschen Sie sich anschließend über Ihre Empfindungen und Gefühle aus. Vermeiden Sie es möglichst, während der Berührungssequenz miteinander zu reden, damit Sie sich besser aufs Fühlen einlassen können. Eine Ausnahme ist es, wenn für den Empfangenden eine bestimmte Berührung unangenehm ist. Das sollte auf jeden Fall kommuniziert werden.

Zum Schluss üben Sie noch eine dritte Sequenz: Diesmal berühren Sie den Partner von Kopf bis Fuß mit der ganzen Handfläche und eventuell auch dem Unterarm, sodass so viel Hautkontakt wie möglich entsteht. Auch nach dieser Sequenz tauschen Sie sich mit dem Partner aus. Vergleichen Sie im Gespräch auch die verschiedenen Berührungsqualitäten und beschreiben Sie einander Ihre Erfahrungen damit.

SINNLICHKEITSTRAINING

Fallbeispiel

Andreas und Michaela kommen zu mir, weil Andreas unter frühzeitiger Ejakulation leidet und dies die Beziehung zunehmend belastet. Neben den Einzelübungen, die Andreas als Hausaufgabe bekommt, empfehle ich den beiden, sich für eine bestimmte Zeit darauf zu einigen, keinen Geschlechtsverkehr zu haben, damit der Druck für Andreas geringer wird und er sich erst einmal auf seine Übungen konzentrieren kann, ohne dass deren Erfolg sofort auf die Probe gestellt wird. Gleichzeitig empfehle ich den beiden folgende Übung, damit körperliche Nähe, nachdem sich Andreas aufgrund seines Problems immer mehr von Michaela distanziert hat, allmählich wieder möglich wird.

Diese Übung stammt aus der klassischen Sexualtherapie[59] und wird oft Paaren empfohlen, die sich aufgrund sexueller Funktionsstörungen körperlich voneinander entfernt haben. Sie stellt ein Sinnlichkeitstraining dar, bei dem Berührungen die Hauptrolle spielen. Jeder Partner wird sie als Gebender und als Empfangender erfahren. Nach vorher gemeinsam abgesprochener Zeit (ich empfehle mindestens 10 Minuten) werden die Rollen gewechselt. Am Ende erfolgt der Austausch darüber, wie sich beide Partner gefühlt haben.

Die Übung verläuft in verschiedenen Phasen, die in der Regel mit dem jeweiligen Therapeuten besprochen werden. Zwischen den Phasen können Tage oder sogar Wochen vergehen. Es wird zur nächsten Phase gewechselt, wenn sich beide Partner in der aktuellen gut fühlen und angenehme Erfahrungen damit gemacht haben.

Bei dieser Übung ist es besonders wichtig, sich an den Ablauf zu halten und die verschiedenen Phasen auszukosten und zu vertiefen. Fühlt sich einer der Partner in einer Phase nicht wohl, ist es ratsam, dies anzusprechen.

Erste Phase:	Liebevolle Berührungen des ganzen Körpers, jedoch nicht der Genitalien.
Zweite Phase:	Den ganzen Körper sinnlich berühren und dabei auch die Genitalien mit haltenden Berührungen einbeziehen.
Dritte Phase:	Die Genitalien werden zunehmend durch haltende und streichelnde Berührungen liebkost und stimuliert.
Vierte Phase:	Wie die vorausgegangenen, hinzu kommt in dieser Phase Oralsex. (Ab dieser Phase haben die Partner soweit ausreichende und befriedigende körperliche Nähe erfahren, dass sie wieder Geschlechtsverkehr haben können.)

---

59 In Anlehnung an das sog. Sinnlichkeitstraining des sexualtherapeutischen Ansatzes „Hamburger Modell", das seinerseits auf der Arbeit von Master und Johnson beruht. Eine Einführung zum Ansatz „Hamburger Modell" finden Sie hier: Margarete Hauch, Paartherapie bei sexuellen Störungen. Das Hamburger Modell: Konzept und Technik, Thieme 2006.

Fünfte Phase: Auch in dieser Phase werden die Elemente der ersten Phasen wiederholt, dazu kommt es hier zum Geschlechtsverkehr. In der Regel übernimmt in dieser Phase die Frau die Aufgabe, den Penis des Mannes einzuführen. Dann verweilen beide Partner in einer stillen Vereinigung ohne das Ziel, dadurch zum Höhepunkt zu kommen.

Sechste Phase: Freie Gestaltung der Begegnung mit den verschiedenen Elementen der bisherigen Phasen bis zum Geschlechtsverkehr und gegebenenfalls Höhepunkt.

4.5 Orgasmus ist nicht gleich Orgasmus – die Orgasmische Potenz[60]

Orgasmische Potenz heißt, sich ohne körperlichen und emotionalen Rückhalt und ohne sonstige Bedenken dem Erleben der sexuellen Erfahrung hingeben zu können. Sie ist eine ganzheitliche Fähigkeit, bei der durch die Vereinigung von Körper, Geist und Seele in der sexuellen Erregung ein intensives Lusterlebnis möglich wird, das sowohl tiefste körperliche Entspannung und Befriedigung als auch emotional „Nahrung" und Nähe zum Partner bescheren kann.

---

[60] Sexocorporel unterscheidet zwischen orgasmischer und orgastischer Entladung. Letztere beschreibt eine in der Tendenz rein körperliche Entladung der sexuellen Spannung, die wenig oder keine emotionale Fülle hat. Orgasmische Entladung (auch ganz einfach Orgasmus genannt) ist hingegen eine ganzheitliche Erfahrung, die sowohl körperliche als auch emotionale Befriedigung schenkt. „Orgasmische Potenz" beschreibt entsprechend die Fähigkeit, zu einer orgasmischen Entladung bzw. zum Orgasmus zu kommen. Wilhelm Reich hingegen benannte die ausgereifte Fähigkeit, sexuell ganzheitlich beim Akt präsent zu sein, als orgastische Potenz: „Unter der orgastischen Potenz werden wir die Fähigkeit eines Menschen verstehen, zu einer Befriedigung zu gelangen, die der jeweiligen Libidostauung adäquat ist; ferner die Fähigkeit, weit häufiger zu dieser Befriedigung gelangen zu können, als den Störungen der Genitalität unterworfen zu sein, die auch beim relativ Gesündesten den Orgasmus gelegentlich stören." (aus: Wilhelm Reich, Die Funktion des Orgasmus. Zur Psychopathologie und zur Soziologie des Geschlechtslebens. Leipzig/Wien/Zürich: Internationaler Psychoanalytischer Verlag 1927, S. 18) Ich verwende in diesem Buch die von Sexocorporel geprägte Definition. In diesem Sinne ist die hier beschriebene orgasmische Potenz die orgastische nach Wilhelm Reich.

Darüber hinaus kann sich in solchen Momenten der Raum für spirituelle, metaphysische Erfahrungen öffnen, die die Grenzen des menschlichen Ichs zeitweise auflösen und zu tiefer Selbsterkenntnis führen. Der Höhepunkt einer solch allumfassenden Erfahrung ist der sogenannte Orgasmus.

Wilhelm Reich beschreibt darüber hinaus die Funktion des Orgasmus als Mittel zum Ausgleich der Energien im Körper. Durch den Orgasmus werden innere Spannungen entladen und abgeführt. Tiefe Entspannung, Wohlgefühl, Geborgenheit und Stille können dabei erlebt werden. Voraussetzung für orgasmische Potenz ist, den Körper von seinem engen Korsett, dem „Muskelpanzer", zu befreien. Körpertherapeutische Interventionen wie z.T. die hier in diesem Buch vorgeschlagenen Übungen sind ein unverzichtbarer Weg zur Auflösung von Muskelblockaden, welche die freie Entfaltung der sexuellen Erregung behindern. Die muskuläre Panzerung hält nicht nur die sexuelle Erregung in Schach (Blockierung des Beckens), sondern kann auch zu einer emotionalen Blockade führen – Gefühle werden unterdrückt und ein Gefühlsstau entsteht (Blockierung des Brustraums). Dieser Gefühlsstau wiederum ist dafür verantwortlich, dass der Sex zwar eine körperliche Entladung und eine gewisse Entspannung beschert, sich dabei aber weder Lustgefühle noch eine tiefe emotionale Befriedung entfalten können (siehe Grafik zur Erregungs- und Lustkurve, S. 110).

Solche emotionalen Blockaden entwickeln sich in der Regel im Laufe unserer Kindheit. Es handelt sich um sogenannte Abwehrmechanismen, d.h. Verhaltensmuster, die einst die Funktion hatten, uns vor zu starken negativen Emotionen in konflikthaften Beziehungen zu schützen. Über muskuläre Beherrschung lernt das Kind, bedrohliche Gefühle zu unterdrücken. Daraus entsteht wiederum die Unfähigkeit, die eigenen Emotionen und Empfindungen wahrzunehmen, ihnen Glauben zu schenken, gewissermaßen wird ihnen auch das Recht abgesprochen, ausgedrückt und gezeigt zu werden. Wenn das Kind einen Grund hatte, traurig, wütend, enttäuscht zu sein, es aber nicht sein bzw. nicht zeigen durfte, weil es Angst haben musste, dafür bestraft zu werden, oder wenn es trotz Äußerung seiner

Gefühle und Bedürfnisse keine Beachtung und Anerkennung fand, musste es lernen, seine Gefühle unter Kontrolle zu halten. Ohne diese Kontrolle hätte es sonst seelisch kaum überleben können.

Gefühle sind nun aber keine rein psychischen, körperlosen Vorgänge. Sie haben immer eine körperliche Komponente, drücken sich über den Körper und seine Parameter aus. Wut, Trauer, Freude, Ekel, Angst und Lust, die Hauptaffekte des Menschen, zeigen sich also, wenn sie zugelassen werden, durch Veränderungen auf der vegetativen Ebene, d.h. in der Körperspannung, der Atmung (Atemvolumen und -frequenz), der Körperhaltung (bedingt durch die Körperspannung) und in den Körperrhythmen. Um Gefühle kontrollieren zu können, muss auf der muskulären Ebene eine „Bremse gezogen" werden. Wut, Trauer, seelischer Schmerz werden quasi durch die Muskeln im Körper eingesperrt und eingefroren. Dadurch tritt eine gewisse Erleichterung ein und die seelische Überlebenschance wird größer. Allerdings geschieht dies auf Kosten von Lebendigkeit, Gefühl und Lustfähigkeit. Zudem ist die emotionale Ladung damit nicht verschwunden. Sie bleibt im Inneren aktiv und sucht andere Wege, um sich zu zeigen, die leider oft in Funktionsstörungen münden.

Der Weg zur orgasmischen Potenz beginnt u.a. mit dem Erkennen ungelöster Konflikte in der Beziehung zu den Eltern (und/oder zu den Pflegepersonen). Diese Konflikte haben meist schon im Kindesalter zu einer muskulären Erstarrung geführt, die sich im Erwachsenenalter als Unfähigkeit entpuppt, körperliche und seelische Nähe zuzulassen und zu genießen.

Die zweite Etappe des befreienden Weges fördert die emotionale Integration, d.h. die Fähigkeit, zu erkennen und auszuhalten, dass der Partner nicht die Lösung für all den Schmerz, die Trauer und die Wut sein kann, die wir als Kind erleiden mussten, und dass wir unsere Vergangenheit nicht ändern können, den Umgang mit ihr und ihren Konsequenzen jedoch sehr wohl.

Zuletzt geht es darum, die neuen Erkenntnisse auch aktiv umzusetzen. Alte Verhaltensmuster werden nun bewusster beobachtet und Schritt für Schritt durch neue, beziehungsfördernde ersetzt.

EMOTIONEN BEOBACHTEN

Fallbeispiel

Alex ist ein Mann Anfang vierzig, er arbeitet als Handwerker und lebt seit einigen Monaten in einer festen Beziehung, der ersten in seinem Leben. Zuvor hatte er immer nur relativ flüchtige Affären und Kontakte, die er überwiegend als sexuelle Abenteuer beschreibt. Diese endeten in der Regel, wenn die jeweilige Frau begann, sich über seine mangelnde emotionale Teilnahme beim Sex zu beklagen. Diesmal, so erzählt er mir im Beratungsgespräch, sei es aber anders. Zum ersten Mal sei er wirklich verliebt. Seine neue Partnerin sei die Frau, mit der er zum ersten Mal ernsthaft an Familiengründung denke. Leider würde aber auch sie beginnen, sich über seine emotionale Unerreichbarkeit zu beklagen. Darum wolle er der Sache nun endlich auf den Grund gehen. Nach einigen Sitzungen empfehle ich ihm u. a. folgende Übung, die die Wahrnehmung des Zusammenspiels von Körper und Seele sowie die Fähigkeit, die Reaktionen des Körpers auf Emotionen zu erkennen, fördert. Sie schult unser Verständnis dafür, wodurch und wie stark Gefühle unter Kontrolle gehalten werden. Mit diesem ersten Schritt, der achtsamen Wahrnehmung dessen, was gerade ist, beginnt die Veränderung bestehender Verhaltensmuster.

Beobachten Sie im Laufe des Tages, was sich bei verschiedenen Gefühlen und Stimmungen, wie z. B. Freude, Begeisterung, Lust oder Traurigkeit, Aufregung, Nervosität, Angst, Wut und Ärger, im Körper verändert und wie dies geschieht:

- Wie beeinflussen die verschiedenen emotionalen Zustände die vier Parameter des Körpers?
    - Wie verändert sich die Muskelspannung?
    - Wie ist die Atmung (tief/flach, ruhig/schnell)?

- Wie ist die gesamte Körperhaltung (aufgerichtet/gebeugt, angespannt/locker usw.)?
- Wie werden die Bewegungen des Körpers ausgeführt, eher langsam oder schnell? Nehmen sie eher wenig oder viel Raum in Anspruch?

- Welche Emotionen finden stärkeren, welche weniger starken Ausdruck?
- Was verbinden Sie damit? Woher kennen Sie dieses Verhalten?

5 Wie Beziehung Sexualität beeinflusst

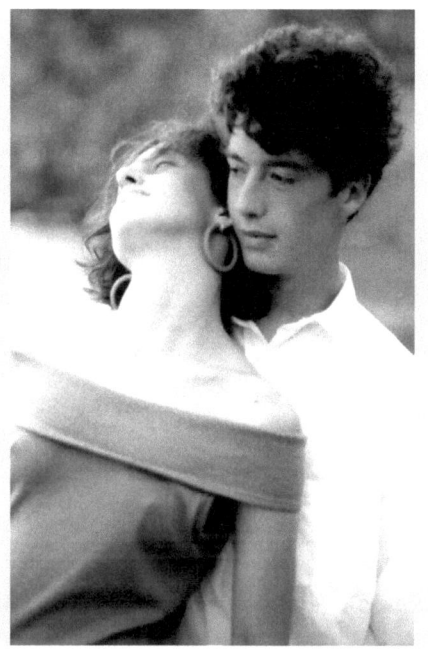

5.1 Mehr oder weniger Verlangen[61]

Jede Beziehung ist anders, wir sind anders in jeder Beziehung und innerhalb einer Beziehung verändern wir uns immer wieder. Mit unserem sexuellen Verlangen ist es ebenso. Phasenweise verspüren wir mal mehr, mal weniger Verlangen. In der einen Beziehung sind wir vielleicht derjenige Partner, der mehr Verlangen hat, und in der nächsten,

---

61 Vgl. auch David Schnarch, Die Psychologie sexueller Leidenschaft, 7. Aufl., Klett-Cotta 2014.

der, der weniger Verlangen hat. Das Gleiche kann auch innerhalb ein und derselben Beziehung passieren: In einer Phase zeigt unser Partner mehr Interesse für Sexualität, in einer anderen sind wir es, die aktiver auf den Partner zugehen. Das ist eine Art „Gesetzmäßigkeit", die keine Wertung enthält. Es kommt selten vor, dass beide Partner über eine längere Zeit genauso oft Verlangen verspüren.

Eng damit verknüpft ist die Tatsache, dass derjenige, der weniger Verlangen hat, insofern die Kontrolle über den Sex ausübt, dass er bestimmt, ob, wann und wie oft er stattfindet. Selbst wenn der Partner mit weniger Interesse die Macht über den Sex gar nicht haben möchte, verfügt er durch seine Verweigerung trotzdem darüber. Es ist sehr interessant, sich die Dynamik dieser Tatsache genauer anzuschauen, da sich in einer Beziehung oft verschiedene Ebenen mischen und Konflikte, z. B. bei der Kindererziehung, der Haushaltsführung oder in finanziellen Angelegenheiten, die ein Machtgefälle auf einer Ebene verursachen, vom Partner, der unterlegen ist, unbewusst auf die sexuelle Ebene gezogen und dann dort durch „Sex-Entzug" ausgeglichen werden können.

Sexuelles Verlangen erfüllt noch eine weitere wichtige Funktion: Es bestätigt den begehrten Partner in seiner Attraktivität. Seine narzisstischen Bedürfnisse werden dadurch befriedigt. Deshalb übt derjenige mit weniger Verlangen tatsächlich auf zwei Ebenen Kontrolle aus: über den Sex und über das Selbstwertgefühl des Partners. Je mehr dieser von dieser Art Bestätigung abhängig ist, desto mehr wird der Partner mit weniger Verlangen ihn kontrollieren und manipulieren können. Wenn unser Selbstwertgefühl davon abhängt, ob unser Partner uns begehrt, begeben wir uns damit in seine Hände und er kann darüber bestimmen, ob wir einen guten oder einen schlechten Tag haben. Wenn sich Partner davon abhängig machen, entsteht zwangsläufig eine emotionale Verschmelzung, die beide gleichzeitig beruhigt, aber auch entmündigt. Die Verschmelzung generiert eine Wechsel-Abhängigkeit, weil die Partner ihre Ängste und ihr Selbstwertgefühl weitgehend über den jeweils anderen regulieren, statt Eigenverantwortung und innere Unabhängigkeit zu entwickeln.

Wie es möglich ist, sich diesem fatalen Mechanismus zu entziehen, beschreibt David Schnarch als „Differenzierungsprozess". Die Voraussetzung dafür ist, dass wir das sexuelle „Problem" als Chance wahrnehmen, uns selbst besser kennenzulernen und unser eigenes Potenzial zu entfalten, sodass wir emotional weniger abhängig vom Partner sind und aus einer Position der Stärke und der inneren Stabilität auf ihn zugehen können.

Im Kindesalter ist unsere psychophysische Entwicklung stark von der liebevollen Bestätigung durch die Eltern abhängig. Ohne sie können wir nicht optimal heranwachsen und unser Potenzial entfalten. Wir brauchen Bestätigung in Form einer wertschätzenden emotionalen Resonanz auf unsere Person, um uns selbst überhaupt wahrnehmen zu können und unsere Persönlichkeit auszubilden. Findet diese Entwicklung keinen Abschluss in der Reife einer selbstbewussten, weitgehend von anderen unabhängigen Individualität, gehen wir auch im Erwachsenenalter Beziehungen mit einer ähnlichen - jedoch überhöhten - Erwartung auf Bestätigung ein, vergessen dabei aber, dass wir keine Kinder mehr sind. Der Partner kann uns nur begrenzt all die Liebe, Wertschätzung und Bestätigung geben, die wir von unseren Eltern nicht ausreichend erhalten haben. Solange wir diese Tatsache nicht verstehen und emotional tragen können, werden wir unsere Beziehungen immer wieder aufs Neue belasten und den Partner mit einer nicht zu erfüllenden Aufgabe überfordern.

Damit soll jedoch nicht behauptet werden, dass dieses Bedürfnis nach emotionaler Nähe und vertrauter Zuwendung ein Zeichen von Mangel oder Schwäche sei. Im Gegenteil: Als Menschen sind wir unser ganzes Leben lang auf liebevolle Zuwendung, emotionale Resonanz und körperliche Nähe zu geliebten Menschen angewiesen. Es geht nur darum zu erkennen, dass der Partner nicht wieder gutmachen kann, was in der Kindheit versäumt wurde. Es ist notwendig einzusehen, dass diese Form von Erwartung dysfunktional ist und zu Überforderung führen kann. Allerdings ist diese Tatsache kein Freibrief für Unzuverlässigkeit und Unverbindlichkeit, denn eine sichere Bindung bleibt eine Notwendigkeit. Ohne sichere emotionale Bindungen zu leben, macht jeden Menschen verletzlich und anfällig für körperliche und psychische Erkrankungen.

Wenn es uns gelingt, Probleme in einer Beziehung als Herausforderung zu betrachten, bekommen wir die Chance, aus uns selbst heraus zu wachsen, unsere Schwächen zu überwinden und unser wahres Potenzial ans Licht zu bringen. David Schnarch beschreibt die Krisen in einer Beziehung als „Trick" der Natur, um uns Menschen zur Evolution und Selbstfindung zu veranlassen. Andernfalls blieben wir in unserer Entwicklung stehen. Und nur der Partner kann mit seinem geringeren Verlangen so starke Verunsicherungen bei uns auslösen!

Ein letzter wichtiger Aspekt in Bezug auf Verlangen und Begehren ist die Tatsache, dass wir durchaus Einfluss darauf haben, ob und wie sich unser Verlangen entwickelt. Wenn wir sexuelles Verlangen bzw. Begehren als Entscheidung betrachten, die wir in jedem Moment willentlich treffen können, und es weniger als Zufallserscheinung definieren, von der wir überrascht werden möchten, erhält Sexualität eine ganz neue Dimension. Als Akteure bestimmen wir das Geschehen. Wir können darüber entscheiden, ob wir uns mit unseren erotischen Bedürfnissen an den Partner wenden, ihn zum „Gegenstand" unserer Begierde machen wollen – vorausgesetzt, wir haben gelernt, unseren Körper zu bewohnen und unser Genital und das des Partners zu erotisieren und sind in der Lage, unseren Erregungsmodus zu erweitern.

Die häufigste negative Antwort auf eine sexuelle Annäherung ist: „Ich kann nicht" (was so viel heißt wie „Mein Körper kann gerade nicht – ER funktioniert nicht"). Stattdessen wäre es wohl angemessener zu sagen: „Ich will nicht" bzw. „Ich will nicht so, nicht unter diesen Bedingungen, nicht mit dir" usw. Wenn wir uns vom „Nicht-können-Status" zum „Nicht-wollen-Status" bewegen, kommen wir in der sexuellen Selbstbestimmung einen großen Schritt voran. Wir bekennen Farbe und zeigen, was wir wollen oder eben nicht wollen. Damit übernehmen wir die Verantwortung für das Geschehen und kommen der Lösung des Problems ein gutes Stück näher.[62]

---

62 Um diese Thematik zu vertiefen siehe auch Ulrich Clement, Systemische Sexualtherapie, Klett-Cotta 2011.

5.2 Die sexuelle Persönlichkeit

Obwohl auf dem Weg der Aneignung der eigenen Sexualität allgemeingültige Phasen und Modalitäten benannt und unterschieden werden können, basiert der Sexualisierungsprozess auf einer individuellen Grundlage, die nur z.T. veränderbar ist. Die Zusammensetzung der verschiedenen sexuellen Lernschritte und der daraus resultierenden Modalitäten sowie die persönliche Geschichte und die eigenen Anlagen ergeben die sogenannte sexuelle Persönlichkeit. Dieses höchst individuelle Profil begleitet uns unser ganzes Leben. Es ist durchaus möglich, es zu erweitern, aber bestimmte Konturen bleiben. Dabei handelt es sich um Aspekte, die sich unserem Willen entziehen und daher nicht verändert werden können.

Doch welche Aspekte formen unsere sexuelle Persönlichkeit?

Hier steht unsere *sexuelle Geschichte* an erster Stelle: Wie und wann haben wir die ersten sexuellen Erfahrungen mit uns selbst gemacht? Welcher Erregungsmodus hat sich daraus entwickelt? Mit wem hatten wir welche sexuellen Erlebnisse? Wie haben sie uns geprägt? Wie sind sie uns in Erinnerung geblieben und welche Gefühle und Assoziationen rufen sie hervor, wenn wir sie uns ins Gedächtnis rufen? Dabei spielt auch unsere *Sozialisierung* eine wichtige und prägende Rolle: Wie in der Ursprungsfamilie „atmosphärisch" mit dem Thema Sexualität umgegangen wurde, bildet die Grundlage, auf der sich unser sexuelles Profil geformt hat.

Die Bedeutung unserer *Fantasien und Wünsche* ist weiter oben bereits ausführlich beschrieben worden. Sie sind im Laufe des Lebens natürlichen und spontanen Veränderungen ausgesetzt. Jedoch ist es nicht möglich, sie allein mit Willenskraft zu beeinflussen und gar zu verändern. Gerade wenn es um Wünsche geht, ist es besonders wichtig, sich ihnen zu stellen und ihre Bedeutung für unsere Entwicklung herauszufinden.

Wissen und erotisches Know-how bilden die Summe all dessen, was wir uns im Laufe der sexuellen Erfahrungen angeeignet haben und was uns nun als erotisches Repertoire zur Verfügung steht. Welche erotischen Kompetenzen konnten wir erwerben und welche fühlen sich noch nicht sicher an und bedürfen einer Vertiefung?

Zuletzt ist wichtig, wie sich unsere *aktuelle Situation* darstellt: Welche Aspekte der eigenen sexuellen Persönlichkeit haben Raum, welche finden beim Partner keine Resonanz? Wie wird mit denen, die keinen Raum haben, umgegangen? Finden Sie anderswo Ausdruck oder werden sie nur auf einen späteren, nicht genauer definierten Zeitpunkt verschoben?

Uns unserer sexuellen Persönlichkeit und ihrer Konturierung bewusst zu werden, liefert über die Selbsterkenntnis hinaus die beste Ausgangsbasis, von der aus wir im Prozess der Autozentrierung und Differenzierung voranschreiten können.

5.3 Differenzierung und Autozentrierung

Je mehr wir uns von der Zustimmung, von der Bestätigung durch den Partner abhängig machen, desto manipulierbarer werden wir, in dem Sinne, dass wir jede Laune oder Bemerkung des Partners ernst nehmen, bis zu einem Grad, in dem sie unsere innere Stabilität gefährden kann. Wenn wir es bei Kritik von Seiten des Partners schwer haben, bei uns zu bleiben, und wir schnell mit starker Verunsicherung oder sogar Verlustangst reagieren, wenn wir immer wieder die Erwartung haben, dass der Partner dies oder jenes für uns machen bzw. er so oder so sein müsste, wenn wir grundsätzlich oft die Balance verlieren und starke Emotionen uns aus der Bahn werfen, ohne dass wir sie selbst regulieren und konstruktiv damit umgehen können, dann könnte es sein, dass wir nicht mit uns selbst im Reinen sind. Wir haben dann möglicherweise ein Problem mit unserer Autozentrierung[63] bzw. mit der sogenannten

---

63 Autozentrierung ist ein Begriff aus dem Sprachgebrauch von Sexocorporel. Er steht im Gegensatz zur Egozentrierung – nur sich selbst und das eigene Wohl im Auge zu haben – und zur Heterozentrierung – selbstvergessen nur den Partner und sein Wohl zu berücksichtigen. Im Zustand der Autozentrierung sind wir in der Lage, sowohl die eigenen Bedürfnisse, Wünsche und Grenzen als auch die des Partners wahrzunehmen.

Differenzierung[64] – ein Zustand, der uns immer wieder angreifbar macht und speziell unsere Liebesbeziehungen stark belastet.

Die Fähigkeit zur Autozentrierung ist fundamental, um eine Beziehung erfolgreich gestalten und Sexualität als erfüllend erleben zu können. Autozentrierung im Sinne von Differenzierung vom Partner bedeutet, dass jeder Partner die Aufgabe hat, weitgehend sich selbst treu zu bleiben, selbst wenn bestimmte Aspekte nicht auf volle Resonanz und Akzeptanz stoßen – und selbstverständlich gehört auch die Fähigkeit dazu, dem anderen ebenfalls diesen Raum zuzugestehen. Auf der sexuellen Ebene bedeutet Autozentrierung u.a. die Fähigkeit, sich gleichzeitig auf das eigene sexuelle Erleben und auf das des Partners einzulassen, sodass beide Erfüllung beim gemeinsamen Sex finden können.

Autozentrierung geschieht auf mentaler, emotionaler und körperlicher Ebene:

- auf mentaler Ebene, indem wir die Zusammenhänge unserer emotionalen Verschmelzung mit dem Partner einsehen und diese weitgehend überwinden;
- auf emotionaler Ebene, indem wir lernen, unsere Emotionen und Verlustängste autonomer zu regulieren;
- auf körperlicher Ebene, indem wir sowohl unseren Körper einsetzen, um die mentalen Einsichten zu verankern und die Emotionen besser in den Griff zu bekommen, als auch unsere sexuelle Erregung selbstverantwortlich in die Hand nehmen und dafür sorgen, dass sie sich im Zusammensein mit dem Partner gut entfalten kann.

Für den Fall, dass es mal kritisch wird und eine Auseinandersetzung zu eskalieren droht, hier ein kleiner „Notfallplan", der helfen kann, sich selbst und damit die Situation zu beruhigen. Hilfreich ist es

---

64 Differenzierung ist ein Prozess, indem wir uns unserer vielschichtigen Wünsche und Bedürfnisse, Eigenarten und Ausprägungen bewusst werden. Gleichzeitig „differenzieren" wir uns dadurch vom Partner, d. h. wir nehmen die Differenz, das Anderssein wahr und lernen diese Tatsache zu akzeptieren, ohne das emotionale Gleichgewicht zu verlieren.

auch, wenn Sie die Autozentrierung grundsätzlich üben. Nehmen Sie die folgenden Hinweise als Anregung dazu!

ÜBUNG & NOTFALLPLAN
AUTOZENTRIERUNG

Fassen Sie den Entschluss, erst einmal nicht weiterzureden und setzen Sie diesen um.

Werden Sie sich der negativen Gedanken und ihres Einflusses auf Ihren Körper bewusst. Die Aufmerksamkeit auf den Körper zu lenken, kann helfen, negative Gefühle und Gedanken zu relativieren.

Nehmen Sie Ihren Körper wahr und „erden" Sie ihn, indem sie bewusst den Kontakt mit dem Boden oder – falls Sie sich hingelegt haben – mit der Unterlage herstellen. Frische Luft zu atmen, ein Glas Wasser zu trinken lenkt uns ebenfalls auf unsere Sinne und zentriert uns im Körper.

Bringen Sie sehr heftige Gefühle körperlich kraftvoll zum Ausdruck, indem Sie z. B. kräftig mit den Füßen auf den Boden stampfen oder schnellen Schrittes ein paar Mal um den Block gehen usw. (siehe auch Dynamische Meditation).

Konzentrieren Sie sich auf Ihre Atmung und spüren Sie im Körper, wie der Atem Sie von innen bewegt. Atmen Sie tief und entspannt durch den offenen Mund aus.

Gehen Sie auf Abstand und nehmen Sie sich Zeit, um sich zu beruhigen. Nutzen Sie diese Zeit auch dazu, um Dinge zu tun, die gut für Sie sind und Sie mit positiver Energie aufladen. Greifen Sie dabei auf Ressourcen zurück, von denen Sie wissen, dass Sie sie nähren und entspannen (z. B. ein gutes Buch lesen, meditieren, spazieren gehen, Sport treiben oder tanzen, gute

Freunde treffen, etwas Leckeres kochen usw.). Setzen Sie sich mit Ihren eigenen Wünschen, Bedürfnissen, Grenzen und Vorstellungen auseinander.

Achten Sie darauf, dass Sie beim Sex nicht nur den Partner verwöhnen, sondern auch die Entfaltung Ihrer Erregung im Auge behalten.[65]

5.4 Wohlfühlmodus versus Entwicklungsmodus

Ein weiterer Aspekt auf der Beziehungsebene, der unser Sexualleben sehr stark beeinflussen kann, ist Intimität. Damit ist hier nicht das Gefühl gemeint, beim Partner geborgen und gut aufgehoben zu sein, sondern die Fähigkeit, sich ihm so zu zeigen, wie man wirklich ist. Diese Fähigkeit setzt Autozentrierung und Differenzierung voraus. Ein Beispiel ist, Verlustängste auszuhalten und gut zu regulieren, die bei fehlender Bestätigung vonseiten des Partners entstehen können, wenn wir den Mut aufbringen, zu uns und unseren Wünschen und Bedürfnissen, aber auch Grenzen zu stehen. In diesem Sinne ist Intimität eine Art Selbstoffenbarung im Beisein des Partners ohne die Garantie, dass dieser mit allem einverstanden sein wird.[66]

Was allerdings in der Regel passiert, wenn sich zwei Menschen begegnen, ist, dass sie Kompromisse schließen und all die Wünsche, Bedürfnisse und Eigenarten, die als weniger „partnerkompatibel" erscheinen, ausschließen. Sie einigen sich auf den kleinsten gemeinsamen Nenner, weil dieser die Regulation und Kontrolle von Verlustängsten am sichersten garantiert. Der deutsche Sexualtherapeut Ulrich Clement bezeichnet diesen Zustand als „Wohlfühlmodus"[67],

---

65 Das passiert beispielsweise oft, wenn ein Partner den anderen ausgiebig und hingebungsvoll verwöhnt. Irgendwann ist der Partner so weit, dass er für die sexuelle Vereinigung bereit ist, der andere hat aber vor lauter Hingabe seine eigene Erregung vernachlässigt und „kann" sich nicht vereinigen.
66 Vgl. David Schnarch, Intimität und Verlangen. Sexuelle Leidenschaft in dauerhaften Beziehungen, Klett-Cotta 2011.
67 Ulrich Clement, Systemische Sexualtherapie, Klett-Cotta 2011.

also als eine Beziehungsmodalität, die uns dazu verhilft, uns miteinander wohlzufühlen - allerdings auf Kosten von Lebendigkeit, Begehren und Lust, weil einerseits zu viele Aspekte unserer Sexualität gar nicht gezeigt werden und wir andererseits auch nicht wirklich bereit sind, den Partner als eigenständiges Individuum mit eigenen Wünschen und Vorstellungen anzuerkennen. Mit der Zeit drängen allerdings all die Seiten, die unbeachtet geblieben sind, an die Oberfläche und verlangen danach, gesehen und ausgelebt zu werden. Meist tritt dann einer von beiden Partnern aus dem Wohlfühlmodus heraus und setzt eine Bewegung innerhalb der Beziehung in Gang, die oft beiderseits als bedrohlich erlebt wird, weil sie die bekannten Strukturen infrage stellt. Nur so ist allerdings Entwicklung möglich, denn nur so können wir neue Identitätsfacetten und Verhaltensweisen ausprobieren. Der Entwicklungsmodus ist eher instabil, da wir uns verändern. Plötzlich werden wir für den Partner fremd, weil er diesen oder jenen Aspekt bei uns nicht kennt. Dadurch kann es zu Entfremdung, aber auch zu einer Wiederentdeckung und Neuerfindung der Beziehung kommen. Entwicklung und Veränderung, im Sinne von Individuation und Selbstfindung, sind einer der Schlüssel für mehr Begehren und Lust.

DAS INNERE TEAM

Fallbeispiel

Anton vereinbart einen Beratungstermin mit mir, weil er das Gefühl hat, seine Beziehung zu Tom sei ins Stocken geraten. Eigentlich, sagt er, sei alles gut. Sie würden sich lieben und vertrauen. Tom sei wie sein bester Freund, mit ihm könne man Pferde stehlen. Wenn nicht Langeweile und Lustlosigkeit immer mehr Raum in seinem Leben einnähmen, hätte er keinen Grund, eine Beratung in Anspruch zu nehmen. Seit einiger Zeit fühle er sich, als gebe es verschiedene Wünsche in ihm, die ihn in unterschiedliche Richtungen zögen, sodass er nicht mehr wisse, was er tun solle. Ich empfehle Anton folgende Übung, die wir in meiner Praxis durchführen. Dabei geht es darum, die verschiedenen Stimmen, die sich in konflikthaften Situationen in uns zu Wort melden, sichtbar zu machen.

Legen Sie zuerst das Thema fest. Nennen Sie dann spontan die Gedanken, die Ihnen dazu in den Kopf kommen, z.B.: „Ich möchte aufbrechen und etwas Neues erleben." oder „Ich habe Angst, alles zu verlieren." oder „Mein Partner könnte endlich etwas einfallsreicher werden." usw.

Schreiben Sie die Gedanken auf je einen Zettel und verteilen Sie diese auf dem Boden.

In einer zweiten Phase notieren Sie zu jeder Stimme den jeweils dazu passenden Aspekt Ihrer Persönlichkeit. In unserem Beispiel wäre das der/die Abenteuerlustige, der/die Ängstliche, der/die Wartende usw. Auf diese Art werden die verschiedenen Stimmen in Ihnen bzw. Ihre verschiedenen Persönlichkeitsanteile deutlicher sicht- und spürbar.

Im weiteren Verlauf geben Sie den notierten inneren Stimmen jeweils eine Note von 0 bis 10, je nachdem, wie „laut" diese sind. Setzen Sie sich nun mit jedem Aspekt auseinander und finden Sie heraus, welche Wünsche und Bedürfnisse sich hinter dieser Stimme verbergen.

Zum Schluss betrachten Sie Ihre Persönlichkeitsanteile aus einer gewissen Distanz und versuchen, die verschiedenen Stimmen miteinander kommunizieren zu lassen.

5.5 Das Symptom als Mittel der Kommunikation

Ein Symptom, wie z. B. Lustlosigkeit oder eine Potenzstörung, ist nicht allein das Zeichen eines tatsächlichen Mangels. Es ist darüber hinaus eine besondere Art nonverbaler Kommunikation[68]. Wenn wir das Symptom heilen wollen, sollten wir uns also auch mit seiner Funktion beschäftigen, mit seiner verschlüsselten Botschaft: Wofür steht dieses Symptom? Welche Lösung hat es uns angeboten? Oder anders ausgedrückt: Was haben wir davon, z. B. uns sexuell zu entziehen (durch Lustlosigkeit, Schmerzen, Potenzstörung u. Ä.)? Wer sonst hat etwas davon? Was vermeiden wir dadurch? Sehr oft liegt einer sexuellen Funktionsstörung (neben einer möglichen Einschränkung auf der körperlichen Ebene, die meistens durch geeignete Lernschritte aufgehoben werden kann) ein unausgesprochener Konflikt auf der Beziehungsebene zugrunde, z. B. eine problematische Gestaltung der Bedürfnisse nach Autonomie und Nähe oder Machtspiele beider Partner. Hier ein Beispiel:

Er will Sex. Sie will keinen. (Natürlich kann es auch genauso gut andersherum sein.)

Was hat sie davon? Was vermeidet sie dadurch? – Sein Verlangen bestätigt ihre Position als Partnerin und ihre Attraktivität als Frau: Sie fühlt sich geliebt und begehrt, ihr Selbstwertgefühl wird darüber reguliert und aufgebessert, ihre narzisstischen Bedürfnisse werden gestillt. Gleichzeitig schützt ihre Lustlosigkeit sie vor der Konfrontation mit ihren unausgesprochenen sexuellen Wünschen sowie vor Zweifeln und Unsicherheiten in Bezug auf ihre Sexualität und ihr sexuelles Selbstbild.

Was hat er davon? Was vermeidet er dadurch? – Er braucht sich nicht mit seiner eigenen sexuellen Reife und Kompetenz zu beschäftigen, denn er „funktioniert" ja richtig. Das Problem liegt bei IHR. Solange seine Partnerin diese Rolle übernimmt, muss er sein sexuelles

---

68 Vgl. Ulrich Clement, Systemische Sexualtherapie, Klett-Cotta 2011, S. 122 f.

Verhalten, seine Kompetenz als Liebhaber nicht hinterfragen oder gar revidieren. Er vermeidet dadurch die Konfrontation mit seinen unausgesprochenen Wünschen und Fantasien.

Was haben beide davon? - Differenzen auf der sexuellen Ebene werden nicht angesprochen. Der Wohlfühlmodus bleibt bestehen. Zwar wird dafür ein hoher Preis bezahlt (kein bzw. wenig Sex), aber die größere Angst, die durch Wünsche nach mehr Autonomie und durch die nur z. T. übereinstimmenden sexuellen Profile verursacht wird, wird dadurch abgewehrt. Die Beziehung wird geschützt - allerdings auf Kosten individueller Entwicklung, Lebendigkeit und sexueller Zufriedenheit.

KOMMUNIKATION IN DER BEZIEHUNG

Fallbeispiel

Jörg und Sabine kommen zu mir in die Praxis, weil sie eine zunehmende körperliche und emotionale Distanzierung spüren. Sabine wünscht sich mehr Anteilnahme an ihrem Leben und an dem, was sie innerlich beschäftigt, Jörg entzieht sich immer mehr und meidet das intime Gespräch mit seiner Partnerin, möglicherweise als Reaktion auf Sabines häufige Ablehnung seiner sexuellen Annäherungen. Beiden wirken auf mich verschlossen und wie verstummt, als würden sie keinen Zugang mehr zueinander finden. Nach einigen Sitzungen, in deren Verlauf beide deutlich den Wunsch spürten, sich wieder anzunähern, empfehle ich Ihnen folgende Übungen:

AKTIVES ZUHÖREN
(ca. 30 Min.)

Verabreden Sie sich mit Ihrem Partner. Sorgen Sie dafür, dass Sie bei Ihrer Begegnung ungestört bleiben (kein Telefon, Fernseher, Musik etc.). Besorgen Sie eine Uhr, die für Sie beide sichtbar ist.

Machen Sie es sich einander gegenüber sitzend bequem.

Ihnen beiden stehen nun jeweils fünf Minuten zur Verfügung, um sich einander mitzuteilen, dabei hört der andere Partner aufmerksam und präsent zu. Erzählen Sie, wie es Ihnen geht, was Sie eventuell bedrückt, was Sie sich wünschen.

Vermeiden Sie als Zuhörer alle Kommentare, Fragen und sonstige Einmischungen, auch dann, wenn Ihr Partner Pausen einlegt. Sorgen Sie für ihre Autozentrierung: Sitzen Sie bequem, aber möglichst aufrecht, da diese Haltung Ihre Konzentration unterstützt. Zeigen Sie Ihrem Partner liebevolle Aufmerksamkeit.

Nach fünf Minuten bekommt der Partner, der vorher zugehört hat, Zeit sich mitzuteilen. Für den nun Zuhörenden gelten die gleichen Spielregeln wie zuvor.

Wenn Sie sich beide jeweils dreimal einander mitgeteilt haben, bedanken Sie sich gegenseitig für das aufmerksame Zuhören und das vertrauensvolle Mitteilen.

Anschließend sucht sich jeder von Ihnen einen Ort für sich und lässt die Erfahrung auf sich wirken.

WÜNSCHE AUSSPRECHEN
(für Paare, die sich
sicherer fühlen!)

Diese Übung ähnelt im Aufbau der ersten. Der Unterschied liegt lediglich darin, dass sich hier das Thema der Mitteilungen auf die eigene Sexualität, auf unerfüllte Wünsche und Bedürfnisse, auf Veränderungsvorschläge in dieser Richtung bezieht.

Zuerst malt jeder von Ihnen einen großen Kreis auf ein Blatt Papier. Dann schreibt er so genau wie möglich in den Kreis hinein, was in der aktuellen Beziehung sexuell gelebt wird, z.B. kuscheln und küssen auf dem Sofa, Sex unter der Dusche, Petting im Auto, ausgedehnte sinnliche Massagen und anschließend Sex usw. Außerhalb des Kreises werden die noch unerfüllten Wünsche und Bedürfnisse notiert, z.B. Rollenspiele, Sex im Freien, Swinger Club, Slow Sex usw.

Anschließend tauschen Sie sich darüber aus:

- Welche Aspekte finden zurzeit Raum innerhalb der Beziehung?
- Welche Wünsche und Bedürfnisse werden zurzeit nicht berücksichtigt?
- Gibt es Unterschiede in den Vorstellungen und Wünschen? Wenn ja, welche?
- Wie fühlt es sich an, mitzubekommen, was sich der Partner sexuell vorstellt?
- Inwieweit ist die Bereitschaft da, dem Partner in der Erfüllung seiner Wünsche entgegenzukommen?

DIE STILLE ABSICHTSLOSE UMARMUNG[69]
(ca. 5-10 Min.)

Diese Übung stammt aus der tantrischen Körperarbeit und ist sehr intensiv und emotional. Hier geht es darum, sich Zeit zu nehmen und in die Arme des Partners hineinzubegeben. Jeder versucht, in seiner physischen und emotionalen Zentrierung zu bleiben, und vermeidet so weit wie möglich, sich vollständig an den anderen anzulehnen. Ähnlich wie beim Paartanzen, z.B. beim Tango, muss jeder auf seinen eigenen Füßen stehen und seine Achse gut halten können, damit es gut funktioniert. Der zentrale Punkt dieser Übung ist, die körperliche Nähe zu spüren, ohne dass etwas passieren muss.

Die Hände liegen still und ruhig auf dem Partner und es wird so viel Körperkontakt dabei zugelassen, wie in der jeweiligen Situation gerade möglich ist. Damit der „Beziehungstanz" funktioniert, ist es sinnvoll, die Aufmerksamkeit auf den Atem zu lenken, um sich besser zu spüren und zu zentrieren. Wenn man sich gut zentriert fühlt, kann man den Fokus auch auf die Atmung des Partners lenken und ihn über seinen Atem wahrnehmen. Diese unscheinbare Übung kann sehr emotional werden. In diesem Fall ist es gut, alle Emotionen zuzulassen und den Partner weiterhin in den Armen zu halten. Zum Schluss gibt es ein gegenseitiges Feedback dazu, wie sich jeder in dieser absichtslosen, liebevollen Umarmung gefühlt hat. Dabei kann Übung 1 zum Aktiven Zuhören angewendet werden.

Variation: Partner A bietet im Stehen oder im Sitzen stillen Halt und absichtslose, liebevolle Geborgenheit. Partner B entspannt sich in den Armen des Partners und lässt sich „halten".

---

[69] David Schnarch empfiehlt in seinen Büchern und Seminaren eine ähnliche Übung, die als „Umarmung bis zur Entspannung" bekannt ist. Ich kenne diese Übung ursprünglich aus der tantrischen Körperarbeit.

SICH IN DIE AUGEN SCHAUEN[70]
(ca. 5-10 Min.)

Eine weitere tantrische Übung ist die folgende: Setzen Sie sich einander gegenüber und schauen Sie sich, ohne zu reden in die Augen. Dabei können intensive Gefühle auftauchen. Erlauben Sie sich, Ihren Emotionen wortlos Raum zu geben, und schauen Sie dabei Ihrem Partner so lange weiter in die Augen, wie Sie bei sich bleiben können. Zwischendurch können Sie die Augen schließen, um sich wieder zu zentrieren und Ihre Emotionen besser zu regulieren.

Der Sinn der Übung ist u. a., sich mit den eigenen Gefühlen zu zeigen und einen Blick in die Augen und die Seele des Partners zu werfen, ohne Worte, ohne Vorwürfe, ohne Rechtfertigungen. Zum Schluss können Sie sich über die Erfahrung austauschen und zwischen dem, was der Partner gefühlt hat, und dem was Sie gesehen haben, vergleichen.

Selbstreflexion

Folgende Fragen können Sie sich stellen, um eine andere Perspektive auf Ihr Problem zu bekommen, gerade dann, wenn Sie das Gefühl haben, keinen Spielraum mehr zu haben. Denn oft geraten wir in kritischen Momenten in eine Art „Problemtrance", die uns nicht mehr sehen lässt, was alles gut läuft, und uns vor allem den Ausweg aus einer verfahrenen Situation zu versperren scheint.

- Was glauben Sie, wie Ihr Partner die Situation erlebt?
- Wie wäre es, wenn Ihr Partner mehr Lust auf Sie hätte?
- Woran würden Sie merken, dass Ihr Partner mehr Lust auf Sie hat?

---

70 Auch diese Übung findet sich bei David Schnarch. Bei ihm heißt sie „Köpfe auf Kissen". Da sie eine der wichtigsten Kontaktübungen der tantrischen Körperarbeit ist, habe ich sie aufgenommen, bevorzuge aber diese Version.

- Was sollten Sie tun, damit der Sex noch schlechter wird?
- Was sollten Sie tun, damit Ihr Partner noch weniger Verlangen hat?
- Was soll so bleiben, wie es ist?
- Gab es Situationen, in denen es anders war?
- Was läuft gut in Ihrem Sexualleben mit dem Partner?
- Was glauben Sie, schätzt Ihr Partner sexuell an Ihnen?
- Können Sie sich erlauben, sich vor Ihrem Partner anders zu zeigen, als er sie kennt? Wie, glauben Sie, würde er reagieren, wenn Sie das täten?
- Kann sich Ihr Partner anders zeigen, als Sie ihn kennen? Können Sie ihm das erlauben oder würden Sie gekränkt, genervt, verunsichert oder abwertend reagieren?
- Wie wäre es, wenn ihr Partner sie mit seinen sexuellen Wünschen konfrontieren würde? Wären Sie dazu bereit oder wäre es Ihnen lieber, wenn diese bislang unbekannte Seite verschwiegen bliebe?
- Wie sehen Sie Ihren Partner und was erwarten Sie von ihm?
- Was glauben Sie, für ihn tun zu müssen?
- Was wollen Sie für ihn tun?
- Wie fühlen Sie sich von Ihrem Partner gesehen?
- Was, glauben Sie, denkt Ihr Partner von Ihnen?
- Wie verändern Sie sich in Gegenwart Ihres Partners?
- Wie möchten Sie, dass Ihr Partner auf Sie reagiert und eingeht?
- Wie zeigen Sie gewöhnlich Ihr Begehren: fordernd oder verführerisch?
- Wer soll die Initiative ergreifen, wenn Sie wieder Lust auf Sex haben?

6 Wie die persönliche Geschichte Sexualität beeinflusst

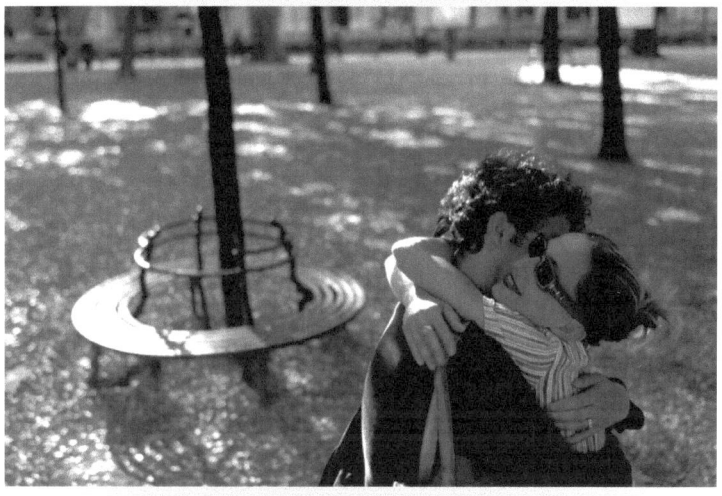

Wie bereits am Anfang des Buchs im Kapitel über Achtsamkeit angedeutet, gelingt es uns Menschen im Zusammensein mit dem Partner selten, einfach nur da zu sein, im Hier und Jetzt präsent, abgeklärt und losgelöst von all den Themen, die mit der Welt, aus der wir gerade kommen, zu tun haben, und von all den Verstrickungen, die aus der Welt stammen, in der wir herangewachsen sind. Gerade diese Ursprungswelt – unsere Herkunftsfamilie – prägt uns aber mehr, als wir zugeben möchten, und das oft ohne dass uns in letzter Konsequenz bewusst ist, was es für unsere aktuelle Beziehung bedeutet.

Es ist eine Tatsache, dass wir unsere Vergangenheit nicht ändern können. Darum geht es auch nicht. Vielmehr geht es darum, nicht den Fehler zu begehen, sie als unwichtig oder einfach als vergangen abzutun und sich innerlich zu weigern, sich mit der eigenen Geschichte auseinanderzusetzen. Denn gerade das sollten wir tun, nicht mit der Intention, dort und damals zu verweilen und Schuldzuweisungen zu verteilen, sondern vielmehr mit dem Wunsch, unsere Geschichte und damit die Entstehung unserer Persönlichkeit zu begreifen, mit der Bereitschaft zu akzeptieren, was damals gewesen ist, sowie mit der Fähigkeit, die unvermeidlichen Verletzungen unserer kindlichen Wünsche und Bedürfnisse emotional zu verarbeiten, sodass alte Gefühle von Schmerz, Trauer und Wut über all das, was nicht gut gelaufen ist, nun endlich erkannt, ernst genommen und schließlich losgelassen werden können.

Der Prozess des Verständnisses und der emotionalen Verarbeitung löst mehr und mehr die Verstrickungen mit unserer Ursprungswelt und beschert uns schließlich die Fähigkeit, in unseren aktuellen Beziehungen, befreit von den prägenden Mustern unserer Kindheit, präsent zu sein und aus dieser Präsenz im Hier und Jetzt heraus zu handeln.

Ich möchte an dieser Stelle nur einige der Aspekte hervorheben, die häufig in Beziehungskonflikten - auch und besonders in unserer Sexualität - auftreten und gleichzeitig ihre Wurzel in unserer Vergangenheit haben:

Ein wichtiger Begriff in diesem Kontext ist der der Übertragung. Übertragung bedeutet u.a., dass wir die Verantwortung für die Erfüllung von Wünschen, Bedürfnissen und Erwartungen aus der Kindheit dem Partner übertragen. Er wird so zum Erfüller und „Wiedergutmacher" all dessen, was in unserer Kindheit nicht gut gelaufen ist. Diese Übertragung passiert meistens, ohne dass es uns klar ist. Wir nennen diesen Vorgang auch „Verliebtheit". Denn sich zu verlieben, bedeutet nicht nur Begeisterungsfähigkeit und intensive Zuneigung, sondern oft genug heißt es u.a - ob dies bewusst ist oder nicht - zu glauben, jemanden gefunden zu haben, der uns aufgrund seiner Qualitäten und Eigenschaften glücklich machen und das ganze erlittene Leid, die Ungerechtigkeit und die Unterdrückung wettmachen wird. Sich zu verlieben entspringt also auch dem (unbewussten) Drang, einen anderen Menschen für die Erfüllung der eigenen Wünsche nach Glück und/oder Heilung zu finden. Der potenzielle Partner wird die gewünschten Qualitäten sicher zum Teil besitzen, zum Teil werden wir sie aber in ihn hineinprojizieren, weil unsere tiefe, unerfüllte Sehnsucht es so will.

Je größer der Schmerz, die Trauer und die Wut, die wir in uns bergen und die oft unterbewusst im Hintergrund schlummern, desto stärker mögen wir uns verlieben, in der Hoffnung endlich von diesen negativen Gefühlen befreit zu werden. Umso größer kann jedoch auch die Enttäuschung werden, wenn wir feststellen müssen, dass sich diese Erwartung nicht ohne Weiteres erfüllt. Erfolg versprechender, als dem Partner die Verantwortung für unser Glück aufzutragen, ist die persönliche Konfrontation mit den ungelösten Konflikten aus unserer Vergangenheit. Dies kann uns eine neue, solidere Basis, größere innere Stabilität und mehr Flexibilität verleihen, die die notwendige Grundlage einer gut funktionierenden Beziehung und schließlich eines befriedigenden Sexuallebens sind.

Wenn Sie sich die Bedeutung von Projektionen und Übertragung weiter veranschaulichen wollen, empfehle ich die folgende Übung, die zunächst jeder Partner für sich ausführen sollte. Im Anschluss können Sie sich dann über das Ergebnis austauschen.

PROJEKTIONEN AUFSPÜREN

Übertragen Sie die folgenden Punkte vollständig auf ein Blatt Papier und füllen Sie die Felder aus:

1) Benennen Sie die Bezugspersonen in Ihrer Kindheit mit ihren positiven (B+) und ihren negativen (A-) Qualitäten und Eigenschaften.

B+) _____

A-) _____

2) Was hätten Sie als Kind am meisten von Ihren Eltern gebraucht?
C) _____

3) Was hat in der Kindheit bei Ihnen Frustration ausgelöst?
D-A) _____

4) Wie war Ihr Umgang mit Frustration?
D-B) _____

Ergänzen Sie nun folgende Fragen, indem Sie die Antworten zu den ersten vier Fragen entsprechend der Angaben übernehmen:

1) Ich ziehe manchmal Menschen an, die diese Eigenschaften haben: ... (A-) _____

2) Ich möchte, dass mir nahestehende Menschen ... sind.
(B+) _____

3) Denn ich hoffe, dadurch ... zu bekommen.
(C) _____

4) Ich verhindere manchmal, dass ich das bekomme, indem ich Folgendes tue: ...
(D-B) _____

6.1 Bedürfnis nach Versorgung – Bedürfnis nach Kontrolle

Hier soll es nun darum gehen, welches die Bedürfnisse und Wünsche sind, die in unserer „Primärbeziehung", der Beziehung zu den Eltern, oft nicht ausreichend erfüllt wurden.

Das kleine Kind ist von den Eltern (in den ersten Lebensmonaten hauptsächlich von der Mutter) vollständig abhängig. Es bekommt im besten Fall liebevolle Zuwendung in Form achtsamer Pflege, emotionaler Resonanz, körperlicher Berührung, Versorgung mit Nahrung, Wärme, Nähe, Geborgenheit und Liebe. Das alles gibt ihm Sicherheit. Das sogenannte Urvertrauen baut sich auf. Sein „Ich" entwickelt sich kraftvoll und stabil. Seine erste Erfahrung mit Liebe ist positiv geprägt. Als erwachsener Mensch wird er in der Lage sein, die erlebte Liebeserfahrung in seine Beziehungen einfließen zu lassen.

Ist diese erste Erfahrung jedoch weniger positiv, waren die Eltern mehr mit sich als mit dem Kind beschäftigt, z. B. weil sie Sorgen hatten oder Krankheiten sie belasteten, die sie daran hinderten, dem Kind die notwendige Liebe zu schenken, wächst dieser kleine Mensch mit einem Mangel, einer tiefen Sehnsucht nach dieser Liebe, die ihm nicht genug gegeben wurde, auf. Sein Urvertrauen kann sich nur begrenzt bilden. Tiefe Spuren zeichnen ihn und machen ihn verletzlich.

Sicherlich kann mit einer guten Beziehung und einem liebevollen Partner der Versuch unternommen werden, diese ersten unbefriedigenden Erfahrungen auszugleichen. Der erlebte Liebesmangel wird aber in einer erwachsenen Beziehung nie vollständig geheilt werden können, wenn wir uns nicht persönlich damit auseinandersetzen und ihn emotional verarbeiten. Lassen wir uns jedoch darauf ein, werden wir immer mehr Kompetenz erlangen, um konstruktiv mit diesen frühen Erfahrungen der Liebe umzugehen, anstatt Frustration, Enttäuschung und Wut auf den Partner zu verlagern.

Auf der sexuellen Ebene kann sich das „Versorgungsdefizit" als Bedürfnis nach viel körperlicher Nähe, die vor allem Sicherheit und Geborgenheit schenken soll, und weniger als Bedürfnis nach sexuellem, genitalem Kontakt äußern. „Versorgt" werden, Schmusen, Küssen stehen dann möglicherweise stärker im Vordergrund als explizit genitale Bedürfnisse.

In einer späteren Entwicklungsphase erlernt das Kind die Fähigkeit und die Bereitschaft, etwas loszulassen und auch herzugeben, einschließlich der Freiheit, selbst darüber zu entscheiden. Je nachdem wie die Atmosphäre in der Familie ist und welche Maßstäbe in der Erziehung gelten, ob Ordnung und Pflichterfüllung, Zwang und Druck oder eher Respekt und liebevolle Fürsorge eine Rolle spielen, wird sich die Fähigkeit des Kindes und später des erwachsenen Menschen entfalten, sich spontan, emotional und lustvoll auszudrücken. Ist die Atmosphäre von rigiden Moralvorstellungen oder „Grenzüberschreitungen" der Eltern geprägt, die die Privatsphäre des Kindes nicht respektieren, wird es kaum individuelle Bedürfnisse entwickeln und ihnen Raum geben. Sind die Eltern dominant und besserwisserisch, sodass das Kind kaum je seinen Willen durchsetzen konnte, baut es kaum innere Sicherheit auf und der erwachsene Mensch wird angstvoll und unsicher sein. Er wird sich keine Fehler erlauben dürfen, perfektionistisch sein und in der Sexualität hohe Ansprüche an sich stellen, sich immer unter Kontrolle haben müssen. Die expansive Ungebremstheit sexueller Gefühle wird ihn ängstigen und seine Hingabe verhindern. Das Bedürfnis, immer alles unter Kontrolle zu behalten, wird seine Erregung so weit bremsen, dass ein Orgasmus nicht möglich oder nur ein sehr punktuelles, unbefriedigendes Erlebnis sein wird, das weder befriedigt noch nährt.

6.2 Das Verhältnis zu Mutter und Vater als Primärbeziehung

Der Paar- und Sexualtherapeut Joachim Maaz beschreibt die o.g. Dynamik sehr ausführlich in seinem Buch „Die neue Lustschule". Er liefert hier auch eine sehr genaue Darstellung, wie die sogenannten „Primärbeziehungen" Einfluss auf unsere Persönlichkeit und entsprechend auf unser Sexualverhalten haben. Mit einer kurzen Zusammenfassung seiner Gedanken möchte ich Sie an dieser Stelle zur Reflexion über ihre eigene Geschichte animieren:

Je nachdem, ob die Mutter wirklich für das Kind da sein kann, es bejaht und sein Leben akzeptiert oder ob sie so sehr mit sich beschäftigt ist, dass das Kind zwar da sein „darf", aber quasi von alleine zu „funktionieren" hat, weil sie anderweitig beschäftigt ist, wird das Kind entweder ein tiefes Vertrauen in sich und die Welt entwickeln oder aber in seiner Sicherheit tief erschüttert sein und wahrscheinlich als Erwachsener größere Schwierigkeiten haben sich zu binden, Schwierigkeiten, die auch in einer Art „beziehungsloser" Sexualität Ausdruck finden können, also in einer Sexualität, die die genitalen Bedürfnisse zwar befriedigt, aber kaum tiefe Emotionalität erlaubt. Denn liebevolle Nähe könnte den alten Schmerz wieder aufleben lassen, da das Kind solche Liebe von einer ablehnenden Mutter nicht erfahren hat. Aber auch das Gegenteil ist möglich, nämlich dass Nähe zwar grundsätzlich zugelassen werden kann, aber die noch intensivere Form sexueller Nähe aus Angst, von den alten Gefühlen überflutet zu werden, gemieden werden muss.

Wenn eine Mutter ihrem Kind nicht genug Zeit und Zuneigung schenkt, erfährt das Kind nicht genug positive Bestätigung. Sein sich gerade erst formendes Ich wird verunsichert. Es sieht sich selbst als Ursache der geringen Aufmerksamkeit der Mutter (und nicht ihre Unfähigkeit) und wird Selbstzweifel und in der Folge ein nur schwaches Selbstwertgefühl entwickeln. Daraus entsteht eine Sexualität, die weniger der liebevollen, nonverbalen, sinnlichen Kommunikation mit dem Partner dient, sondern vielmehr eine Art Selbstzweck erfüllt. Durch das Begehrtwerden oder durch die einwandfreie, aber nur „technische" sexuelle Kompetenz und die entsprechenden Erfolge im Bett erfährt ein solcher Mensch zwar eine Aufwertung seines schwachen Selbstwertgefühls, aber keine tiefe, sättigende Bestätigung.

Ebenso stark wird das Kind von einer ambivalenten Verhaltensweise der Mutter verunsichert, sodass der erwachsene Mensch später nicht mehr in der Lage ist, zu wissen, was er eigentlich will. Wird die Mutterliebe nur unter bestimmten Bedingungen geschenkt, entwickelt das Kind die Überzeugung, nur dann geliebt zu werden, wenn es tut, was die Mutter - und später der Partner - von ihm erwartet. Das Gefühl und die Sicherheit, bedingungslos geliebt zu werden, fehlen ihm. Sexuell gesehen ist ein solcher Mensch eher zurückhaltend, was die Befriedigung seiner Wünsche angeht. Der Partner und seine Befriedigung stehen immer im Vordergrund. Die Fähigkeit zur Autozentrierung ist nicht gut entwickelt, die eigenen Wünsche und Vorstellungen, diffus und z.T. fremd, bleiben im Hintergrund.

Die Beziehung zum Vater hat ebenfalls Einfluss auf die Entwicklung der Persönlichkeit des Kindes und den späteren Umgang mit Sexualität. Wenn der Vater aus - oft nicht als solcher wahrgenommenen - Eifersucht das Kind ablehnt bzw. sich durch dessen Anwesenheit benachteiligt fühlt und glaubt, weniger Aufmerksamkeit und Zuwendung von der Partnerin zu bekommen, wird er es als Konkurrenz ansehen und entsprechend behandeln. Das Kind wird dadurch eingeschüchtert und in seiner Lebendigkeit gehemmt. Seine expansive Energie, die es später als Erwachsener für ein erfülltes Sexualleben benötigt, wird gebremst. Sie darf nicht sein. Wem aber als Mann diese expansive Kraft fehlt, der wird Schwierigkeiten haben, die eigene Männlichkeit in Form eines positiv besetzten Aktes des Eindringens zu erleben. Sich Raum zu nehmen, in den Raum einzudringen, wird ihm schwerfallen. Potenzstörungen, deren Wurzeln in der Kindheit liegen, können die Folge sein. Der Frau wird die Kraft fehlen, gut für sich zu sorgen, die eigenen Bedürfnisse zu zeigen, mit ihrer Lust präsent und sichtbar zu sein, mit der Konsequenz, dass Erregungs- und Orgasmusstörungen auftreten können.

Wenn Väter abwesend sind, ob real, weil die Eltern sich getrennt haben, oder aber weil der Vater sich seiner Rolle nicht gewachsen fühlt und deshalb in die Arbeit oder seine Hobbies flüchtet und für das Kind nicht präsent und ansprechbar ist, erlebt das Kind nicht die notwendige emotionale Distanz und Ablösung von der Mutter. Diesem Kind wird die Unterstützung des Vaters fehlen, der ihm

Mut macht, in die Welt außerhalb der Mutterwelt hinauszugehen, neue Dinge kennenzulernen und sich auszuprobieren. Eigenständigkeit und Selbstverantwortung bleiben auf der Strecke. Kraft, Mut und Neugierde werden nicht gefördert und das Kind bleibt zu lange Kind, auch noch als Erwachsener. Der Sex wird dann mit wenig Feuer und Leidenschaft, mit wenig Lust und Hingabe gelebt. Wenn der Vater andererseits zu präsent ist, das Kind zu sehr in eine bestimmte Richtung drängt und reglementiert, damit es bestimmte Leistungen erbringt, und es nur dadurch väterliche Aufmerksamkeit und Anerkennung bekommt, dass es diesem Anspruch gerecht wird, wird es als Erwachsener entsprechend versuchen, Liebe über Leistung zu erlangen. Sex wird so zu einer Hochleistungstätigkeit - wenn überhaupt Zeit dafür ist.

Das Verhalten der Eltern in der Beziehung zwischen ihnen und dem Kind bildet die Grundlage aller späteren Beziehungen. Diese erste Beziehung prägt und beeinflusst die Bindungsfähigkeit des Erwachsenen und wird zur „inneren Matrix". Als Kind ist man den Eltern „ausgeliefert", seelische Verletzungen durch inadäquates Verhalten der Eltern können eine lebenslange Wirkung haben, die das Selbstwertgefühl stark beeinträchtigt. Inadäquat und falsch ist in diesem Fall - aus der Perspektive des Kindes - alles, was das Kind nicht wirklich erreicht und berührt. Von außen betrachtet könnte es so aussehen, als werde das Kind mit allem versorgt. Auf einer inneren Ebene aber werden seine Bedürfnisse und Wünsche nicht gesehen, nicht respektiert, geschweige denn erfüllt.

6.3 Traumatische Erfahrungen

Zum Schluss dieses Kapitels möchte ich noch den Aspekt der traumatischen Erfahrung erwähnen, der hier nur allgemein beschrieben werden kann, obwohl er in einigen Fällen bei der Entstehung sexueller Probleme eine wichtige Rolle spielt. Das Thema ist allerdings zu umfangreich und zu sensibel, um in diesem Buch in der notwendigen Tiefe behandelt werden zu können. Außerdem möchte ich hier den klaren Hinweis geben, dass es im Fall gravierender Traumatisierungen (sexueller Natur) einer professionellen, spezialisierten therapeutischen Behandlung bedarf.

Es kommt häufiger vor, dass traumatische Erfahrungen von den Betroffenen nicht als solche erkannt werden, obwohl sie eine eindeutig traumatisierende Wirkung auf ihre psycho-sexuelle Entwicklung hatten. Immer wieder ist die Tendenz zu beobachten, dass sie bestimmte Ereignisse bagatellisieren, so als sei es ganz „normal", was ihnen zugestoßen ist, als habe die Mutter oder der Vater sich beispielsweise gar nicht anders verhalten können. Um dieses Phänomen besser zu verstehen, ist es sinnvoll, zuerst eine Unterscheidung vorzunehmen: Störungen der Sexualität können einerseits durch Traumatisierungen verursacht werden, die nicht zwingend sexueller Natur sind[71], andererseits kann es vorkommen, dass Traumata durch sexuelle Misshandlungen entstehen, die nicht zwingend mit der sexuellen Sphäre des betroffenen Menschen zu tun haben[72]. Darüber hinaus ist es wichtig zu bedenken, dass ein und dieselbe Tat zu ganz unterschiedlichen Traumatisierungen führen kann und manchmal, abhängig von verschiedenen für den Betroffenen günstigen Bedingungen, sogar keine Traumatisierung verursacht. Umgekehrt kann es jedoch auch schon zu einer starken psychischen Erschütterung kommen, wenn das heranwachsende Kind plötzlich und unmittelbar mit der Sexualität der Erwachsenen konfrontiert wird. Beispielsweise erzählte mir ein Klient, der wegen seiner großen Schüchternheit zu mir kam, dass seine Mutter nach der Trennung der Eltern verschiedene Partner gehabt und sich mit diesen sehr freizügig ihrer Lust hingegeben habe, was für den Sohn, der sich nicht dagegen wehren konnte, entsprechend sicht- und hörbar gewesen sei. Nun könnte man meinen, dass er doch in einer entspannten, ungezwungenen Atmosphäre aufgewachsen sei. Das Gegenteil war aber der Fall. Eine solche Konfrontation in frühkindlichem Alter

---

71 Hier sind operative Eingriffe an den Geschlechtsteilen, Verletzungen des Genitalbereichs (z. B. durch eine Geburt oder die Entfernung der Vorhaut) und ähnliche Ereignisse gemeint.

72 Ein solcher Fall kann gegeben sein, wenn Kinder in einer sehr sexualisierten Atmosphäre aufwachsen, also z. B. pornografischen Inhalten ausgesetzt werden.

kann zu einer Art „Sexualisierung des Bewusstseins"[73] führen, die entweder ein übersteigertes Interesse für Sexualität oder eine größere Zurückhaltung und Verklemmung hervorrufen kann.

Am wenigsten werden traumatisierende Erfahrungen erwähnt, die durch eine gestörte Sexualität der Bezugspersonen, z. B. durch „Unterstimulierung"[74], Unterdrückung der natürlichen Regungen des Kindes und Bestrafung, verursacht werden. Gerade dieser Aspekt der Unterstimulierung, d. h. das Aufwachsen in einem Ambiente, in dem Körperlichkeit, Sinnlichkeit, Liebkosungen kaum oder gar keinen Raum haben, spielt eine große Rolle. In einer solchen Umgebung werden bestimmte Themen, Handlungen und Körperbereiche schlichtweg ignoriert und bleiben so unbenannt. Klassisches Beispiel dafür ist der Ausdruck „da unten". Damit ist wohl das gesamte Genital gemeint, das derart undifferenziert auch für das Kind ohne Namen und Inhalt und damit fremd bleibt.

Dieser geringe Bezug zum eigenen Körper als sexuelles Medium ist eine der Hauptursachen für verschiedene Probleme in der Sexualität. Das Selbstbild, die Einstellung zum Leben und zu Beziehungen ist mehr oder weniger gestört, so wie auch die Illusion der eigenen Unversehrtheit, Integrität und Würde tief erschüttert und beeinträchtigt ist. Oft zeigen sich Schuld und Scham, Minderwertigkeitsgefühle und Hass auf den eigenen Körper. Um diese negativen Erfahrungen verarbeiten zu können, bedarf es der Begleitung eines erfahrenen Therapeuten, der den Betroffenen unterstützt, die traumatische Erinnerung zu vergessen, ohne sie zu verdrängen. Denn das Trauma kann zwar nicht aus der eigenen Geschichte ausgelöscht, aber in sie integriert werden. Neue, positive Erfahrungen mit dem eigenen Körper in einem geschützten Raum können diesen Prozess unterstützen.

Wesentlicher Bestandteil einer erfolgreichen Therapie ist eine Verbesserung der Körperwahrnehmung. Die achtsamkeitsbasierte Therapie, die die Selbstwahrnehmung unterstützt, bietet eine Basis, um sich den eigenen Körper und das eigene Geschlecht wieder anzu-

---

[73] Hertha Richter-Appelt, Handouts Fortbildung „Sexuelle Traumatisierung", Universitätsklinikum Hamburg-Eppendorf 2012.
[74] Ebd.

eignen. Den eigenen Körper und vor allem die Genitalien, deren Integrität verletzt wurde, (wieder) zu bewohnen, ist der beste Schutz vor weiteren ungewollten Grenzüberschreitungen und der erste Schritt in Richtung einer entspannten und erfüllenden Sexualität.

6.4 Schlussgedanken

Die Darstellung der möglichen Interaktionen in unserer Geschichte und ihres Einflusses auf die Entwicklung der Persönlichkeit und dadurch auf das Sexualleben eines Menschen erhebt in dieser Kürze nicht den Anspruch, vollständig und allgemeingültig zu sein. Mir ging es vor allem darum, das Augenmerk auch auf diese Aspekte zu lenken und deutlich zu machen, dass deren Auslotung ein wichtiger Schlüssel zur Klärung sexueller Störungen sein kann.

Aus meiner langjährigen therapeutischen Praxis heraus beschreibe ich in diesem Buch meinen persönlichen Ansatz zu einem ganzheitlichen Verständnis der Entstehung sexueller Funktionsstörungen und lade Sie als Leser dazu ein, sich aus den verschiedenen Anregungen diejenige herauszusuchen und auf sich wirken zu lassen, die am besten zu Ihrem Thema passt. Ich bin überzeugt, dass verschiedene Wege zum Ziel führen und es letzten Endes nicht so wichtig ist, wie wir es erreichen – die Hauptsache ist, wir kommen an!

Selbstreflexion

- Wie haben Sie die Beziehung zu Ihrer Mutter/Ihrem Vater erlebt?
- Was sind oder waren Ihre Eltern für Menschen? Beschreiben Sie zwei oder drei Qualitäten, die sie ausmachen bzw. ausmachten, erinnern Sie sich an einen typischen Satz, den sie in Bezug auf Sie zu wiederholen pflegten.
- Waren sie für Sie da? Wenn ja, auf welche Art?
- Haben Sie aus Ihrer Sicht genug Zuwendung bekommen?
- Gab es auch körperliche Zärtlichkeit?
- Haben Sie genug Anerkennung erfahren?
- Konnten Sie Ihrer kindlichen Neugierde und expansiven Energie Raum geben?
- Wurden Sie mit strengen Normen und Regeln erzogen? Haben Disziplin und Kontrolle eine große Rolle in der Erziehung gespielt?
- Haben Sie Liebe und Nähe nur dann erhalten, wenn Sie nach den Wünschen und Vorstellungen Ihrer Mutter/Ihres Vaters gehandelt haben?
- Können Sie sich heute erlauben, „negative" Gefühle wie Wut und Enttäuschung in Bezug auf Ihre Eltern zu fühlen?

7 Und wenn's im Bett nicht klappt?

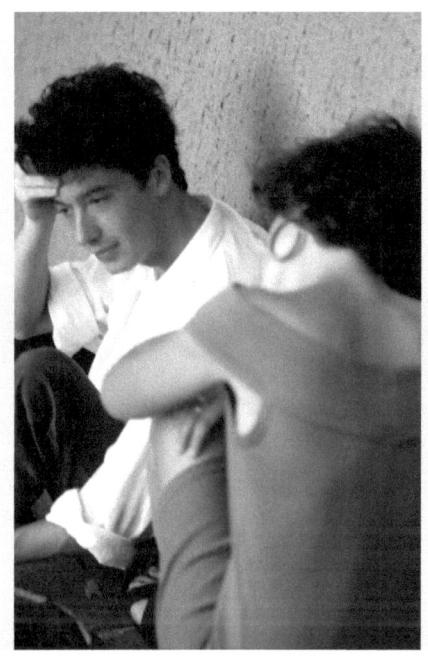

In diesem Kapitel werde ich anhand verschiedener Beispiele aus meiner Praxis vier Störungen beschreiben, welche die häufigsten Beweggründe darstellen, eine Sexualberatung in Anspruch zu nehmen. Dabei sollen die Fallbeispiele die persönliche Auseinandersetzung erleichtern und entlasten. Sie zeigen, dass andere Menschen, wenn auch nicht mit exakt den gleichen, so doch mit sehr ähnlichen Themen beschäftigt sind. Oft tut sich nämlich bei Problemen mit der eigenen Sexualität eine Art Scham auf, als wären wir die Einzigen, die damit ein Problem haben, während all die anderen äußerst erfüllenden, intensiven und erregenden Sex zu erleben scheinen. Das liegt u.a. daran, dass wir generell eher zugeben, irgendwelche körperlichen Beschwerden wie Rückenschmerzen oder Kreislaufprobleme zu haben oder psychischen Belastungen wie Stress und Erschöpfungszuständen ausgesetzt zu sein, als darüber zu reden, dass es im Bett nicht so gut klappt. Dieses Thema ist trotz aller sexuellen Aufklärung immer noch sehr stark tabuisiert. So finden viele Menschen höchstens den Weg zum Urologen oder zum Frauenarzt, was in einigen Fällen sicherlich sinnvoll und empfehlenswert ist, aber kaum zur Sexualberatung, die bei Problemen mit der Sexualität sicherlich geeigneter ist und auch eher Erfolg verspricht. Ärzte sind aufgrund ihrer Ausbildung meist nur mit den körperlich-medizinischen Aspekten eines Problems vertraut und können dafür auch nur Teillösungen anbieten. Wie aber in den vorherigen Kapiteln deutlich geworden ist, lässt sich Sexualität aufgrund ihrer Komplexität nicht auf eine Abfolge organischer Prozesse reduzieren, die, wenn sie nicht optimal verlaufen, mit irgendwelchen Pillen kuriert werden können. Genauso wenig hilft es, sich ausschließlich mit den seelischen Vorgängen zu befassen, denn dann träten die Wahrnehmung des Körpers und seine Wechselwirkung mit der Psyche zu sehr in den Hintergrund.

Die nun folgenden Fallbeispiele können wie Kurzgeschichten gelesen werden, die Anregungen zur Reflexion geben. Am Ende jeder Schilderung fasse ich die Hauptthemen zusammen, erläutere die „Logik" des Systems und biete Lösungsansätze mit Fragen und Übungen an. Dabei erhebe ich auch hier keinen Anspruch auf Vollständigkeit, vielmehr sollen diese Darstellungen Sie animieren, sich Ihre eigene Geschichte und Ihr Sexualleben zu vergegenwärtigen und auszuprobieren, ob die Anregungen und Impulse, die hier vorgeschlagen werden, hilfreich für Sie sein können, und wenn ja, welche am besten zu Ihnen passen.

7.1 Keine Lust …! – Libidoverlust

Sexuelle Lustlosigkeit ist ein sehr verbreiteter Zustand, den viele Menschen beklagen und der sie dazu bewegt, eine Sexualberatung in Anspruch zu nehmen. Obwohl es zumeist Frauen sind, die wegen fehlender Lust eine Sexualberatung aufsuchen (oder ihre Partner, die mit der Hoffnung auf ein paar Tricks, wie sie ihre Frauen wieder zum Sex animieren können, in die Praxis kommen), können natürlich auch Männer davon betroffen sein. In dem folgenden Beispiel wird jedoch die typische Geschichte einer Frau geschildert.

Luise und Martin

Martin und Luise sind ein junges, dynamisches Paar. Sie kennen sich bereits seit mehreren Jahren und leben auch schon fast genauso lange zusammen. Sie kommen zu mir, weil sich Martin mehr Sex mit Luise wünscht. Luise ihrerseits beklagt, wenig oder gar keine Lust auf Sex zu haben. Vor einem Jahr haben sie geheiratet und machen sich nun Gedanken über ihre Familienplanung. Sie möchten gerne Kinder haben, darüber sind sie sich einig. Die Rollenverteilung in der zukünftigen Familie ist „modern", d. h. beide möchten sich gleichermaßen dem Kind und der Familie widmen und sind bereit, dafür abwechselnd die Arbeit an zweite Stelle rücken zu lassen.

Martin arbeitet gerne in seinem Beruf. Auch wenn es sich nicht um seinen Traumjob handelt, gibt er ihm doch eine gute finanzielle Basis für sich und seine zukünftige Familie. Martin hat viele Hobbies und trifft sich gerne mit seinen Freunden, einfach um mal „unter Jungs" zu sein. Sport mag er nur im Fernsehen bei ein paar Flaschen Bier.
Martin ist nur mit seiner Mutter aufgewachsen. Sein Vater verstarb, als er noch sehr klein war. Später heiratete die Mutter wieder und der neue Ehemann adoptierte Martin. Die Beziehung zur Mutter war in der frühen Kindheit sehr stark dadurch geprägt, dass sie ohne Partner und beide ohne familiäre Unterstützung lebten, was vor allem die Mutter massiv belastete. Der kleine Martin versuchte alles Mögliche, um für die Mutter nicht auch noch eine Belastung zu sein. Oft übernahm er Aufgaben im Haushalt

und verzichtete auf das Spielen mit anderen Kindern, um die Mutter zu unterstützen. Da die Mutter eher wenig Glück in ihren Beziehungen mit Männern hatte – auch die neue Partnerschaft war in dieser Hinsicht problematisch, da der neue Ehemann sehr cholerisch und eher gefühlskalt, mit einer Neigung zu außerehelichen Affären, war –, fehlte Martin als heranwachsendem jungen Mann ein positives männliches Vorbild, an dem er sich orientieren konnte, um damit die eigene Männlichkeit in allen ihren Aspekten auf eine bejahende Weise zu entfalten.

Luise ist ein kreativer Mensch und hat ihren Traumjob bereits gefunden. Sie identifiziert sich so sehr mit ihrem Beruf, dass sie sich auch zu Hause am liebsten in ihr Arbeitszimmer zurückzieht, um neue Ideen zu entwickeln und zu Papier zu bringen. Auch sie verdient gut und ist stolz auf Ihren Erfolg. Ihre Freizeit verbringt sie gerne in ein Buch versunken, das sie in einem Zug über mehrere Stunden durchlesen kann. Generell beschreibt sie sich als eher menschenscheu. Ihr Bedürfnis, alleine zu sein, ist stark ausgeprägt.

Luise wuchs als ältere Schwester von um einige Jahre jüngeren Zwillingen auf einem Bauernhof auf. Der Vater war sehr mit der Arbeit auf dem Hof beschäftigt. Nach der Geburt der Zwillinge erkrankte die Mutter, sodass Luise die Rolle der Ersatzmutter für die Geschwister übernehmen und als „Mädchen für alles" auch noch für die Mutter da sein musste. Diese war vom Charakter her ausgesprochen herrisch und die Krankheit verstärkte diesen Aspekt ihrer Persönlichkeit massiv. Darüber hinaus respektierte die Mutter das Bedürfnis des kleinen Mädchens, auch einmal ganz für sich zu sein und ihre Bücher zu lesen, nicht. Immer wieder betrat sie Luises Zimmer, ohne anzuklopfen, oder erwartete von ihr unbegrenzte Präsenz und Fürsorge. Die Atmosphäre im Hause war emotional sehr kühl, Körperkontakt wurde in der ganzen Familie so weit wie möglich vermieden. Luise erklärt sich das so, dass die Mutter, die schon immer sehr ängstlich in Bezug auf Krankheiten gewesen sei, noch ängstlicher wurde, als sie tatsächlich erkrankte, woraufhin sie den ohnehin eher spärlichen Körperkontakt zu den Kindern noch stärker einschränkte.

Luise hatte, bevor sie Martin kennenlernte, keine Erfahrung mit anderen Partnern. Martin hatte bereits einige Beziehungen, auch wenn diese nur kurze Episoden darstellten.

Evaluation

Die Evaluation der körperlichen Komponenten der Erregungsfunktion und Erregungsmodalität ergibt bei Luise, dass sie noch recht wenig Erfahrung mit ihrem Körper gemacht hat. Sie sagt, sie verspüre zwar Erregung und erkenne sie auch als solche, sie trete aber nicht sonderlich oft auf. Vor allem wird deutlich, dass sie nicht gerne berührt wird. Sie selber würde sich auch nicht direkt am Geschlecht berühren. Bei der Selbstbefriedigung gelange sie mit einem Kissen zwischen den Beinen und viel Körperspannung zu einer Art Höhepunkt. Sie erzählt außerdem, dass sie gerne von sich aus Initiative zeigen würde, ihr dies aber nicht gelinge, da Martin ihr meistens zuvorkomme. Wenn sie Sex mit Martin habe, verspüre sie kaum Erregung und es gelinge ihr auch nicht, mit ihm zum Höhepunkt zu kommen.

Martin seinerseits fühlt sich erfahrener als Luise. Er empfindet häufiger den Wunsch nach Sex. Berührung und Körperkontakt spielen für ihn eine große Rolle. Er sagt, wenn sie es nicht hinbekämen, häufiger Sex zu haben, müsse er sich eine andere Modalität für ihre Beziehung suchen, da er nicht mehr bereit sei, so oft auf Sex zu verzichten. Luise bleibt bei dieser Aussage still und verzieht keine Miene. Sein Erregungsmodus ist mechanisch mit einer Tendenz, zu schnell zu kommen.

In den folgenden Sitzungen tauchen einige interessante Aspekte auf, die Anhaltspunkte bieten, um die Logik dieser Beziehung zu verstehen. Um diese Aspekte in Erfahrung zu bringen, haben wir uns mit dem Thema Begehren auseinandergesetzt. Dabei ging es darum herauszufinden, welche unterschiedlichen Beweggründe und entsprechenden Bedürfnisse es geben kann, die uns zum Sex motivieren: z. B. das Bedürfnis nach Nähe und Verliebtheit, das Bedürfnis nach körperlicher oder narzisstischer Befriedigung etc. Selbstverständlich können auch unterschiedliche Bedürfnisse zusammen auftreten und von Mal zu Mal kann das eine oder das andere überwiegen, in der Regel aber – und meist bei problematischen Beziehungen – driften die Partner zunehmend auseinander und ziehen sich auf stark polarisierte Positionen zurück: Der eine will immer, sucht aktiv den Kontakt und fordert den Sex ein. Der andere entzieht sich, klammert sich emotional aus und verweigert sich. Infolgedessen stellt sich sexuelle Nähe nur noch schwer ein. Oft befriedigen beide Partner auch von Anfang an unterschiedliche Bedürfnisse mithilfe von Sex, weil Funktion und Stellenwert der Sexualität ebenso unterschiedlich gesehen werden können, wie die jeweilige sexuelle Persönlichkeit individuell verschieden ist.

Im beschriebenen Fall stellt sich heraus, dass der sexuelle Austausch mit Luise für Martin, der nur scheinbar selbstsicherer ist, eine wichtige Rolle als Quelle der Selbstbestätigung spielt. Aufgrund seiner Geschichte, die keine positiven männlichen Vorbilder vorzuweisen hat, ist es für ihn nicht immer leicht, sich in seiner Männlichkeit wohl zu fühlen. Indirekt hat auch die Mutter dazu beigetragen, indem sie ihm ein Männerbild vermittelte, das aufgrund ihrer eigenen Erfahrungen eher negativ als wertschätzend geprägt war. Martin braucht dementsprechend Luises Bestätigung, um sich in seiner Männlichkeit sicher zu fühlen. Wie Ulrich Clement gut beschreibt, handelt es sich in diesem Fall um ein „Begehren aus der Leere", statt eines „Begehrens aus der Fülle".[75] Martins Begehren und Lust sind zu stark von dem Bedürfnis bestimmt, als „richtiger" Mann bestätigt zu werden. Das bringt es mit sich, dass er Luise dafür „instrumentalisiert", wogegen sie sich zu Recht wehrt. Wenn Luise in diesem Fall sagt: „Ich kann nicht" bzw. „Ich habe keine Lust", meint sie möglicherweise: „Ich kann so nicht" bzw. „Ich habe so keine Lust, nicht auf diese Art und nicht, um dich immer wieder als Mann zu bestätigen". Ein sexuelles Symptom – in diesem Fall Lustlosigkeit – ist nicht zwingend Zeichen eines Mangels an sexueller Kompetenz, sondern oft eine Art direkter, nonverbaler Kommunikation: Mit ihrer mangelnden Lust könnte Luise auch signalisieren, dass ihr Partner ihr nicht potent oder attraktiv genug oder die Liebe doch nicht so tief ist.

---

[75] Ulrich Clement, Systemische Sexualtherapie, Klett-Cotta 2011.

Bei Luise werden in der Evaluation folgende Themen angesprochen:
- Wie sehr ist ihr der eigene Körper/das eigene Geschlecht vertraut?
- Was braucht sie, um sich wohlzufühlen und Erregung und Lust zu spüren?
- Welches sind ihre Anziehungscodes?
- Was bedeutet ihr Sexualität? Welchen Stellenwert hat sie in ihrem Leben?
- Was erwartet sie von ihrem Partner in Bezug auf Sexualität?
- Was erwartet sie von sich selbst?
- Wie sehr kann sie Nähe erotisieren?
- Wie gut kann sie sich emotional abgrenzen?
- Ist ihr Begehren eher Mittel zum Zweck? Sucht sie dadurch persönliche Bestätigung?
- Sind der Sex und die Kontrolle darüber ein „Instrument", um Macht auf den Partner auszuüben?
- Gibt es andere Bereiche in der Beziehung, in denen sich Luise wiederum Martin gegenüber unterlegen fühlt?

Wir schauen uns gemeinsam die Erregungsfunktion an und betrachten die Erregungsquellen, die zurzeit bei Luise sehr vage und unklar sind. Auch das Thema Berührung spielt bei ihr eine große Rolle. Ich lade sie ein, mit verschiedenen Berührungsqualitäten zu experimentieren, sowohl im Intimbereich als auch ganzkörperlich, damit sie möglicherweise aus der Aussage „Ich mag keine Berührung" zu einer Aussage wie „So mag ich nicht berührt werden, ich finde es aber so besser, und am liebsten so" kommen kann. Den eigenen Körper zu kennen und zu erforschen ist die Basis einer guten Sexualität. Denn wenn wir selber nicht wissen, was uns in Stimmung bringen kann und was uns Spaß macht, wie soll es der Partner wissen?

Die wichtigste Rolle spielt bei Luise die Erweiterung ihrer Erregungsmodalität. Ihr Modus ist der Archaische Modus. Dabei wird es für sie kaum möglich sein, den Sex mit einem Partner wirklich zu genießen. Mit verschiedenen Übungen zur Selbstexploration und Wahrnehmung lernt sie mit der Zeit, ihre Erregung zunehmend auf andere Art und Weise zu steigern. Sie fängt an, sich selbst direkt zu berühren, kann mehr mit dem Körper „spielen", indem sie beginnt, vor allem das Becken zu bewegen. Eines Tages berichtet sie ganz stolz – und selbst noch etwas erstaunt darüber –, dass es ihr gelungen sei, die Erregung länger zu halten und dass sie nach dem Höhepunkt ein ganz anderes Gefühl von Befriedigung gehabt habe als bisher. Dadurch lernt Luise, Martin deutlicher zu sagen und zu zeigen, wo und wie sie angefasst werden möchte.

Auch bei Luise spielen ihre Primärbeziehungen eine zentrale Rolle. Durch die Beziehung zur Mutter, die ihre Grenzen nicht respektierte, musste Luise lernen, sich auf andere Weise abzugrenzen, z. B. indem sie sich stundenlang gedanken- und selbstverloren in ein Buch versenkte, was ihren Partner heute sehr stört, weil er sich ausgeschlossen fühlt. Gleichzeitig ist auch ihr sexueller Rückzug eine Form von Abgrenzung, da sie spürt, dass Martin sie vielleicht zu oft zur Bestätigung seines (sonst schwachen) Selbstwertgefühls als Mann instrumentalisiert.

Ein Appell zu mehr Selbstverantwortung und Autonomie ist für beide hilfreich, um sich der eigenen Bedürfnisse bewusster zu werden und gleichzeitig auch deutlicher formulieren zu können, was helfen könnte, sie zu erfüllen. Den eigenen Körper zu bewohnen ist für beide die wichtigste Aufgabe: Martin kann lernen, sich mehr im eigenen Körper zu zentrieren bzw. stärker bei sich selbst zu sein und gleichzeitig mehr auf seine sonstigen Bedürfnisse zu achten (um es Luise „recht" zu machen, blieb er z. B. immer häufiger zu Hause, statt sich mit seinen Hobbies zu beschäftigen). Auch er experimentiert mit Selbstbefriedigung und erweitert seinen Modus. Dadurch gelingt es ihm zunehmend, seine Erregung besser und länger zu modulieren. Außerdem bekommen beide zusätzliche Aufgaben, in denen sie anfangen können, mit Nähe und Distanz zu experimentieren: Luise erhält die Aufgabe, ihre Grenzen auf andere

Weise als durch sexuelle Ablehnung deutlich zu machen, Martin soll lernen, seine Unsicherheit weniger über die sexuelle Resonanz seiner Partnerin zu kompensieren und mit seiner Frustration über ihre Ablehnung anders umzugehen. Hierzu übt er sich in einer aufrechteren Körperhaltung. Dadurch wirkt er präsenter und fühlt sich zunehmend sicherer.

Die Erweiterung emotionaler Regulierung und der Fähigkeit zur Autozentrierung spielt bei beiden eine große Rolle. Durch Stabilisierung und Stärkung der Autozentrierung und über eine bessere Regulierung der negativen Emotionen wird ein Prozess der „Differenzierung"[76] in Gang gesetzt, in dem die Partner zunehmend die Fähigkeit erlangen, bei sich selbst zu bleiben, auch wenn sich der jeweils andere in ihren Augen „unmöglich" verhält.

Nach einigen Sitzungen erzählt Luise, dass sie Berührungen durchaus möge, nur nicht solche, die sich wie „Grabschen" anfühlen, so als würde ihr Körper Martin gehören. Vielmehr genieße sie es, bewusst, liebevoll und absichtslos berührt zu werden, wobei sie sich entspannen könne und sich angenommen und geborgen fühle. Gerade daraus – so stellt sie schließlich fest – entstünde bei ihr der Wunsch, mit Martin Sex zu haben.

Martin fängt wieder an, sich Zeit für seine Hobbies zu nehmen und sich häufiger mit seinen Freunden zu treffen. Durch die Aufgabe, die er von mir bekommen hat – zu beobachten und herauszufinden, was einen Mann „männlich" macht – arbeiten wir zusammen an seinem Gefühl, ein „richtiger" Mann zu sein, sodass er zunehmend das Bedürfnis verliert, sich hauptsächlich durch Sex selbst zu bestätigen. Immer häufiger kann er sich Luise nun sanft annähern und ihr durch zärtliche, unaufdringliche Berührungen Geborgenheit und Ruhe vermitteln, statt zielgerichtet und sexuell fordernd aufzutreten. Mit dieser Art der Annäherung wird es für beide möglich, sowohl zärtliche als auch geile Bedürfnisse zu befriedigen. Diese Form der Erfüllung stellt die Basis einer für beide Partner liebevollen und körperlich befriedigenden Sexualität dar.

---

76 David Schnarch, Die Psychologie sexueller Leidenschaft, 7. Aufl., Klett-Cotta 2014.

Nach einer längeren Pause während der Sommerferien kommen die beiden wieder zu mir. Die Übungen (Zentrierung, Berührung, Selbstliebe, Erweiterung der Erregungsmodalität) und der Austausch, der durch die gestellten Fragen in Gang gesetzt wurde, haben begonnen, Früchte zu tragen. Luise hat viel über sich nachgedacht und eine innere Distanz zu ihrer sie stark prägenden, negativen Beziehung zur Mutter gewonnen. Sie erkennt heute schneller, ob sie adäquat oder übertrieben auf ihren Partner reagiert. Martin wirkt eindeutig selbstständiger und männlicher. Seine Haltung im Sitzen ist aufrecht und offener, die Füße ruhen beide auf dem Boden, der Blick ist klarer und direkter, was mir das Gefühl einer größeren Zentrierung in seiner Männlichkeit vermittelt. Beide berichten, dass sie häufiger Sex hätten, der nun oft auf Luises Initiative hin stattfinde. Auch die Qualität habe sich verbessert, da Luise sich aktiver zeige, was ihr auch wirklich Spaß mache. Am Ende der Sitzung wirken beide entspannt und zufrieden. Um „am Ball zu bleiben" verabreden wir einen neuen Termin, jedoch erst nach einem längeren Zeitraum.

Zusammenfassung

Begehren ist eine persönliche Fähigkeit. Als solche hat sie weniger mit externen Faktoren zu tun, als wir zu denken gewöhnt sind. Insofern können wir die Verantwortung für unser Begehren auch nicht komplett dem anderen überlassen, jedenfalls nicht auf Dauer! Begehren bedeutet, dass wir eine sexuelle Begegnung positiv vorwegnehmen, dass die Vorstellung einer solchen Zusammenkunft mit lustvollen und angenehmen Gefühlen verbunden ist. Begehren beinhaltet sowohl sexuelle Bereitschaft als auch aktives Suchen danach und kann nicht delegiert werden. Dafür sind jedoch einige Voraussetzungen nötig:

Zum einen bedarf es einer sexuellen Grund-Selbstsicherheit, um sich die Beschäftigung mit sexuellen Gefühlen überhaupt erlauben zu können. Wenn das Thema für uns tabuisiert, von Zweifeln und Unsicherheiten überlagert oder stark negativ besetzt ist, werden wir kaum Begehren verspüren dürfen, denn es würde uns mit den ganzen ungelösten Konflikten dieser Thematik konfrontieren. Dementsprechend wird das Begehren „ausgeblendet" und nicht gefühlt.

Um Begehren zu entfalten und zuzulassen, müssen wir unseren Körper und speziell unser Geschlecht „bewohnen", als Frau vor allem auch den Innenraum des weiblichen Genitals, um ihn erotisieren zu können, d.h. den Wunsch zu verspüren zu empfangen, in sich aufzunehmen und ausgefüllt zu werden. Als Mann ist es wichtig, die „Intrusivität", die penetrierende Kraft des eigenen Geschlechts zu erotisieren, d.h. den „aggressiven" Anteil zu akzeptieren und genießen zu können. Gleichzeitig ist es bei Heterosexuellen wichtig, das andere Geschlecht und die Penetration sowohl in der empfangenden als auch in der eindringenden Rolle als angenehm und lustvoll zu erleben und diese Erfahrung erotisieren zu können.

Eine weitere sehr wichtige Komponente des Begehrens ist die Erotisierung von Nähe und Distanz zum Partner. Wir müssen von ihm träumen können, um ihn zu begehren, und das können wir nur, wenn wir in der Lage sind, dem Partner ein Dasein zu erlauben, das nicht nur mit uns zu tun hat, wenn wir in der Lage sind, emotional zu tolerieren und zu akzeptieren, dass der Partner Wünsche und Vorstellungen hat, die nicht mit unseren übereinstimmen, und schließlich wenn wir uns erlauben, uns selbst, unseren Wünschen und Vorstellungen treu zu bleiben, auch wenn der Partner dies nicht hundertprozentig akzeptiert.

Wenn es um Begehren geht, kommen wir zudem nicht darum herum zu bedenken, dass Verlangen sehr viel mit Wollen zu tun hat, also mit einer bewussten Entscheidung für die Sexualität. Eine solche Haltung erlaubt uns auch in Phasen, in denen Verlangen weniger von „alleine" passiert, uns daran zu erinnern, dass Sexualität eine Form ganzheitlicher Kommunikation mit dem Partner, eine Quelle tiefer Entspannung und körperlicher und emotionaler Befriedigung ist. Die Verschiebung vom Nicht-Können zum Nicht-Wollen und schließlich zum Wollen – durch eine entsprechende Erweiterung unserer sexuellen Erregungsmodalität und Kompetenz – ist ein Zeichen von Selbstverantwortung in der Gestaltung der eigenen Beziehung. Ihre Entwicklung wird nicht einfach sich selbst überlassen, sondern ist vielmehr das Ergebnis einer Reihe bewusst gefasster Entscheidungen.

Schließlich geht es darum, auf sexueller Ebene immer wieder den kleinsten gemeinsamen Nenner - den sogenannten Wohlfühlmodus - zu verlassen, um etwas Neues zu riskieren, neue Aspekte, Wünsche, Vorstellungen für den Partner transparent und sichtbar zu machen, sodass die sexuelle Beziehung die „Komfortzone" verlässt und sich auf einen „Entwicklungsmodus" einstellt, der das Begehren positiv beeinflusst und neue Räume erschließt. Sich zu trauen, etwas von sich als sexuellem Wesen preiszugeben, das der Partner noch nicht kennt, bewegt ihn, uns mit anderen Augen zu sehen. Aus dem vertrauten Partner wird auf einmal ein spannender Fremder, den wir wieder erobern können. David Schnarch, der diesen Prozess sehr ausführlich in seinen Büchern beschreibt, nennt ihn „Differenzierung aus der emotionalen Verschmelzung"[77], die die Partner in Lustlosigkeit gefangen hält.

Ein letzter, aber deshalb nicht weniger wichtiger Aspekt des Begehrens ist die Tatsache, dass wir Sexualität oft als Schlachtfeld unserer Machtspiele missbrauchen. Wenn wir uns in unserer Beziehung unterlegen und „machtlos" fühlen, weil z. B. eine wirtschaftliche oder emotionale Abhängigkeit besteht, werden wir dem Partner gegenüber Ohnmachtsgefühle entwickeln. Kein Mensch verkraftet einen solchen Zustand über einen längeren Zeitraum ohne Konsequenzen oder Reaktionen seinerseits, weil er für unsere Existenz zu bedrohlich ist. Um dieses negative Gefühl zu regulieren, wird der Konflikt auf einer anderen Ebene ausgetragen. Dafür werden Schauplätze gesucht, an denen es für den „ohnmächtigen" Partner leichter ist, sich gut zu positionieren, z.B. beim Sex. Auf dieser Ebene können die Rollen getauscht werden: Der Partner, der weniger Verlangen hat und dies entsprechend zeigt, übernimmt - ob er will oder nicht - die Kontrolle über den Sex. Lustlosigkeit kann u.a. auch aus dieser Perspektive gesehen werden: ein unbewusster Versuch, die Machtverhältnisse in der Beziehung zu den eigenen Gunsten zu wenden, trotz des hohen Preises, der dafür bezahlt werden muss.

---

77 Zur Vertiefung der Thematik der Differenzierung empfehle ich die Lektüre von David Schnarch, Die Psychologie sexueller Leidenschaft, 7. Aufl., Klett-Cotta 2014 sowie ders., Intimität und Verlangen. Sexuelle Leidenschaft in dauerhaften Beziehungen, Klett-Cotta 2011.

WAS HIER HELFEN KANN

Folgende Übungen und Anregungen helfen (in der Beziehung, aber auch, wenn man gerade nicht in einer Partnerschaft lebt), den eigenen erotischen Horizont zu erkennen und auszuloten:

1) Pflegen und erweitern Sie Ihre Autoerotik, indem Sie sich einen Modus aneignen, der „partner-kompatibler" und dadurch lustfördernder ist. Je mehr Spaß der Sex macht, desto weniger werden wir auf ihn verzichten wollen. Im Folgenden finden Sie ein paar Anregungen, wie Sie bei der Selbstbefriedigung Ihren Modus erweitern können:

    - „Spielen" Sie mit Ihrer Atmung und nehmen Sie zwischendurch drei bis fünf tiefe Atemzüge. Atmen Sie durch den offenen Mund aus und lassen Sie Töne und Seufzer dabei entstehen.

    - Kontrahieren Sie beim Ausatmen den Beckenboden drei- bis fünfmal. Beim Einatmen entspannen Sie ihn.

    - Bewegen Sie Ihr Becken so, wie Sie es bei der Übung der Unteren Schaukel gelernt haben. Erzeugen Sie durch diese Bewegung die notwendige Reibung, die Ihr Geschlecht braucht, um erregt zu werden. Lassen Sie dabei die Hand auf dem Geschlecht ruhen.

    - Berühren Sie Ihr Geschlecht anders, als Sie es gewohnt sind. Experimentieren Sie damit!

    - Verändern sie den Rhythmus, in dem Sie sowohl Ihre Hand als auch Ihr Becken bewegen.

    - Modulieren Sie Ihre Erregung, indem Sie die Intensität Ihrer Muskelspannung variieren.

2) Erforschen und erweitern Sie Ihre Erregungsquellen. Holen Sie sich Inspiration! Finden Sie den Mut zum Experimentieren und leben Sie es aus.

3) Gestalten Sie Ihren Alltag erotisch und sinnlich, sodass Begehren nicht wie aus dem Nichts heraus geschieht, sondern quasi „in der Luft" liegt, sodass es nur noch eines kleinen Windhauchs bedarf, um es zu entfachen: Nehmen Sie sinnliche Momente im Alltag bewusst wahr und genießen Sie sie, schaffen Sie sich kleine „Inseln der Präsenz"[78], wo Sie mit allen Sinnen wach und empfänglich sind, etwa, wenn Sie morgens genüsslich den ersten Kaffee trinken oder ausgiebig unter der heißen Dusche verweilen. Spielen Sie zwischendurch mit dem Beckenboden, um immer wieder den Kontakt zum eigenen Geschlecht herzustellen. Intensivieren Sie über Körperhaltung und Gang das Bewusstsein für den eigenen Körper.

4) Verlassen Sie die gewohnten Pfade. Vor allem für Partner, die sich körperlich weit voneinander distanziert haben, gilt: Der Partner, der mehr Verlangen hat, wagt einen kleinen „Übergriff"[79] (z. B. mit einer Einladung zu einer sinnlichen Massage oder zu einem Rollenspiel o. Ä.). Die passende Antwort des Partners mit weniger Verlangen ist die kleinstmögliche Hingabe (z. B. die Einladung zu akzeptieren und eigene Grenzen innerhalb des Angebots deutlich herauszustellen). Hier geht es darum, das negative Muster zu durchbrechen, die polarisierten Positionen zu verlassen und einen kleinen Schritt aufeinander zuzugehen. Folgende Fragen können diese Veränderung unterstützen:

- Was passiert, wenn Sie doch einmal ein wenig nachgeben?

---

[78] Daniel Odier, Begierde, Leidenschaft und Spiritualität. Der tantrische Weg des Erwachens, Edition Innenwelt 1999.
[79] Übungsinspiration aus Ulrich Clement, Systemische Sexualtherapie, Klett-Cotta 2011, S.183 f.

- Wie fühlt es sich an, eine neue Annäherung zu riskieren?
- Können Sie diese Situation aushalten, ohne das Gefühl zu bekommen, dass Ihre Grenzen nicht respektiert oder Ihre Bedürfnisse nicht befriedigt werden?
- Wie gut können Sie sich emotional regulieren und bei sich bleiben?
- Vermag eine vorsichtigere Annäherung des Partners die Barriere möglicherweise eher zu überwinden als ein (zu) forscher Angriff?

5) Diese Übung erfordert größere Offenheit und Mut. Sie kann in verschiedenen Stufen ausgeführt werden. Es geht darum, sich ein erotisches Wunschszenario[80] vorzustellen. Dafür sollten sich beide Partner, jeder für sich, Zeit nehmen. Der Entwurf sollte die ideale Situation und Atmosphäre, die erotische Spielart, den idealen Partner und seine Rolle usw. so genau wie möglich beschreiben.

- Erste Phase: Jeder Partner entwickelt sein eigenes Wunschszenario und lässt sich Zeit, dieses zu entfalten und zu beschreiben (schriftlich!)
- Zweite Phase: Sie teilen sich gegenseitig einzelne Elemente Ihres Entwurfs mit.
- Dritte Phase: Sie vertrauen sich gegenseitig die schriftliche Fassung an bzw. lesen sie sich gegenseitig vor.
- Vierte Phase: Setzen Sie die einander mitgeteilten Wünsche und Vorstellungen z.T. oder ganz in die Tat um!

---

80 Übungsinspiration aus Ulrich Clement, a. a. O, S.188 f.

7.2 Er steht nicht, er steht nicht lange genug …! – Potenzstörungen

Für den Mann ist die Identifikation mit der eigenen Potenz und Erektionsfähigkeit von existentieller Tragweite: „ER steht, also bin ICH"[81] ist eine treffende Umschreibung für das Verhältnis des Mannes zum eigenen Geschlecht, wenn es um Sexualität geht. Die Erektion steht in direktem Zusammenhang mit seinem Selbstwertgefühl als Mann. Sie ist die biologische Voraussetzung für einen sexuellen Kontakt mit Penetration. Kann der Fortpflanzungstrieb aufgrund einer fehlenden oder ungenügenden Erektion nicht ausgelebt werden, sind oft eine tiefe Verunsicherung, Selbstzweifel, sogar eine depressive Verstimmung die Konsequenz. Das folgende Beispiel aus meiner Praxis veranschaulicht diesen Zusammenhang.

Markus

Markus ist ein Mann Mitte dreißig, groß, schlank und sportlich. Er hat eine sehr gepflegte Erscheinung und ist höflich und galant. Er kommt alleine für eine Sexualberatung. Seine Stimme ist sehr leise und wirkt ein wenig gepresst, sodass ich immer wieder Schwierigkeiten habe, ihn zu verstehen. Er bemerkt es und entschuldigt sich bei mir, er kenne das Problem, weil es auch bei der Arbeit immer wieder auftrete.
Markus erzählt, er habe in letzter Zeit Probleme mit seiner Erektion. Aktuell habe er keine feste Partnerin, er treffe sich allerdings immer mal wieder mit einer Frau, die zwar gerne mit ihm zusammen sei, aber keine feste Beziehung wolle. Davor habe er zwei längere Beziehungen gehabt, in der letzten habe er mit seiner Partnerin zusammengelebt. Die Potenzstörungen seien erst in letzter Zeit aufgetreten und hätten ihn stark verunsichert, so sehr, dass er sogar den Versuch gemacht habe, zu einer Prostituierten zu gehen, mit der Hoffnung, dass es dort besser klappen würde, was aber nicht der Fall gewesen sei. Das habe ihn noch mehr frustriert und verunsichert, weshalb er zu mir gekommen sei.

---

81 Peter Gehrig, *Erektionsstörung – Erektile Dysfunktion – ED. Sexualtherapie und Sexualberatung*, 2010. In: P. Gehrig & K. Bischof (Hrsg.), Leitfaden Sexualberatung für die ärztliche Praxis, Zürich: Pfizer AG.

Evaluation

Wie meistens in einer Sexualberatung fange ich damit an, die körperliche Basis genauer zu erfragen und zu beurteilen, um das Ausmaß des Problems zu verstehen und wichtige Informationen über sexuelle Funktionalität zu vermitteln. Dabei fällt auf, dass Markus' Erregungsmodus auf dem Aufbau großer Spannung im Körper basiert. Bei der Selbstbefriedigung sitzt er meist vor dem PC. Die Beine streckt er nach vorne und überkreuzt sie, um den Druck auf die Hoden zu erhöhen. Die Berührungen am Geschlecht sind sehr gezielt und gleichbleibend, mit zunehmendem Druck und steigender Geschwindigkeit, je stärker die Erregung wird. Der Körper bewegt sich sonst gar nicht und die andere Hand bedient die Maus. Die Zeit zwischen der Auslösung des Erregungsreflexes und dem Orgasmus ist relativ kurz (drei bis vier Minuten). Markus empfindet den Höhepunkt als körperlich entspannend – „Danach ist es schön!" – aber wirklich lustvoll und befriedigend ist es auf diese Art für Markus nicht. Er beschreibt den Weg zum Höhepunkt als anstrengend, ausschließlich als „Druckabbau". Als Erregungsquelle benutzt Markus Pornos, die er sich auf dem Laptop anschaut.

Ich erkläre Markus, dass der Modus, den er sich angeeignet hat, für die Selbstbefriedigung effizient und zielgerichtet ist. Er hat gelernt, seine Erregung hauptsächlich durch externe Bilder auszulösen und sie soweit zu steigern, dass es zu einer orgastischen Entladung kommt. In dieser Modalität ist er relativ schnell und gut erregbar und kann in kurzer Zeit eine Entladung erreichen, die ihm eine gewisse Entspannung beschert. Leider ist dieser Erregungsmodus nicht wirklich „partnerkompatibel" und störungsanfällig: Die hohe Spannung, die dazu nötig ist, fühlt sich beim gemeinsamen Sex mit der Partnerin für diese in der Regel nicht gut an, zumal sie in der Vagina nicht den gleichen hohen Druck erzeugen kann, den er mit seiner Hand und durch die gekreuzten Beine erreicht. Markus hat gelernt, sich hauptsächlich über Aktivierung der Tiefenrezeptoren zu stimulieren, die auf den Druck der Hand, hauptsächlich aber auf die hohe Muskelspannung (Druck von innen) reagieren. Dabei werden andere Rezeptoren vernachlässigt, z.B. diejenigen, die durch zarte und langsame Berührungen aktiviert werden. Außerdem ist die hohe, nur wenig modulierte Spannung nicht förderlich für die Erregung. Wie wir gesehen haben, ist Erregung physiologisch gesehen eine erhöhte Durchblutung des Genitals. Je nachdem in welcher Phase sich der Körper verspannt, kann die hohe Spannung entweder dazu führen, dass sich die Erregung nicht entfalten kann, weil man sozusagen auf der „Pumpe" sitzt, oder eine rasche Entladung verursachen, weil der Druck zu stark wird.

Ich empfehle Markus, die Selbstbeobachtung bei der Selbstbefriedigung weiter fortzusetzen und von Mal zu Mal sein Vorgehen mit neuen Elementen zu erweitern, indem er beispielsweise den Penis anders berührt und auch andere Bereiche seines Geschlechts erforscht, die er sonst eher vernachlässigt. Diese neuen Elemente müssen nicht zwingend Erregung auslösen oder sie besonders steigern. Es braucht meist eine längere Zeit und mehrere Wiederholungen, damit sich der Körper und das ganze System an die neuen Abläufe gewöhnt und die entsprechenden Rezeptoren aktiv werden. Darum warne ich Markus, von diesen ersten Versuchen nicht allzu viel zu erwarten, damit er vom möglichen Ausbleiben eines Aha-Effekts nicht enttäuscht wird. Er soll auch auf die Atmung achten und langsam die Übungen, die ich ihm in der Praxis zeige, in die Autoerotik einfließen lassen. So lernt Markus von Woche zu Woche, empfänglicher für andere Berührungen zu werden (sein Penis wird sozusagen resensibilisiert) und über die Atmung und die Untere Schaukel die Dauerspannung im Körper besser zu regulieren.

An dieser Stelle mache ich ihn auf seine leise Stimme aufmerksam und auf die Tatsache, dass seine angespannte Körperhaltung auch darauf einen Einfluss haben kann. Die Stimme wird durch die Atmung erzeugt, die bei ihm flach und gepresst ist. Diese Information motiviert ihn zusätzlich, weiter zu üben. Durch das Üben der Unteren Schaukel beginnt er, sein Becken deutlich zu bewegen, durch diese Bewegung kann er mehr Einfluss auf die Körperspannung nehmen und sie auch immer besser modulieren. Hinzu kommen weitere Beobachtungen und Übungen, die mit seiner gesamten Körperhaltung zu tun haben. „Seinen Mann zu stehen" drückt sich nicht nur auf der Geschlechtsebene, sondern auch in einer aufrechten und tonischen, aber nicht angespannten Haltung aus.

Nach vier Wochen berichtet Markus zufrieden, dass ihm Selbstbefriedigung noch nie so viel Spaß gemacht habe und dass er langsam verstehe, warum seine Partnerinnen bisher mit ihrem Sexualleben mit ihm nicht ganz zufrieden waren. Er beschreibt den Sex so, als sei es eine anstrengende Arbeit gewesen, deren Belohnung sich erst am Ende, nach der Entladung, in Form einer gewissen körperlichen Befriedigung und Entspannung zeigte. Die Reise dahin habe er bisher kaum genießen können, weil die Angst, die Erektion frühzeitig zu verlieren, ihn gezwungen habe, sich noch mehr zu verspannen. Er habe seinen Körper, insbesondere das Becken, nur minimal, mit Stoßbewegungen des ganzen Rumpfes bewegt, wodurch die Verspannung noch zunahm. Das Becken sei dabei steif und unbeweglich geblieben, Gesäß- und Bauchmuskulatur seien stark kontrahiert gewesen.

Ich motiviere ihn, weiter zu üben, und gebe ihm einige Anregungen, wie er seinen Körper über Achtsamkeit und Selbstwahrnehmung noch mehr erforschen und wie er die vier Parameter des Körpers einsetzen kann, um seinen Modus immer mehr zu erweitern. An dieser Stelle empfehle ich ihm, des Öfteren auf die Internetbilder zu verzichten, um sich mehr auf die Berührung zu konzentrieren, auch weil, wie er berichtet, der Reiz der Bilder so stark sei, dass er dadurch sehr schnell komme, und das möchte er schließlich nicht mehr.

Im Laufe der weiteren Sitzungen beschäftigen wir uns mit den verschiedenen Rollenmustern, Glaubenssätzen und Idealisierungen, die im Zusammenhang mit Männlichkeit und Partnerschaft vorherrschen. Markus ist, wie viele andere Männer auch, stark verunsichert in Bezug auf das „richtige" Männerbild. Ich lasse mir an dieser Stelle seine Biografie erzählen, mit dem Fokus auf der Beziehung zu Mutter und Vater. Was dabei auffällt ist, dass seine Erscheinung als Kind und später als Jugendlicher stark von Hautproblemen gekennzeichnet war, die sich in der Pubertät noch verschlimmerten. Darüber hinaus war er, praktisch bis er mit achtzehn auszog, gezwungen, die

Kleidung zu tragen, die die Mutter für ihn kaufte. Diese entsprach nicht derjenigen, die andere Jungen trugen, weshalb er oft gehänselt und gemobbt wurde. Das verunsicherte ihn sehr und nahm ihm den Mut, sich mit anderen Jungen zusammenzutun. Die Mutter ist eine dominante Persönlichkeit und sehr geschäftstüchtig, sie hat sich mit Erfolg selbstständig gemacht und verdient wesentlich mehr als ihr Mann, während der Vater eher ein ruhiger Typ und sehr in sich gekehrt ist. Er hielt sich in der Erziehung zurück und flüchtete immer wieder in sein Arbeitszimmer, sobald es im Haus etwas lebhafter wurde. Markus hatte auch dadurch nur wenige Möglichkeiten, sich von der Mutter abzugrenzen, zumal sie ihm immer wieder Vorwürfe machte, wenn er sich nicht so verhielt, wie sie es richtig fand. Dadurch entwickelte Markus ein zwiespältiges Verhältnis zu Frauen, in denen er, ohne es zu erkennen, immer wieder die dominierende Mutter sah, die über ihn bestimmen wollte. Auch fehlte ihm in seiner sexuellen Entwicklung ein klares männliches Vorbild, das ihm hätte zeigen können, wie ein Mann „seinen Mann steht" und sich nicht so leicht einschüchtern lässt.

Indem er von seinem Verhältnis zu seinen Eltern und seiner Kindheit spricht, kommt Markus langsam in Kontakt mit tiefen Gefühlen von Wut und Enttäuschung, für all das, was er aushalten und mitmachen musste, um die Liebe der Mutter nicht zu verlieren. Ich ermutige ihn, diese Gefühle zu spüren und zuzulassen, damit er sich leichter von den Projektionen aus seiner Vergangenheit lösen kann. Dank der Atemübungen wird seine Stimme klarer und kraftvoller und er kann seinen Gefühlen auch über die Stimme mehr Raum geben.

Ähnlich wie die Beziehung zur Mutter verliefen auch seine beiden ersten Beziehungen. Beide Frauen waren eher dominant und bestimmend. Das Sexualleben wurde von ihnen bestimmt, indem sie die Frequenz des Sex in ihrem Sinne regulierten. Da beide sexuell nicht sonderlich interessiert waren, kam es letzten Endes nicht oft zum Sex.

Nachdem Einiges an gemeinsamer Arbeit hinter uns liegt, wird Markus klar, dass seine Potenzstörung auf der Beziehungsebene auch als nonverbale Kommunikation mit seinen Partnerinnen verstanden werden kann, und zwar als Ausdruck einer gewissen Ablehnung, aber auch als Machtspiel, bei dem er sich sexuell entzieht, um seine Macht auf diese Art zu zeigen, während er im weiteren Beziehungsleben viel zu oft von der Partnerin dominiert wird. Als er schließlich begreift, dass er andere Möglichkeiten hat, um seine Position innerhalb der Beziehung klarzustellen, entspannt er sich innerlich und entsprechend wird es für ihn auch einfacher, mit seiner Erregung umzugehen.

Ich empfehle ihm, in seiner jetzigen, unverbindlichen Beziehung zu üben, seine Interessen besser zu vertreten, damit er dort das nötige Gleichgewicht herstellt, ohne sich durch Potenzstörungen körperlich entziehen zu müssen. Und tatsächlich berichtet Markus etwas später, dass er sich zunehmend wohler und sicherer in seiner Haut fühle - auch dank der Übungen und Anregungen im Blick auf die Autoerotik - und dass ihm diese neu gewonnene Sicherheit ein stärkeres Gefühl seiner Männlichkeit schenke.

Zusammenfassung

Welt der Frauen – Welt der Männer

Alle Männer wachsen in einer „östrogenisierten" Welt auf, im Mutterleib und auch nach der Geburt, da sie sich hauptsächlich in weiblicher Umgebung aufhalten (Mutter, Babysitter, Kindergarten, Schule). Für ein Mädchen ist dieses Umfeld förderlich, da es dadurch von vornherein ein oder mehrere Vorbilder zur Verfügung hat, um seine Weiblichkeit und das Gefühl seiner Geschlechtszugehörigkeit gut zu entwickeln. Für einen Jungen ist das anders. Für ihn stellt die Ablösung von der Mutter einen wesentlichen Schritt in der Aneignung seiner Männlichkeit dar, einen großen Sprung in eine ihm noch unbekannte Welt, die Welt der Männer. Dabei hilft ihm im besten Fall der Vater, der als Gegenpol zur Mutter ab einem bestimmten Alter für das Kind eine wichtige Rolle spielt, es motiviert und ermutigt, in die für es noch fremde Welt hinauszugehen.[82] Er fördert und unterstützt das Kind und bietet sich als Vorbild für Tätigkeiten und Handlungen an, die die Lebendigkeit und Expansivität

---

82 Die Funktion des Vaters in der Ablösung von der Mutter ist selbstverständlich auch für Mädchen von großer Bedeutung.

des kleinen Jungen zur Geltung bringen. Diese expansive Energie ausleben zu dürfen, ist die Vorstufe dessen, was dem erwachsenen Menschen ermöglicht, sexuelle Erregung und Lust positiv zu besetzen und keine Angst vor der Unwillkürlichkeit und Kraft dieser Energie zu haben. Sie entfalten zu können und damit in der Welt sein zu dürfen, erlaubt dem kleinen Jungen, stolz auf das eigene „expansive" Geschlecht und gut mit seiner penetrierenden Kraft verbunden und identifiziert zu sein. Auf diesem Weg hilft ihm der Vater auch dabei, sich mit der Angst vor dem Verlust der Mutter zu konfrontieren und sie auszuhalten. Im Spiegel des männlichen Vorbildes (Vater) wird sich der kleine Junge des eigenen Körpers bewusst und stärkt ihn, indem er Herausforderungen annimmt und bewältigt. Dadurch entwickelt er die Fähigkeit, sich selbst zu zentrieren.

Wenn Väter - aus welchem Grund auch immer - die Erfüllung dieser Aufgabe versäumen, wird dem Kind die Chance eines optimalen Übergangs von der Welt der Frauen, symbolisiert durch die Mutter, in die Welt der Männer, repräsentiert durch den Vater, vorenthalten. Psychodynamisch bleibt der kleine Junge an die Mutter gebunden und wird oft nicht genau wissen, wie er sich angemessen von ihr abgrenzen soll und darf. Besonders heute kommt es oft vor, dass die Väter oder andere männliche Vorbilder gar nicht vorhanden sind, was meist eine Überforderung der Mutter zur Konsequenz hat. Diese Tatsache wiederum bewirkt, dass die Mutter ihren Sohn einerseits emotional zu stark an sich bindet und ihn andererseits oft mit negativen Bildern von Männlichkeit belastet, weil sie selber von Männern enttäuscht, verlassen oder schlecht behandelt wurde. Wird die Überforderung der Mutter ungefiltert auf den kleinen Jungen übertragen, kann er als junger Mann nur sehr schwer eine positiv besetze Männlichkeit entwickeln.

Der Ablösungsprozess spielt also eine wesentliche Rolle in der gesamten Entwicklung der Persönlichkeit und hier besonders in der Entdeckung und Entfaltung der Sexualität. Verläuft dieser Prozess nicht optimal, entwickeln sich unterschiedliche Formen sexueller Verunsicherung, denn sowohl der sogenannte Frauenversteher, der an Sex wenig interessiert ist und lieber mit seiner Partnerin kuschelt, weil ihm ihre Zufriedenheit wichtiger ist als die eigene, als auch der „Macho-Typ", der seine Männlichkeit stark über äußere Aufmachung und eine innere, abgrenzende Haltung profilieren muss, sind in ihrem" „Mann-Sein" nicht wirklich zu Hause. Männer des ersten Typs versuchen meist unbewusst, ihre Unsicherheit zu kompensieren, indem sie ihre „Männlichkeit" gar nicht oder nur wenig ausleben, in dem irrtümlichen Glauben, dann von der Partnerin nicht abgewiesen zu werden. Männer der zweiten Gruppe überspielen diese Unsicherheit, indem sie eine übersteigerte Männlichkeit zeigen, durch die sie sich zwar klarer und offensiver von den Frauen abgrenzen, jedoch mit der Konsequenz, dass sie meist nur genitale sexuelle Nähe zulassen können, aber kaum emotionale Intimität und Hingabe, da diese ihren Schutzwall gegen die Frauenwelt ins Wanken bringen könnte.

Aber wenn diese Formen des „Mann-Seins" problematisch sind, wie genau äußert sich dann männliche sexuelle Potenz? Wie Joachim Maaz schreibt, braucht ein Mann, um sexuell potent zu sein, folgende „Requisiten"[83]:

- den Mut, sich zu zeigen;
- die Bereitschaft, etwas sehr Wesentliches und Wertvolles schenken zu wollen;
- die Tapferkeit, wieder in den Mutterleib einzutauchen.

Die Erektion ist ein Zeichen des Respekts und der Wertschätzung für die Partnerin. Gleichzeitig drückt sie Vertrauen und die Bereitschaft aus, Lust zu leben und dabei situativ die Kontrolle zu verlieren, sich emotionaler Nähe hinzugeben. Aber sie steht auch für die Fähigkeit zur lustbetonten, zielgerichteten, „aggressiven" sexuellen Handlung, wobei „Aggression" hier im positiven Sinne als Fähigkeit zu verstehen ist, auf den anderen zuzugehen, sich ihm ohne Angst zu nähern. Und was bedeutet es, wenn der Penis seine Funktion nicht erfüllt und eine Erektion verweigert? Vor allem scheint er damit sagen zu wollen, dass „sein Besitzer zu wenig Beziehung zu ihm aufgebaut

---

83 Joachim Maaz, Die neue Lustschule. Sexualität und Beziehungskultur, dtv 2012.

hat und ihn deshalb gar nicht richtig wahrnehmen kann"[84] (wie auch Markus' Erregungsmodus deutlich zeigt). Und darüber hinaus? Will er uns vielleicht auch mitteilen, dass er Angst hat, nicht angenommen, nicht willkommen zu sein oder zu versagen und den sexuellen Ansprüchen der Partnerin nicht zu genügen? Oder vielleicht, dass er Angst vor der ihm eigenen „Aggressivität" und vor der Lust der Frauen hat? Möglicherweise ist seine Fehlfunktion aber auch ein Ausdruck der Verachtung der Partnerin, weil keine andere Abgrenzung möglich ist? Oder ist die mangelnde Erektion schlicht das Ergebnis von zu wenig Sex?

Angst versus Lust

Ein wichtiger Grund für Erektionsstörungen ist tatsächlich Angst: Leistungsangst, die Furcht, sexuell zu versagen, den Erwartungen nicht gerecht zu werden, die Angst vor der unberechenbaren Lust der Frau und ihrer scheinbaren Unendlichkeit (Fähigkeit zu multiplen Orgasmen), vor der Weite ihrer „Lustlandschaft", die keine Grenzen zu kennen scheint, Angst vor dem eigenen, nicht positiv besetzten, aggressiven Sexualpotenzial.

Angst als Grundemotion ist kein rein psychisches Phänomen, sondern – genau wie Erregung und Lust – ein physiologischer Prozess, der sich im Bereich des vegetativen Nervensystems abspielt. Das bedeutet vereinfacht, dass wir keinen direkten Einfluss auf sie haben, da es sich um einen Automatismus handelt, der in bestimmten Situationen von bestimmten Reizen ausgelöst werden kann. Für ein besseres Verständnis der Problematik der Erregungsstörung ist es wichtig zu wissen, dass Angst (und angstähnliche Zustände wie Furcht, Nervosität und Stress) physiologisch gesehen genau das Gegenteil von sexueller Erregung bewirkt: Angst tritt auf, wenn wir Gefahren ausgesetzt sind. Das bedeutet auf körperlicher Ebene u. a. eine erhöhte Muskelspannung, einen erhöhten Blutdruck und viel Energie, die im Körper für Flucht oder Verteidigung zur Verfügung steht. Gleichzeitig wird die Blasen-, Darm-, Magen- und Geschlechtstätigkeit gehemmt. Zeiten der Gefahr sind eben keine gute Zeit, um

---

84 Karol Bischof, Kommentar während der Ausbildung Sexocorporel Hamburg 2014.

sich sexuellen Tätigkeiten zu widmen. In der Lage zu sein, den Stresspegel auf der körperlichen Ebene bewusst zu beeinflussen und zu reduzieren, ermöglicht dem Nervensystem umzuschalten: Erregung kann sich wieder entfalten. Diese Tatsache zeigt u.a., wie wichtig es ist, den eigenen Körper und seine physiologischen Veränderungen aufgrund emotionaler Zustände gut zu kennen, da wir dadurch Einfluss auf unsere körperliche Basis nehmen können.

WAS HIER HELFEN KANN

Folgende Übungen und Anregungen können helfen, Ihr Genital (wieder) bewusster wahrzunehmen, als Teil Ihres Körpers zu akzeptieren, ob erigiert oder nicht, und wieder mehr Erregung und intensivere Lust zu verspüren.

1) Achten Sie auf Ihre körperliche Gesundheit. Klären Sie mögliche organische Erkrankungen medizinisch ab, gehen Sie mit Medikamenten, Zigaretten, Alkohol und sonstigen Suchtmitteln verantwortungsbewusst um.

2) Üben Sie das folgende Selbstliebe-Ritual[85], um eine Erweiterung der Erregungsmodalität und eine achtsame, lustvolle Beziehung zu Ihrem Penis zu erlangen sowie Ihr Geschlecht und seinen Archetyp zu erotisieren:

Nehmen Sie sich ausführlich Zeit, sich mit der Art, wie Sie sich selbst stimulieren, zu beschäftigen, und werden Sie sich dessen bewusst, wie Sie die verschiedenen Parameter des Körpers dabei einsetzen.

Erweitern Sie zunehmend die Zeit, die Art der Berührung, die Bewegung des Beckens und die Fluidität des ganzen Körpers. Lernen Sie Ihren Point of no Return kennen und lassen

---

85 Diese Übung ist an das bereits weiter oben beschriebene Selbstliebe-Ritual angelehnt, aber in diesem Fall speziell auf männliche Bedürfnisse ausgerichtet.

Sie ihre Erektion absichtlich mehrmals abschwellen. Fühlen Sie genau, wie es ist, zwischendurch weniger erregt zu sein, und setzen Sie bewusst die Mittel ein, die Sie brauchen, um Ihre Erregung wieder in Gang zu bringen (sogenannte Erregungsanker: bestimmte Berührungen, Bewegungen, innere Bilder etc.).[86] Auf diese Art lernen Sie, Ihre Erregungsquellen bewusst einzusetzen, und brauchen mit der Zeit keine Angst mehr zu haben, zwischendurch die Erregung zu verlieren, weil sie genau wissen, wie Sie sie wieder steigern können. Achten Sie besonders darauf, welche störenden Faktoren auftreten können, und beseitigen Sie diese frühzeitig.

Ziel dieser Übung ist eine Resensibilisierung des Penis und eine Erweiterung der Erregungsmodalität. Dabei ist es genauso wichtig, den Penis konsequent zu „bewohnen", d. h. ihn auch in nicht erigiertem Zustand wahrzunehmen und wertzuschätzen (z. B. ihn beim „Morgen- und Abendgebet"[87] in die Hand nehmen, beim Duschen bewusst und wertschätzend berühren oder über Aktivierung der Beckenbodenmuskulatur von innen verstärkt spüren etc.).

3) Bringen Sie Ihren Penis zum Sprechen: Fragen Sie ihn direkt, was er Ihnen mit seiner Störung sagen will. Stellen Sie Mythen, Normen, Rollen und Vorstellungen in Bezug auf Sexualität und Beziehung infrage. Setzen Sie sich kritisch mit Männerrollen und -vorbildern auseinander (siehe auch Übung zum Focusing).

4) Üben Sie die Untere Schaukel.

5) Nehmen Sie die Signale Ihres Körpers wahr, wenn Sie Angst und Nervosität verspüren, und wirken Sie diesen entgegen, indem Sie tief ausatmen, den Kiefer entspannen, den Bauch

---

86 An dieser Stelle ist es empfehlenswert, weniger mit Internetbildern o. Ä. zu experimentieren, denn in den meisten Fällen werden Sie mit Ihrer Partnerin beim Sex keinen Porno sehen.

87 Der Begriff „Morgen- und Abendgebet" stammt aus Peter Gehrig, Erektionsstörung – Erektile Dysfunktion – ED. Sexualtherapie und Sexualberatung. In: P. Gehrig & K. Bischof (Hrsg.), Leitfaden Sexualberatung für die ärztliche Praxis, Zürich: Pfizer AG.

loslassen, den Körper kräftig ausschütteln. Am besten üben Sie das erst einmal in einem normalen emotionalen Zustand und später in Situationen, die nicht unbedingt mit Sexualität zu tun haben, aber ebenfalls Nervosität und Unsicherheit erzeugen. Wenn sich das „Gegenmuster" gut verankert hat, wird es notfalls beim Sex gut abrufbar sein.

6) Verbinden Sie Erregung mit Lustgefühlen von Nähe und Hingabe, um sie nicht als reine „Entladung" zu erleben, indem Sie die Obere Schaukel üben.

7) Üben Sie Autozentrierung und Achtsamkeit über die Atmung und Körperhaltung: Stehen oder sitzen Sie mit beiden Füßen gut auf dem Boden, richten Sie Ihren Oberkörper und Ihren Kopf auf, blicken Sie direkt und offen zu Ihrem Gegenüber und atmen Sie, tief und entspannt, in Ihren Bauch.

8) Stärken Sie Ihre sexuelle Selbstsicherheit:
   - Orientieren Sie Haltung und Gang, Mimik und äußere Erscheinung an positiven männlichen Vorbildern.
   - Trainieren Sie körperliche Stärke einerseits, Flexibilität und Fluidität andererseits (Modulation der Körperspannung).
   - Entwickeln Sie innere Aspekte wie mentale Klarheit, Zielgerichtetheit, Integrität weiter.

9) Setzen Sie sich kritisch mit dem Thema sexuelle „Aggressivität" auseinander. Wo liegt der Unterschied zwischen aggressiver Gewalt und biologisch bedingter, aggressiver „Intrusivität", zwischen Härte und Stärke?

10) Setzen Sie sich mit Ihrer Art der emotionalen Abgrenzung von der Mutter und stellvertretend von der Partnerin auseinander und entwickeln Sie ggf. Alternativen.

Selbstreflexion

- Wie selbstverständlich ist es für Sie, sich nackt und erregt zu zeigen? Und wie selbstverständlich ist es für Sie, sich nackt zu zeigen, wenn der Penis nicht erigiert ist, es aber sein sollte?
- Wie geht Ihre Partnerin damit um, dass der Penis nicht immer „auf Knopfdruck" aktiv wird?
- Sind Ihr Körper und Ihr Penis für Ihre Partnerin nur von Interesse, wenn Sie eine Erektion haben, oder kann sie auch dann eine wertschätzende und liebevolle Haltung zeigen, wenn das nicht der Fall ist?
- Fasst Ihre Partnerin eine fehlende Erektion als eine Art persönlichen Affront auf, als ausbleibende Bestätigung ihrer Attraktivität?
- Welche Erfahrungen haben Sie in dieser Hinsicht bereits gemacht?
- Wie haben Ihre bisherigen Partnerinnen auf Ihre Erektion bzw. auf Ihren Penis in entspanntem Zustand reagiert?

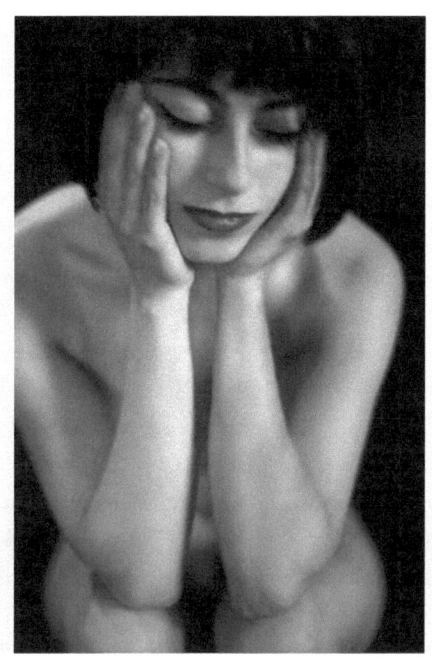

7.3 Ich komme nicht richtig ...! – Orgasmusstörungen

Die Unfähigkeit beim Geschlechtsverkehr oder bei der Selbstbefriedigung einen Höhepunkt zu erleben, wird als Orgasmusstörung bezeichnet. Diese kann sowohl Männer als auch Frauen betreffen, wobei letztere in der Mehrzahl sind. In diesem Kapitel werde ich mich mit dem Thema der Orgasmusstörung bei der Frau beschäftigen. Die Unfähigkeit, einen Höhepunkt zu erreichen, kann stark verunsichern. Sich als Frau ganz und „richtig" in der eigenen Haut zu fühlen, fällt dann zunehmend schwerer. Das „Nicht-Kommen" wird als Mangel angesehen, weswegen nicht wenige Frauen den Höhepunkt beim Sex oft lieber vortäuschen, um sich einerseits nicht zu blamieren und andererseits ihren Partner in seiner Qualität als Liebhaber nicht zu verunsichern.

Annika

Annika ist eine Frau Ende vierzig, groß, schlank, feminin gekleidet und attraktiv. Sie hat zurzeit keine Beziehung, trifft sich aber mit einem Mann, den sie übers Internet kennengelernt hat. Sie hat keine Kinder und bisher auch keine längeren Beziehungen gehabt. Dafür fehlte ihr die Zeit, da sie sehr viel in ihren Job investiert hat. Entsprechend hat sie Karriere gemacht und trägt heute große Verantwortung. Sie ist oft auf Geschäftsreisen, trifft dort auf Kollegen, lebt ansonsten aber alleine.

Sie kommt zu mir in die Praxis, weil sie den Sex mehr genießen möchte, als sie es gerade kann. Sie berichtet, dass sie sich als sexuell offen empfinde, der Sex aber nicht sehr befriedigend sei, weil sie dabei nicht zum Höhepunkt komme. Sie habe trotzdem Spaß daran, vor allem weil sie die Erregung des Partners genieße: „Es befriedigt mich, begehrt zu werden", erzählt sie. „Oft habe ich aber so getan, als würde ich mehr Spaß haben, als es der Fall war, um meinen Partner nicht zu enttäuschen." Auch bei der Selbstbefriedigung hat Annika Schwierigkeiten, den Höhepunkt zu erreichen. Es passiert selten und sie ist sich nicht einmal ganz sicher, ob es dann ein „richtiger" Orgasmus ist. Sie berührt sich gerne, am liebsten am ganzen Körper, und bewegt sich dabei ganz fließend. In diesem Zusammenhang erzählt sie, dass es ihr besondere Lust bereite zu tanzen. Sie finde es sehr sinnlich, tue es relativ oft und spüre dabei auch eine leichte Erregung.

Ich frage Annika nach ihrer Kindheit. Dabei fällt auf, dass sie als Kind um die Liebe der Eltern kämpfen musste, da beide, vor allem der Vater, ihre Liebe nur zeigten, wenn sie bestimmte Anforderungen erfüllte und Leistung erbrachte. Die Atmosphäre in ihrem Elternhaus war streng, pflichtbewusst und leistungsorientiert. Die Eltern gehörten einer religiösen Gemeinschaft an, die nach strikten Regeln und Normen lebte, die von den Eltern sehr ernst genommen und auch in der Erziehung Annikas angewendet wurden. Schon als kleines Kind musste sie nicht nur in allem die Beste sein, sondern auch alles schneller und früher können als andere. Voller Stolz pflegte ihre Mutter bei jeder Gelegenheit zu erzählen, wie ihre Tochter schon ganz früh trocken geworden und wie gehorsam, pflegeleicht, brav und ordentlich sie sei. Die stark leistungsorientierte Erziehung trug

Früchte, als Annika nach dem Studium zu arbeiten begann. Sie erkannte sehr bald, dass sie durch extremen Einsatz Aufmerksamkeit und Lob erreichen konnte, und genau das brauchte sie. So war sie z. B. immer die Erste, die sich anbot, wenn Extraaufgaben zu erledigen waren. In ihren Beziehungen verhielt sie sich nicht viel anders: Immer war sie bemüht, alles richtig zu machen, um den Partner zufriedenzustellen.

Evaluation

In der Evaluation von Annika fällt auf, dass sie nicht nur gelernt hat, immer alles richtig machen zu wollen, sondern auch immer die Kontrolle über sich zu behalten. Bei der Selbstbefriedigung genießt sie hauptsächlich die diffuse Sinnlichkeit des Körpers, den sie fließend und ondulierend bewegt. Genitale Erregung spürt sie, aber es gelingt ihr nicht, sie so zu steigern, dass sie sich entladen kann. Dafür fehlt ihr die nötige Spannung. Zudem wird ihr im Laufe der Therapie klar, dass sie Angst davor hat, die Kontrolle zu verlieren. Sie ist von Kindesbeinen an daran gewöhnt, ihre Impulse und ihre Lebendigkeit zu zügeln, statt ihnen Raum zu geben: Immer musste sie Selbstkontrolle und Disziplin zeigen. Heute ängstigt sie die Vorstellung, laut und lustvoll zu werden, sich der sinnlichen Lust ganz hinzugeben und sich fallen zu lassen. Bei anderen emotionalen Zuständen geht es ihr ähnlich, im Ausdruck von Freude oder Wut ist sie auch eher verhalten und kontrolliert.

Ich empfehle ihr verschiedene Atemmeditationen, durch die sie in Kontakt zu ihren Gefühlen und Emotionen kommen kann. Sie entscheidet sich, auch die von mir geleiteten Gruppen zu besuchen und sie arbeitet sehr intensiv an ihren Themen.

Nach einigen Wochen zeigen sich bereits die ersten Veränderungen. Annika wirkt viel lebendiger und klarer. Ihre Stimme ist kraftvoller und mit sichtbarer Freude erzählt sie, dass sie stolz auf sich sei, weil sie es in der letzten Gruppe geschafft habe, so laut und frei zu atmen wie alle anderen, und weil sie dabei eine große Erleichterung erfahren habe. Sie habe sich lebendiger und emotional durchlässiger gefühlt und zwischendurch auch eine tiefe Traurigkeit gespürt – wegen all der Gefühle und Regungen, die sie als kleines Mädchen unterdrücken musste, um den Eltern gerecht zu werden.

Neben der Gruppenarbeit führen wir auch die Einzeltherapie weiter und Annika, pflichtbewusst wie sie ist, übt fleißig, vor allem die Selbstexplorationsübungen. Da sie ihren Körper bereits relativ fließend bewegen kann, ist es für Annika leichter, die Obere und Untere Schaukel (Doppelte Schaukel) zu üben. Bei ihr geht es in erster Linie darum zu lernen, die Körperspannung zu steigern und damit die sexuelle Ladung zu kanalisieren und zu intensivieren. Das ist besonders wichtig, weil es auf der letzten Strecke des Weges zum Höhepunkt unerlässlich ist, ausreichend Körperspannung aufzubauen, um die sexuelle Energie, die sich im Orgasmus entlädt, im Becken kanalisieren zu können. Bald stellen sich die ersten Erfolge ein und nach einigen weiteren Sitzungen berichtet Annika, dass es ihr gelungen sei, sich beim Sex mit ihrem Partner selbst soweit zu stimulieren, dass sie zum Höhepunkt gekommen sei.

Zusammenfassung

Wie wir weiter oben gesehen haben, ist der Orgasmus ein reflektorisches Geschehen. Wenn die sexuelle Ladung den PONR überschreitet, entledigt sich der Körper der aufgebauten Spannung, indem sich der Beckenboden mehrmals kontrahiert. Dieser unwillkürliche körperliche Vorgang benötigt eine innere, emotionale Bereitschaft und gleichzeitig die körperliche Fähigkeit, genug sexuelle Ladung aufzubauen und sich den damit einhergehenden angenehmen und lustvollen Gefühlen hinzugeben. Beide eignen wir uns in der Regel im Laufe des Sexualisierungsprozesses durch wiederholte Versuche an. Von einer Orgasmusstörung sprechen wir, wenn die sexuelle Erregung zwar ausgelöst und gesteigert werden kann, die aufgebaute sexuelle Ladung aber nicht ausreicht (Erregungskurve), um sich zu entladen, oder wenn die emotionale Bereitschaft (Lustkurve) fehlt bzw. innere Verbote oder Einstellungen es nicht erlauben, die Kontrolle abzugeben und diesen besonderen Moment zu erleben.

Grundsätzlich lässt sich feststellen, dass folgende Faktoren die Fähigkeit, einen Orgasmus (mit dem Partner und/oder allein) zu erleben, beeinträchtigen können:

- geringe sexuelle Erfahrung, sowohl in partnerschaftlicher Sexualität als auch mit Selbstbefriedigung;
- eine eingeschränkte Erregungsmodalität (z. B. ein Archaischer oder Mechanischer Modus, der das Erreichen des Höhepunkts beim Geschlechtsverkehr mit dem Partner erschwert, oder wie im Fall von Annika ein Ondulierender Modus, der nicht ausreichend sexuelle Ladung erzeugt);
- geringe Körperwahrnehmung im Genitalbereich; die Vagina wird als fremd, unberührbar, sexuell empfindungslos wahrgenommen;
- wenig positiv besetzte Gedanken in Bezug auf Sexualität (z. B. aufgrund einer indifferenten bis feindlichen, berührungsarmen und Emotionen kontrollierenden Atmosphäre in der Herkunftsfamilie, die bis zur sexuellen Traumatisierung durch Unterforderung und Unterdrückung sexueller Regungen führen kann);
- ein eher negativ besetzter Eintritt in die Welt der Frauen: die erste Regel (eine bedeutende Veränderung im Leben einer jungen Frau) wurde mit Schmerzen, Unwohlsein und Scham erlebt, die Verbindung zu den eigenen Genitalien ist dadurch mit negativen Gefühlen besetzt; die erste Regel wurde, wenn überhaupt, rein „funktional" im Sinne hygienischer Maßnahmen erklärt und weniger in ihrer umfassenden Bedeutung als „rituelles" Ereignis, das den Eintritt in die Welt der gebärfähigen, erwachsenen Frauen kennzeichnet;
- Angst vor ungewollter Schwangerschaft;
- Angst vor der emotionalen Hingabe bedingt durch emotional unklare Verhältnisse in der Beziehung zum Partner, wie z. B. das Fehlen einer klaren Abgrenzung der Beziehung nach außen, Untreue und mangelndes Vertrauen, kein klares

Gefühl einer emotional sicheren Bindung oder Bindungsverletzungen, die nicht geklärt wurden und schwer auf der Seele lasten;
- Angst vor „großen" Gefühlen; Angst vor der eigenen sexuellen Lust und ihrer Intensität, Angst vor Kontrollverlust (wodurch innere Stimmen dominieren, die das Loslassen verhindern);
- Angst vor genitalen Schmerzen bzw. vor Schmerzen beim Sex.

Typisch für fast alle Frauen, die mit diesem Thema in die Praxis kommen, ist ein mehr oder weniger starker innerer Widerstand, sich aktiv mit der eigenen Sexualität zu beschäftigen, sich selbst und das eigene Geschlecht „in die Hand" zu nehmen und für die eigene Lust, das eigene sexuelle Erleben die Verantwortung zu übernehmen. Sehr oft entspringt diese Haltung aus dem Nicht-Wissen, wie die Situation verändert werden kann, oder aus dem Nicht-glauben-Können, dass eine Veränderung möglich ist. Die Angst, etwas Unangemessenes zu erwarten oder zu tun, das Gefühl von Scham und Unzulänglichkeit sitzt so tief, dass es diesen Frauen am liebsten wäre, wenn jemand anderes das Thema für sie klären könnte.

Oft mangelt es ihnen auch an Motivation, da sie meist keinen Impuls verspüren, sich mit ihren körperlichen Bedürfnissen zu beschäftigen. Sie haben über viele Jahre eine Sexualität auf Sparflamme gelebt, ohne dass sie echte körperliche Befriedigung erfahren haben. Ein Verlangen nach Wiederholung wird sich deshalb kaum einstellen. Langfristig ist die Konsequenz einer solchen, nicht als befriedigend erlebten Sexualität Lustlosigkeit. Die spärliche Sexualität, die dennoch gelebt wird, erfüllt gewöhnlich zum einen den Zweck, das Bedürfnis nach emotionaler Nähe und Bindung zum Partner zu befriedigen; zum anderen dient sie dazu, die eigene Attraktivität und Liebenswürdigkeit durch das Verlangen des Partners bestätigt zu bekommen. Darüber hinaus hat sie oft noch die Funktion, den Partner zufriedenzustellen und so die eigenen Verlustängste zu regulieren.

Ist nun aber die Wahrnehmung des Körpers und der Empfindungen, die mit sexueller Erregung zu tun haben, begrenzt, bleibt die Möglichkeit, sich im eigenen Körper zu verankern und ihn als ein warmes, wohltuendes Zuhause zu empfinden, ebenfalls gering. Es ist so, als würden wir die Sprache des Körpers überhören, weil wir gar nicht auf seiner Wellenlänge sind. Sexualität spielt sich dann wie im luftleeren Raum ab, oft nur im Kopf und meist in Form übertriebener Idealisierungen, die einen enormen Druck ausüben und die Angst vor dem Versagen schüren. Oder der Sex wird von romantisierenden Fantasien überlagert, die „nur" Gefühle von Liebe und Zuwendung erotisieren und genitale Bedürfnisse eher entwerten als willkommen heißen.

Hat der Sex in einer Beziehung vor allem die Funktion, emotionale Verschmelzungsbedürfnisse zu befriedigen und Verlustängste zu regulieren, kann dies nach der Geburt eines Kindes oft zu noch weniger sexueller Bereitschaft führen. Denn durch die intensive emotionale und sinnliche Bindung zum Kind (u. a. auch durch das Stillen und Pflegen des Babys) werden die Bedürfnisse nach Nähe bereits weitgehend erfüllt, sodass diese Frauen noch weniger den Wunsch nach sexueller Befriedigung verspüren und zulassen.

Oft kommen diese Frauen erst zu mir in die Praxis oder in die Gruppen, wenn eine wichtige Beziehung in die Brüche gegangen ist, weil – wie sie sagen – „es" beim Sex nicht funktionierte. Erst der Verlust des Partners bewegt sie dazu, sich selbst und ihre Haltung gegenüber der Sexualität zu hinterfragen. Das Ergebnis ist oft Enttäuschung über sich selbst und tiefe Traurigkeit darüber, so lange – oft Jahre – gewartet und darüber den geliebten Partner verloren zu haben, weil die inneren Widerstände, sich mit der Thematik zu beschäftigen, bis dahin zu hoch waren. Die innere Unsicherheit in Bezug auf die eigene Weiblichkeit setzt einen Teufelskreis in Gang: Sie wirkt sich negativ auf die Fähigkeit aus, einen Orgasmus zu erleben, die fehlende körperliche Rückkoppelung wiederum lässt die Bestätigung, dass alles so ist, wie es sein sollte, ausbleiben, weitere Verunsicherung, Hemmungen und noch geringeres sexuelles Interesse – und damit eine noch niedrigere Wahrscheinlichkeit, einen sexuellen

Höhepunkt zu erleben – sind die Folge. Eine Biografie, in der die Aneignung der eigenen Sexualität in einer diese tabuisierenden und ihr eher feindlich gegenüberstehenden Atmosphäre verlaufen ist, ist ein weiterer „Stolperstein", der sexuelle Hemmungen verstärken und verfestigen kann.

Eine tiefe kognitive Restrukturierung und das Infragestellen von Normen und Glaubenssätzen, intensive körperliche Selbstexploration und -erfahrung und die (Wieder-)Aneignung des eigenen Geschlechts sind in solchen Fällen die notwendigen Schritte, um mit dem eigenen Körper und seinen Bedürfnissen frei von Scham und Schuldgefühlen in Kontakt zu kommen. Sich neue sinnliche Erfahrungen mit dem eigenen Körper zu erlauben, ermöglicht schließlich ein „Überschreiben" des bisherigen inneren „Programms", das über viele Jahre Erleben und Verhalten bestimmt hat.

WAS HIER HELFEN KANN

Um die Erregungs- und Orgasmusfähigkeit zu verbessern und den eigenen Bedürfnissen näherzukommen, empfehle ich folgende Übungen:

1) Das „Morgen- und Abendgebet"[88]
   Nehmen Sie das eigene Geschlecht wahr und berühren Sie es, auch außerhalb sinnlicher, sexueller Situationen und Momente.

2) Erweitern Sie Ihre Erregungsmodalität durch verschiedene Weisen der Autoerotik. Erforschen Sie das eigene Geschlecht (siehe auch Übung „Das Selbstliebe-Ritual"). Erkunden Sie und experimentieren Sie mit verschiedenen Erregungsquellen (Filme, erotische Literatur, sinnliche Massagen etc.).

---

88 Das „Morgen- und Abendgebet" ist zwar eine Übung, die Peter Gehring in seinem Artikel „Erektionsstörung – erektile Dysfunktion – ED. Sexualtherapie und Sexualberatung" für Männer beschreibt (siehe ebd., in: P. Gehrig & K. Bischof (Hrsg.), Leitfaden Sexualberatung für die ärztliche Praxis, Zürich: Pfizer AG). In der Ausbildung empfiehlt er sie aber durchaus auch für Frauen.

3) Bringen Sie die Vagina zum „Sprechen" (siehe auch Übung zum Focusing).

4) Üben Sie die Obere und Untere Schaukel.

5) Nehmen Sie Ihre Körperhaltung und Ihren Gang wahr, experimentieren Sie damit. Üben Sie sich in Autozentrierung, atmen Sie tief in Ihr Becken hinein.

6) Gewinnen Sie mehr sexuelle Selbstsicherheit: Beobachten Sie andere Frauen – Freundinnen, Bekannte, aber auch fremde Frauen oder solche aus dem öffentlichen Leben –, die in Ihren Augen weiblich und attraktiv wirken, und übernehmen Sie Details ihrer Aufmachung, die zu Ihrem Stil passen könnten. Am besten experimentieren Sie zuerst mit kleinen Aspekten (z. B. einem neuen T-Shirt, einer helleren Farbe, einer Kette oder einem Gürtel).[89] Es geht nicht darum, den eigenen Typ komplett zu verändern, sondern die eigene individuelle Weiblichkeit stärker zu betonen, in dem wir ihr Raum geben, statt sie zu unterdrücken und als „geschlechtslose Wesen" durchs Leben zu laufen.

7) Stellen Sie Ihre persönlichen Normen und Glaubenssätze in Bezug auf Weiblichkeit und verschiedene Frauenrollen (Ehefrau/Geliebte, Mutter/kinderlose Frau, Hure/Heilige, berufstätige Frau, Freundin etc.) kritisch infrage.[90]

---

[89] Wie klein und unscheinbar diese Details sein können, zeigte mir eine Klientin, die mir einmal erzählte, wie sie sich ganz anders, attraktiver und weiblicher, gefühlt habe und vor allem, wie anders sie von den Männern wahrgenommen worden sei, nachdem sie eines Tages ein T-Shirt mit V-Ausschnitt anstelle des bei ihr üblichen runden Ausschnittes trug.

[90] Zur Vertiefung dieser Thematik empfehle ich das Buch „Der Lilith-Komplex. Die dunklen Seiten der Mütterlichkeit" von Joachim Maaz (dtv, 7. Aufl. 2011).

Selbstreflexion

- Welche Funktion hat Sexualität bisher in Ihrem Leben erfüllt? Welches Bedürfnis wird dadurch hauptsächlich befriedigt?
- Wie sicher fühlen Sie sich zurzeit in Ihrer Beziehung? Gibt es unverarbeitete Beziehungsverletzungen?
- Welche „Aufträge", welche Normen und Glaubenssätze haben Sie in Bezug auf Sexualität von Ihrer Herkunftsfamilie ungeprüft übernommen? Stimmen diese (auch heute noch)?
- Welche Ideale haben Sie in Bezug auf Weiblichkeit/Frau-Sein?
- Wie wäre es, wenn Sie plötzlich mehr Lust und mehr sexuelle Befriedigung erleben würden? Beschreiben Sie es so genau wie möglich.
- Wer könnte etwas dagegen haben? Welche inneren Stimmen würden besonders laut, welche „Zeigefinger" würden sich erheben?

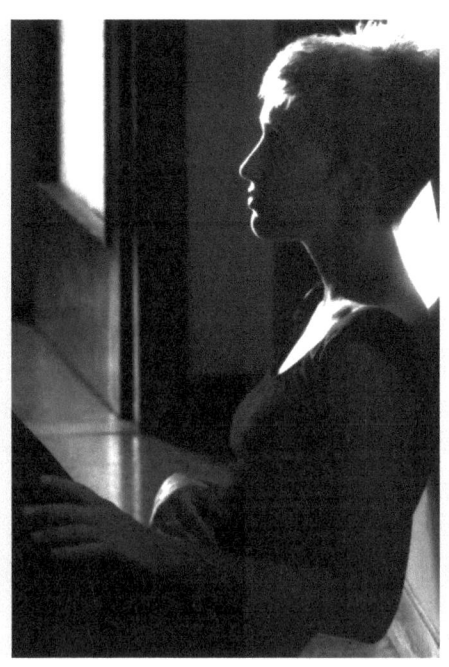

7.4 Wenn die Liebe schmerzt[91] ... – Schmerzhafter Sex

In diesem Kapitel werde ich mich mit physischen Schmerzen befassen, die beim Sex entstehen können. Genitale Schmerzen beim Sex oder bereits im Vorfeld einer sexuellen Interaktion treten bei Frauen und, wenn auch seltener, bei Männern auf. Sie können unterschiedliche Ursachen haben. Daher sollten zuerst akute oder chronische medizinische Erkrankungen ausgeschlossen bzw. adäquat behandelt werden, bevor eine sexualtherapeutische Behandlung in Anspruch genommen wird. In vielen Fällen wird die Begleitung der ärztlichen Betreuung durch eine Sexualtherapie der sinnvollste Weg sein.

---

91 Angelehnt an Claudia Amherd, Wenn die Liebe schmerzt: Ein Selbsthilfebuch für Frauen, die unter Schmerzen beim Sex leiden, 3. vollständ. überarb. Aufl., Books on Demand 2013.

Ich werde im Folgenden einen Fall beschreiben, bei dem die Angst vor möglichen Schmerzen es einer Frau - nennen wir sie Ellen - unmöglich machte, Sex zu haben, weil sich ihr Geschlecht so stark verkrampfte, dass es sich nicht mehr öffnen konnte. Dieser Fall ist nur einer von vielen aus meiner Praxis. Denn auch wenn es natürlich viele Unterschiede in den individuellen Geschichten gibt, zieht sich die Verbindung physischer und psychischer Aspekte doch wie ein roter Faden durch das Leiden der Klientinnen: Hinderliche Erfahrungen und Konditionierungen in Kindheit und Jugend (und auch später mit den ersten Partnern) sowie mangelnde Selbstwahrnehmung und Fremdheit gegenüber dem eigenen Körper und Geschlecht mit in der Folge auftretenden körperlichen Schmerzen beim Sex etablieren allmählich einen sich immer tiefer verankernden Kreislauf von Angst, Verspannung und sich verstärkendem Schmerz.

Ellen

Ellen ist eine attraktive Frau Anfang fünfzig, in Vollzeit berufstätig als Sachbearbeiterin in einer großen Firma. Sie lebt seit vielen Jahren in Beziehung. Kinder hat sie nicht, da sie nach eigener Aussage den richtigen Zeitpunkt dafür verpasst habe. Sie kommt mit dem Anliegen zu mir in die Praxis, ihr Sexualleben zu verbessern, nachdem es im Laufe der Jahre immer spärlicher und unbefriedigender geworden sei. Ihr Partner sehe dies ähnlich und übe Druck aus, damit sich die Situation ändere. Bei der Schilderung ihrer Beschwerden wird deutlich, dass Ellen unter genitalen Schmerzen leidet, für die sie sich sehr schämt, weil sie darin erste Vorboten der Wechseljahre sieht: „Es ist mir peinlich", sagt sie, „ich bin dann keine richtige Frau mehr." Durch die Schmerzen sieht sie also ihr Selbstbild als Frau infrage gestellt. Die Konfrontation mit dem Älterwerden und dem vermeintlichen Verlust an Attraktivität ist ein großes Thema für sie.

Ellen kommt aus einer intakten Familie mit insgesamt fünf Kindern. Sie ist in eher bescheidenen materiellen Verhältnissen aufgewachsen, in denen es zwar an nichts fehlte, aber kaum Raum für Privatsphäre war. Nicht nur, dass sie sich das Zimmer mit zwei ihrer Schwestern teilen musste, auch ihre persönlichen Grenzen wurden nicht angemessen wahrgenommen und respektiert. Sie konnte und durfte keinen Raum für sich allein beanspruchen. Als heranwachsende Frau wurde ihr diese Enge deutlich bewusst, sodass sie sich oft unwohl und angespannt fühlte.

Heute noch fällt an Ellen auf, dass sie die ganze Zeit unter Spannung zu stehen scheint. Sie sitzt kerzengerade auf dem Stuhl, die Knie zusammengepresst, die Füße leicht auseinander und die Fersen hochgezogen. Das Becken ist stark nach hinten gekippt, sodass von der Seite ein Hohlkreuz sichtbar wird. Darauf angesprochen, erzählt Ellen, sie habe schon immer unter chronischer Verspannung gelitten und sogar eine Kauschiene verschrieben bekommen, weil sie nachts mit den Zähnen knirsche. Sie atmet relativ flach in die Brust, der Bauch ist nach innen gezogen.

Ellen erzählt, dass die Schmerzen vor über zehn Jahren angefangen hätten. Die Ursache sei eine genitale Infektion gewesen, die medizinische Behandlung benötigt habe. Zur selben Zeit erfuhr sie, dass ihr Partner eine Affäre mit einer Kollegin gehabt hatte. Dieses Ereignis führte zu einer tiefen Beziehungskrise. Das Vertrauen war weg. Trotzdem hatte Ellen weiterhin Sex mit ihrem Partner. Die Schmerzen verschwieg sie, so gut es ging, aus Angst, ihn ganz zu verlieren, wenn sie sich sexuell verweigern würde. Seelisch fühlte sie sich elend. Ihre Körperspannung war zu dem Zeitpunkt extrem hoch (wofür auch die Kauschiene, die sie zu diesem Zeitpunkt bekam, ein Zeichen ist). Auch nachdem die Infektion vollkommen verheilt war, verspürte sie weiterhin Schmerzen. Diese verschlimmerten sich so sehr, dass es ihr schließlich unmöglich wurde, Geschlechtsverkehr zu haben. Sie konnte sie ihrem Partner gegenüber nicht länger verleugnen. Auf meine Frage, wie ihr Sexualleben vor diesem Ereignis gewesen sei, antwortet Ellen: „Auch nicht besonders prickelnd." Sie habe noch nie wirklich großen Spaß beim Sex gehabt. Meist habe sie nicht genug Erregung verspürt, aber aus Furcht, den Partner zu enttäuschen, immer wieder eingewilligt. Sie habe es als Möglichkeit gesehen, ihn an sich zu binden und ihr Bedürfnis nach Sicherheit zu befriedigen. Frühere Beziehungen seien ähnlich verlaufen.

Aus ihrer Kindheit erzählt Ellen noch, dass sie sich geschämt habe, als sie ihre Regel bekam, da die ganze Familie es aufgrund des Mangels an Raum und Privatsphäre mitbekommen habe. Damals habe sie aus ähnlichen Gründen auch die Gewohnheit angenommen, sich mit einem Kissen zwischen den Beinen selbst zu befriedigen. Und noch ein Detail fällt auf: Ellen findet ihr Geschlecht sowie das weibliche Geschlecht generell „abstoßend", weshalb sie keine Berührungen ihres Genitals mit den Händen möge.

Evaluation

Aus der Evaluation von Ellens Geschichte wird klar, dass sie aufgrund ihrer Sozialisierung (u.a. aufgrund der begrenzten Möglichkeiten, Raum für sich zu haben und ihren Körper in Ruhe kennenzulernen) und ihrer späteren Erfahrungen, die ihr ebenfalls keine besonders angenehmen körperlichen Erlebnisse schenkten, keine positive Verbindung zu ihrem Geschlecht und ihrer Sexualität entfalten konnte.

Darüber hinaus bekam sie mit, wie sehr ihre Mutter darunter litt, ihre berufliche Karriere wegen ihrer vielen Schwangerschaften aufgegeben zu haben. Die Mutter ließ die Kinder ihre Unzufriedenheit spüren und machte sie quasi dafür verantwortlich, gleichzeitig wurde sie vor allem Ellen gegenüber emotional übergriffig, indem sie das Mädchen sehr stark an sich band. Auch dadurch entwickelte Ellen eine tiefe Unsicherheit in Bezug auf ihr Selbstbild als erwachsene Frau. Es ist ihr bis heute nicht gelungen, sich emotional von der Mutter zu lösen. Im weiteren Verlauf des Gesprächs wird auch deutlich, dass sie immer Angst davor hatte, schwanger zu werden, weil sie sich noch nicht in der Lage fühlte, Verantwortung für ein anderes Wesen zu übernehmen.

In Ellens Fall zeigt sich, wie sich die negative Spirale von innerer Anspannung und körperlichen Schmerzen mehr und mehr verstärkt. Ellen hat im Allgemeinen keinen guten Zugang zu ihrem Körper, sodass sie kaum in der Lage ist, ihre Verspannung wahrzunehmen. Die mangelnde Erfahrung mit sich selbst und die übernommenen Glaubenssätze in Bezug auf Sexualität verschlimmern ihre Lage zusätzlich. Als ihre Seele auch noch durch die Affäre ihres Partners belastet wurde, steigerten sich die Schmerzen, bis es für sie schließlich unmöglich wurde, Sex zu haben.

Als ersten Schritt empfehle ich Ellen, mit sanfter Körperarbeit zu beginnen. Dabei lernt sie allmählich, ihre Körperspannung zu erkennen und zu modulieren. Sie übt mit Elan und wiederholt zu Hause die Übungen, die ich ihr in der Praxis zeige.

Später beginnt sie mit der Entdeckung ihres Geschlechts. Zu Anfang erforscht sie es beim Duschen mit einem Lappen, um den Kontakt mit den Händen zu vermeiden. Allmählich traut sie sich dann, es direkt zu berühren. Ich empfehle ihr, dies mit einem warmen Bad zu verbinden. Hier können sich Körper und Becken dank der Wärme zusätzlich wohlig entspannen. Ganz langsam stellen sich die ersten Erfolgserlebnisse ein. Sobald Ellen Schmerzen bekommt, hilft es ihr, einige Atemzüge lang mit ihrer Aufmerksamkeit und der ruhenden Berührung bei den schmerzempfindlichen Stellen zu verweilen, bis sie schließlich die Erfahrung macht, dass sie nicht mehr so viel Angst zu haben braucht: Durch tiefe und ruhige Atemzüge ist sie inzwischen in der Lage, ihre Körperspannung so zu modulieren, dass die Schmerzen mehr und mehr nachlassen.

Nach einigen weiteren Sitzungen berichtet Ellen stolz, dass sie einen Finger ohne Schmerzen in ihre Scheide habe einführen können - ein für sie sehr beglückendes und ermutigendes Erlebnis. Da sie außerdem über Trockenheit in der Scheide berichtet, empfehle ich ihr, bei der Selbsterforschung ein neutrales Öl (z.B. Mandelöl) zu verwenden, das sowohl den äußeren als auch den inneren Bereich ihres Geschlechts geschmeidig macht. Bald darauf erreicht Ellen das erste Ziel der Therapie: Sie macht die Erfahrung, dass sie

- ihre Angst vor Schmerzen besser regulieren und z.T. sogar überwinden kann;

- auftretende Schmerzen über bewusstes Atmen und gezielte Bewegungen des Körpers (z.B die Untere Schaukel) regulieren und besänftigen kann;

- Kontrolle über ihre Beckenmuskulatur (den Beckenboden) ausüben und auch dadurch Schmerzen lindern bzw. später auch ganz verhindern kann.

Der nächste Schritt ist für Ellen nun, ihr Geschlecht über die Überwindung der Schmerzen hinaus zu erotisieren, es als Ort und Quelle lustvoller Erfahrungen erleben und genießen zu können. Mit diesem Ziel vor Augen motiviere ich sie, zu einer sinnlichen Entdeckungsreise aufzubrechen, die sie zu sich und ihrer schlummernden Sinnlichkeit führen wird. Anfangs zeigt Ellen, wie auch schon in früheren Phasen der Therapie, größere Hemmungen, sich dafür Raum und Zeit zu nehmen. Sie sagt, es falle ihr schwer, sich abzugrenzen. Ihrem Partner deutlich zu machen, dass sie Zeit für sich allein benötige, wird so zu einer großen Herausforderung, die sie emotional stark beansprucht. Nachdem sie jedoch erst einmal die Erfahrung gemacht hat, dass sie es sich erlauben darf, Freiräume für sich in Anspruch zu nehmen, ohne negative Konsequenzen befürchten zu müssen, gelingt es ihr Schritt für Schritt immer besser.

Eines Tages stelle ich die Hypothese auf, dass Ellens vaginale Schmerzen, die hauptsächlich durch eine unbewusste Verkrampfung des Beckenbodens verursacht werden, als ihre letzte Möglichkeit interpretiert werden könnten, sich in einen eigenen Raum zurückzuziehen und den Zutritt für andere zu versperren. Ellen geht dabei ein Licht auf: Ihr wird klar, dass sie sich nicht gut abgrenzen kann, dass die anderen, und ihr Partner wohl auch, oft über ihre Grenzen gehen, weil sie sie nicht wirklich deutlich macht. Allein der Gedanke, sich eine Zeit lang alleine zurückzuziehen und die Tür hinter sich zu schließen, ist ihr unbehaglich. Diese Erkenntnis ist ein wichtiger Schritt in der Therapie. Ellen kann nun lernen, sich besser abzugrenzen, ohne negative Konsequenzen zu fürchten. Sie spürt, wie sich ihr Körper allmählich entspannt. Ihr Geschlecht wird für sie immer „präsenter" und lebendiger. Sie kann nun den Weg der Verkrampfung und des Schmerzes als letzte Möglichkeit der Abwehr verlassen.

Im weiteren Verlauf geht es Ellen immer besser und sie entwickelt zunehmend Freude an ihrem Körper und ihrem Geschlecht. Ihre Fantasien und Wünsche werden klarer und mutiger, sodass sie schließlich sogar berichtet, ihr Partner würde plötzlich anders auf sie reagieren: Einerseits ginge er positiv und wohlwollend auf sie zu, andererseits mache er ihr jedoch Vorhaltungen und kritisiere sie, weil sie fordernder geworden sei und immer wieder Zeit für sich beanspruche. Außerdem bescheinige er ihr, sexuell direkter und anspruchsvoller zu sein als früher. Auch dass sie sich in letzter Zeit anders kleide, sei ihm nicht verborgen geblieben. Insgesamt sei sie um einiges selbstbewusster geworden. Beides finde er gut und doch auch befremdlich.

Zeitgleich mit Ellens Veränderungen treten nun bei ihrem Partner erste Anzeichen von Erregungsstörungen auf. Natürlich muss die positive Veränderung eines der beiden Partner nicht zwingend eine negative beim anderen zur Folge haben. Dennoch ist dieses Phänomen nicht unüblich. Oft übernimmt nämlich einer der beiden Partner unbewusst die Verantwortung für die gemeinsame Sexualität, indem er Symptome entwickelt – wie in diesem Fall Ellens Schmerzen. Dadurch fühlt sich der andere Partner von der Notwendigkeit entlastet, sich mit eigenen eventuell vorhandenen „Themen" und ungeklärten Fragen in Bezug auf Sexualität zu beschäftigen. Sobald allerdings der Partner, der das Symptom zeigt, anfängt, sich damit auseinanderzusetzen, gerät das etablierte Gleichgewicht der Beziehung ins Wanken. Der bis dahin symptomfreie Partner kann sich nicht länger hinter dem anderen verstecken, sondern muss sich nun mit den eigenen Defiziten befassen.

Zusammenfassung

Dyspareunie

Dyspareunie, wie der Fachbegriff für diese sexuelle Funktionsstörung lautet, bedeutet wortwörtlich „falscher Bettgenosse". Ursprünglich beschrieb diese Wortwahl die Situation, dass die Frau aufgrund von Unverträglichkeit mit dem Partner beim Sex unbeteiligt blieb.

Heute wird der Begriff im Allgemeinen für das Auftreten genitaler Schmerzen beim Sex oder bereits im Vorfeld einer sexuellen Interaktion vor allem bei Frauen, aber auch bei Männern verwendet. Meist ist der Schmerz brennend oder tritt in Form von Krämpfen im Genitalbereich auf. Er verhindert in der Regel einen Orgasmus, weil die dafür nötige sexuelle Ladung aufgrund der Schmerzen gar nicht erst aufgebaut werden kann.

Dieses Thema ist sehr oft schambesetzt, denn Schmerzen beim Sex zu haben, wird als persönliches Versagen empfunden oder bestenfalls als naturgegeben angesehen. Wenn Frauen in die Praxis kommen, drücken sie ihr Anliegen meist erst einmal so aus, dass sie keine Lust auf Sex oder Schwierigkeiten hätten, zum Höhepunkt zu kommen. Erst im weiteren Verlauf der Therapie trauen sie sich zu erzählen, dass sie eigentlich wegen Schmerzen beim Sex gekommen seien. Wenn ich ihnen an dieser Stelle erkläre, dass sich selbstverständlich kein großes Verlangen nach Sex entfalten könne, wenn dieser gleichbedeutend mit Schmerz geworden sei, und dass der Schmerz in einer solchen Situation natürlich das Erreichen des Höhepunkts verhindern könne, sind sie meist sehr erleichtert und fühlen sich weniger als Versagerinnen. Das ist wichtig, da sich mit der Zeit ein Angstkreislauf entwickelt, der das Ganze nur noch verkrampfter und aussichtsloser macht: Wenn die letzten sexuellen Begegnungen unangenehm bis schmerzhaft waren, verbindet sich im Gedächtnis die Erinnerung an den Schmerz mit der Vorstellung von Sex und Lust, sodass bei der nächsten sexuellen Gelegenheit beide Momente gleichzeitig ins Bewusstsein gerufen werden. Es entsteht die „Erwartungsangst", dass wieder Schmerz auftritt, woraufhin sich der Körper und besonders das Genital verspannt. Dies wiederum führt abermals zu Schmerzen. Lust und Erregung lassen schlagartig nach und die Frustration und Enttäuschung darüber nähren die Vorstellung, dass Sex nicht angenehm sein kann, erneut.

Es stellt sich nun die Frage, welche Ursachen und Faktoren das Entstehen von Schmerzen organisch und seelisch begünstigen. Zunächst einmal gibt es einige medizinische Ursachen für genitale Schmerzen, die unbedingt im Rahmen einer gynäkologischen Untersuchung abgeklärt werden müssen.[92] Liegt eine organische Erkrankung vor, muss sie selbstverständlich medizinisch behandelt werden. Es empfiehlt sich, in der Zeit keinen Geschlechtsverkehr zu haben, um den oben beschriebenen negativen Kreislauf nicht zusätzlich zu verstärken.

Bestätigt sich der Verdacht auf eine organische Erkrankung nicht, kann ein generalisierter hoher Muskeltonus, d.h. eine dauerhafte chronische Anspannung der Muskulatur[93] eine weitere Ursache für Schmerzen im Genitalbereich sein. Sie ist weit verbreitet und kann auch mit anderen medizinischen Auslösern koexistieren. Es handelt sich meist, aber nicht ausschließlich, um eine Verspannung des Beckenbodens und der angrenzenden Muskulatur.

Die chronische Anspannung im Beckenboden kann zusätzlich – oder ursprünglich – durch eine Erregungsmodalität mit großem Druck konsolidiert werden. Darüber hinaus ist es auch wichtig zu wissen, dass Muskeln nie einzeln und isoliert aktiv sind, sondern immer im Verbund mit anderen, wodurch sich z.B. eine Spannung im Hals- beziehungsweise Kiefer-Bereich bis ins Becken ausbreiten kann.

Wie wir in den vorherigen Kapiteln gesehen haben, beeinflussen auch Gefühle und Emotionen den Körper, indem sie seine vier Parameter unterschiedlich verändern. Angst und Furcht, Schuld- und Schamgefühle generieren z. B. unwillkürlich eine Anspannung der

---

92 Dazu gehören u. a. die folgenden: akute und chronische Harnweginfektionen, Vaginitis (Entzündung der Vagina), Vestibulitis Vulva Syndrom, auch unter dem Namen „Vestibulodynie" bekannt (Schmerzhafte Vulva), Lichen Sclerosus (nicht ansteckende, entzündliche Hauterkrankung), Adnexitis (Entzündung der Eileiter und der Eierstöcke), Bartholinitis (Entzündung der Ausführungsgänge der Bartholinschen Drüse), Trichomoniasis (sexuell übertragbare Entzündung der Scheide), Gonorrhö/Tripper (eine bakterielle, sexuell übertragbare Infektionskrankheit), durch Humane Papillomviren verursacht Erkrankungen wie Feigwarzen und Zervixkarzinom (Gebärmutterhalskrebs), Endometriose (Erkrankung, bei der sich Zellen der Gebärmutterschleimhaut außerhalb der Gebärmutterhöhle ansiedeln), Myom (gutartiger Muskeltumor), schlecht verheilte Narben nach der Geburt eines Kindes oder aufgrund anderer Ursachen (vgl. auch Karoline Bischof, Vaginismus und Dyspareunie der Frau. In: P. Gehrig & K. Bischof (Hrsg.), Leitfaden Sexualberatung für die ärztliche Praxis, Zürich: Pfizer AG).

93 Gemeint sind hier z. B. Verspannungen des Ilio-Psoas (Hüftbeuger), spürbar durch Hüftgelenkschmerzen; der Seitenbauchmuskeln und der Pyramidalis (ein relativ kleiner Muskel zwischen Bauchnabel und Schambein), spürbar durch Bauchschmerzen; der Piriformis und Adduktoren, spürbar durch Schmerzen bei Abspreizbewegungen; der Nackenmuskulatur und des Kiefers, spürbar u. a. durch Zähneknirschen und Kopfschmerzen (vgl. auch Karoline Bischof, Vaginismus und Dyspareunie der Frau. In: P. Gehrig & K. Bischof (Hrsg.), Leitfaden Sexualberatung für die ärztliche Praxis. Zürich: Pfizer AG).

Muskulatur im Brustkorb sowie des Anus. Aber nicht nur Emotionen und Gefühle, sondern auch Gedanken und Glaubenssätze sowie verzerrte und unrealistische Vorstellungen, die durch ein begrenztes Wissen und eine sexualfeindliche Erziehung entstehen können, beeinflussen den Körper. Oft kann es reichen, die ungeprüfte Vorstellung zu haben, dass ein Penis viel zu groß sei, um ohne Schaden in die Vagina eingeführt zu werden, um eine irrationale Furcht zu entwickeln, die zu einer deutlichen Verspannung im Genitalbereich führen kann.

Körperliche Anspannung, chronischer Schmerz (im Genitalbereich) und die seelische Befindlichkeit (Lustbereitschaft) sind also eng miteinander verknüpft und beeinflussen sich gegenseitig. Genitaler Schmerz beeinträchtigt das seelische Wohlbefinden und damit die Bereitschaft zur Lust. Lustlosigkeit ist die Folge und führt zu noch stärkerer körperlicher Anspannung. Auch wie wir Schmerz empfinden und bewerten, hängt von unserer seelischen Befindlichkeit ab, sie hat Einfluss auf den Schmerz selbst und auf seine gefühlte Intensität. Eine positive innere Befindlichkeit lässt uns den Schmerz weniger stark oder bedrohlich erleben, eine negative innere Befindlichkeit führt zum Gegenteil und erhöht damit ebenfalls die körperliche Anspannung. Diese wiederum verstärkt den Schmerz und wir fühlen uns noch schlechter. So entsteht eine Negativspirale, in der sich Schmerz, Verspannung und Befindlichkeit gegenseitig intensivieren.

Wir haben jedoch die Möglichkeit, diesen Teufelskreis zu unterbrechen. Indem wir unsere Achtsamkeit schulen, werden wir in die Lage versetzt, unseren Körper besser wahrzunehmen und automatisierte Mechanismen zu erkennen und zu beeinflussen. Dadurch können wir lernen, die Körperspannung zu modulieren und Verspannungen zu lösen. Durch Atemübungen lässt sich dieser Prozess zusätzlich unterstützen. Schließlich können wir, sobald wir schmerzfrei sind, andere - neue und bessere - Erfahrungen machen, die den Angstkreislauf durchbrechen und das alte „Programm" überschreiben. Damit ist der erste wichtige Schritt zu einer schmerzfreien und lustvollen Sexualität getan!

Vaginismus

Vaginismus wird auch als Scheidenkrampf bezeichnet und ist eine Störung, die durch eine unwillkürliche Verkrampfung des Beckenbodens verursacht wird, die den Scheideneingang einengt, sodass Geschlechtsverkehr, eine gynäkologische Untersuchung oder auch nur der Gebrauch von Tampons unmöglich wird. Oft ist der Beckenboden durch die starke kontinuierliche Anspannung stark vergrößert (hypertrophisch). Es gibt grundsätzlich zwei Typen von Vaginismus: War die Störung schon immer vorhanden, wird von einem *primären Vaginismus* gesprochen. Tritt sie erst zu einem späteren Zeitpunkt auf und gab es zuvor keine Probleme, spricht man von einem *sekundären Vaginismus*.

Eine weitere wichtige Unterscheidung betrifft das subjektive Empfinden der betroffenen Frauen in Bezug auf ihre Angst vor dem Geschlechtsakt: Bei einigen überwiegt eine unrealistische Furcht vor der Penetration, die auf einer übertriebenen, realitätsfernen Vorstellung der unterschiedlichen Größen des weiblichen und des männlichen Geschlechts beruht. In diesem Fall soll die Muskelkontraktion vor den Schmerzen schützen, die eine Penetration verursachen könnte. Es handelt sich hier hauptsächlich um die *Angst vor dem, was eindringen könnte.* Nach einer anderen inneren Logik reagieren manche Frauen mit einem Scheidenkrampf, wenn sie sich in ihrer Identität als erwachsene Frau noch nicht sicher fühlen und sich dementsprechend vor den Konsequenzen des Erwachsenwerdens fürchten. Hier dient die Muskelkontraktion in der Scheide dazu, vor einer Schwangerschaft, d. h. vor dem „Ganz-Frau-Sein" zu schützen. Für diese Frauen ist die Vorstellung, ein Kind zu gebären, mit Angst besetzt. Sie fühlen sich stark überfordert und nicht dazu in der Lage. Es geht also hauptsächlich um die *Angst vor dem, was dabei herauskommen könnte.*

In beiden Fällen handelt es sich um eine Entwicklung mit der Folge einer Störung der Funktionalität der Vagina, die oft nicht als Teil des Körpers wahrgenommen wird. Der Lernprozess zur (sexuellen) Aneignung des eigenen Körpers und speziell des eigenen Geschlechts über Bewegung und Berührung ist nur mit größeren

Einschränkungen verlaufen. Mythen, Tabus, religiöse Normen und irrige Vorstellungen spielen bei dieser Störung wie beschrieben eine große Rolle. Hartnäckige Glaubenssätze erlauben kein entspanntes Verhältnis zum eigenen Körper und zur Sexualität. Von besonderer Bedeutung ist die Kenntnis und Benennung des Genitals und seiner verschiedenen Teile, damit eine bewusste Zuordnung und Kodifizierung von Sinnesempfindungen stattfinden kann. Wenn die (schmerzhaften) Empfindungen nur diffus lokalisiert werden können, weil die genaue körperliche Wahrnehmung und die passenden Worte dafür fehlen, wird eine Frau ihre Muskulatur nicht differenziert genug wahrnehmen können, um sie bewusst zu steuern. Das jedoch ist die Voraussetzung dafür, um die Angst vor den Schmerzen zu überwinden, damit der Negativkreislauf unterbrochen werden und die Vagina (wieder) als intakt und als Quelle angenehmer sinnlicher Empfindungen erlebt werden kann.

WAS HIER HELFEN KANN

Um die Körperwahrnehmung zu verbessern und den Schmerz zu überwinden, empfehle ich folgende Übungen:

1) Achtsamkeitsübung zur Wahrnehmung des Stress- und Angstkreislaufs

    Diese Übung kann Ihnen helfen, die Vorgänge in Ihrem Körper besser wahrzunehmen. Wenn Sie merken, dass sie angespannt oder nervös sind, schließen Sie einige Momente Ihre Augen und spüren Sie, was in Ihrem Körper geschieht:

    - Was passiert mit der Atmung?
    - Was passiert mit der Körperspannung? Wird sie stärker oder schwächer?
    - Wo spüren Sie Veränderungen?

- Was passiert, wenn Sie Ihre Aufmerksamkeit auf die Atmung, speziell auf die Ausatmung durch den Mund, lenken?

2) Meditation zum Umgang mit unangenehmen Gefühlen

Diese Übung hilft, unangenehmen Gefühlen ein wenig von ihrer negativen Kraft zu nehmen. Es handelt sich um eine fortgeschrittene Meditationsübung, die Ihnen Erleichterung und größere Gelassenheit beschert. Sollte sich dieser Effekt nicht sofort einstellen, geben Sie nicht auf. Es kann sein, dass Sie mehr Zeit und Praxis benötigen.

Setzten Sie sich auf ein Kissen oder auf einen Stuhl. Lassen Sie sich Zeit, um Ihren Geist zu beruhigen, indem Sie sich auf den Atem konzentrieren, ihn verlangsamen und Ihren Gedanken weniger und weniger Aufmerksamkeit schenken. Wenn ein unangenehmes Gefühl auftaucht, konzentrieren Sie sich auf seine körperlichen Auswirkungen, z. B.:

- Wut: Die Körperspannung wächst. Wie fühlt sich erhöhte Körperspannung an?
- Trauer: Wo und wie fühlen Sie Trauer im Körper?
- Angst: Was macht Angst mit Ihrem Körper?

Spüren Sie die körperliche Empfindung, die mit dem jeweiligen Gefühl verbunden ist, nehmen Sie sie als körperlichen Ausdruck des Gefühls wahr. Körperliche Empfindungen sind immer im Hier und Jetzt und sich auf sie zu konzentrieren, statt sich ihnen und den entsprechenden Gedanken hinzugeben, kann sehr hilfreich sein, um ihre negative Wirkung einzugrenzen. Diese leichte Verschiebung des Fokus der Wahrnehmung von den Gedanken zu den physiologischen Veränderungen erlaubt es Ihnen, die unangenehmen Gefühle in kleinere, überschaubarere „Bestandteile" zu zerlegen, mit denen Sie besser zurechtkommen werden, als mit dem ganzen, undifferenzierten Gefühl.

3) Progressive Muskelentspannung und Yoga Nidra

   Mithilfe dieser Übungen lernen Sie, Ihren Körper aktiv und vollständig zu entspannen. Eine entsprechende Anleitung finden Sie am Ende des Buches unter den Musikempfehlungen.

4) Übung zur Entspannung des Kieferbereichs

   Diese Übung hilft Ihnen, die Verspannungen im Kieferbereich, die oft mit Verspannungen im Beckenboden einhergehen, zu lockern. Letztere können über die Entspannung des Kiefers positiv beeinflusst werden.

   Setzen Sie sich bequem hin und schließen Sie die Augen. Massieren Sie mir Ihrer Zunge die Mundhöhle. Ziehen Sie Grimassen und strecken Sie Ihre Zunge kräftig raus. Öffnen Sie Ihren Mund, soweit es geht, und sprechen Sie klar, deutlich und so laut wie möglich die fünf Vokale a-e-i-o-u. Halten Sie nun Ihren Kiefer sanft mit einer Hand und atmen Sie ein. Beim Ausatmen lassen Sie den Kopf leicht nach hinten wandern, wobei die Hand den Kiefer unten festhält, sodass sich der Mund öffnen muss.

   Wiederholen Sie diese Bewegung mehrere Atemzüge lang. Wie fühlt sich Ihr Kiefer an?

5) Selbstliebe-Ritual

   Bei genitalen Schmerzen ist es besonders wichtig, sich bei der Selbstexploration viel Zeit zu lassen. Wiederholte Berührungen ermöglichen das Entstehen eines Gefühls der Vertrautheit. Das Geschlecht wird zunehmend als integraler Bestandteil des Körpers und der eigenen Person erlebt und erste angenehme Empfindungen werden mit ihm verbunden. Die sinnliche Aneignung des eigenen Geschlechts lässt ein Bild und damit eine Art innere Referenz entstehen. Ziel der Übung ist nicht so sehr die Auslösung sexueller Erregung, als vielmehr die genaue Wahrnehmung des eigenen

Geschlechts sowie die genaue Identifikation der Stellen, an denen Schmerzen auftreten. Wenn diese Stellen berührt werden, kann eine bewusste, tiefe und ruhige Atmung helfen, die Schmerzen zu lindern und die Angst vor ihnen besser zu regulieren.

6) Exploration des Geschlechts des Partners

Diese Übung sollte durchgeführt werden, nachdem Sie sich mit dem eigenen Geschlecht bereits vertraut gemacht haben und sich mit sich selbst wohl- und sicher fühlen. Sie dient dazu, die Angst vor dem Geschlecht des anderen zu verlieren.[94]

Laden Sie Ihren Partner ein und bitten Sie ihn, sich Ihren liebevollen, achtsamen Blicken und Händen hinzugeben. Genauso wie Sie es mit sich selbst getan haben, fangen Sie an, das Geschlecht Ihres Partners kennenzulernen, indem Sie es betrachten und mit Ihren Händen befühlen.

Trauen Sie sich, Ihren Partner zu fragen, wie es sich anfühlt, je nachdem wo Sie ihn berühren.

Fragen Sie auch, ob Ihre Berührung angenehm ist, wenn Sie sich unsicher fühlen.

Schenken Sie Ihrem Partner ein sinnliches, intimes Berührungsritual (siehe auch Übung „Das Selbstliebe-Ritual").

---

[94] In diesem Fallbeispiel (Vaginismus) geht es bei der Erforschung des „anderen Geschlechts" um das männliche Genital. In verschiedenen Situationen kann diese Übung aber auch für Männer hilfreich sein, die Unsicherheit in Bezug auf das weibliche Geschlecht verspüren.

Selbstreflexion

- Welche Erwartungen glauben Sie als Frau erfüllen zu müssen?
- Wie stehen Sie zum Thema Mutterschaft?
- Wie erleben oder erlebten Sie die Beziehung zu Ihrer Mutter?
- Wie autonom und selbstbestimmt nehmen Sie sich in dieser Beziehung wahr?

8 Tantra

8.1 Was ist Tantra?

„Tantra ist eines der wichtigsten Geheimnisse, die je entdeckt wurden. Aber es ist sehr filigran, denn es ist die GRÖSSTE Kunst überhaupt. Malen ist leicht, Gedichte schreiben ist leicht, aber in Kommunion mit der Energie des anderen zu treten, eine tanzende Kommunion, das ist die GRÖSSTE und schwierigste Kunst, die es zu lernen gilt."[95]

„Tantra lehrt nicht Sexualität. Es sagt lediglich, dass Sex eine Quelle der Seligkeit sein kann. Und kennst du erst einmal diese Seligkeit, dann kannst du weitergehen, denn jetzt hast du Wurzeln in der Wirklichkeit geschlagen. [...] Und hast du die Ekstase des Sex erst einmal kennengelernt, wirst du nachvollziehen können, warum die Mystiker von einem größeren Orgasmus, einem kosmischen Orgasmus sprachen. [...]

Tantra sagt: Nehmt das Leben natürlich. Seid nicht unecht. Der Sex ist gegeben, als eine tiefe Möglichkeit, ein großartiges Potenzial. Nutzt ihn! Und was ist verkehrt daran, im Sex glücklich zu sein? [...] Glücklich sein ist Tugend, denn ein glücklicher Mensch wird andere nicht ins Unglück stürzen! Nur ein glücklicher Mensch kann zur Ursache für das Glück anderer werden. [...]

Versuche nicht, gegen die Sexualität anzugehen, ohne zu wissen, was Sexualenergie ist, ohne zu wissen, woraus Sex besteht, ohne dich tief auf seine Realität und seine Geheimnisse eingelassen zu haben. [...]

---

[95] Osho, The Secret of Secret. Talk on the Secret of the Golden Flower, Talks given from 11/08/78 am to 26/08/78 am, Vol. 2, Chapter 10, Question 4, http://www.oshorajneesh.com/download/osho-books/Tao/The_Secret_of_Secrets_Volume_2.pdf (übersetzt von der Autorin).

Tantra hat die Einstellung, liebevoll miteinander zu sein. Es gibt nichts zu planen, nichts in Gedanken im Voraus zu proben, nichts Bestimmtes zu tun. Sexualität ist wie ein stilles Gebet. Sich zu lieben ist eine Meditation. Es ist etwas Heiliges – das Heiligste vom Heiligen."[96]

Tantra ist historisch gesehen eine in Indien entstandene esoterische Form (= Geheimlehre) des orthodoxen Hinduismus und später des Buddhismus. Die Ursprünge des Tantra liegen im 2. Jahrhundert in den frühgeschichtlichen, möglicherweise matriarchalischen Kulturen, in voller Ausprägung existiert die Lehre jedoch frühestens seit dem 7./8. Jahrhundert. Als charakteristisch für matriarchalische Kulturen wird häufig die „natürliche" Verbindung von Spiritualität und Sexualität angesehen, die als göttliche Lebenskraft rituell zelebriert und im Alltag gefeiert wurde. Im Laufe der Jahrhunderte entstanden zahlreiche Strömungen und Traditionen des Tantra, die keine eindeutige Übertragungslinie erkennen lassen. Die Kolonialisierung Indiens und das Interesse zahlreicher Gelehrter brachte die alte Tradition des Tantra in den Westen. Die Auseinandersetzung mit dem Thema blieb allerdings als Studium östlicher Religionsformen meistens eher „theoretisch". Sir Richard Francis Burton war einer der ersten Gelehrten, der sich intensiver mit Tantra befasste und verschiedene Texte ins Englische übersetzte. Die Auslegung der tantrischen Lehren und ihre Wirkung im Westen (und in Indien selbst) sind auch heute noch sehr unterschiedlich und vielfältig.[97]

Die Geheimlehren dieser Tradition wurden in „Tantras" niedergeschrieben. Einer der ältesten tantrischen Texte (ca. 5000 Jahre) ist das Vigyan Bhairav Tantra, das dem wohl bekanntesten Tantra-Lehrer der Neuzeit, Osho, als Grundlage seiner Lehre diente und von ihm

---

96 Osho, Das Buch der Geheimnisse. 112 Mediationstechniken zur Endeckung der inneren Wahrheit, 3. Aufl., Arkana 2009, S. 554 f.
97 Um die Komplexität des Themas und die verschiedenen historischen und politischen Auswirkungen besser zu verstehen, empfehle ich das Buch „Tantra – Sex, Secrecy, Politics and Power in the Study of Religion" von Hugh. B. Urban (siehe Literaturliste).

ausführlich beschrieben und kommentiert worden ist.[98] Dieser Text enthält 112 Meditationstechniken, die die Basis aller bis heute bekannten Meditationsformen bilden und mit deren Hilfe tiefere Einblicke in das Wesen des Lebens erlangt werden können. Die ersten davon basieren auf der Wahrnehmung des Atems und sollen laut Überlieferung die Grundlage der heute bekannten buddhistischen Meditationen sein.

Tantra kann als die „Wissenschaft des Lebens" verstanden werden, als „ein spiritueller Weg zur Selbsterkenntnis, der als einziger die Kraft der sexuellen Energie nutzt, um dieses Ziel zu erlangen"[99]. Anders als alle andere bekannten spirituellen Lehren scheut Tantra nicht davor zurück, Sexualität in die Praxis einzubeziehen.

Sicher fragen Sie sich jetzt, warum ich das hier erwähne bzw. welches Ziel ich damit verfolge. Das ist schnell erklärt: Eines der wichtigsten Ziele spiritueller Praxis ist die Erweiterung der Fähigkeit zur achtsamen Präsenz, die Verankerung der Aufmerksamkeit in der Gegenwart (siehe auch Kapitel „Achtsamkeit", S. 19). Diese Präsenz ist das Kostbarste, das wir Menschen erlangen können, denn die Gegenwart ist laut tantrischer Lehre die einzige Realität, die uns Menschen zur Verfügung steht. Anders als Tiere verfügen wir allerdings über die Möglichkeit, sowohl Vergangenheit als auch Zukunft zu visualisieren. Dies versetzt uns mental oft in eine Sphäre außerhalb des gegenwärtigen Augenblicks, weil wir uns entweder mit etwas bereits Gewesenem beschäftigen und es nicht „sein lassen" können oder aber über unsere Zukunft fantasieren. Dadurch verpassen wir jedoch die Gegenwart als die einzige zeitliche Dimension, in der wir als sinnlich-fühlende Wesen existieren. Das Leben verliert an Glanz und Intensität, weil wir seinen Reichtum nicht voll wahrzunehmen in der Lage sind.

An dieser Stelle setzt die tantrische Lehre an. Sie zeigt uns, wie wir immer häufiger „Inseln der Präsenz"[100] in unserem Leben schaffen,

---

98 Vgl. Osho, a. a: O.
99 Maria Advaita Bach, eine der ersten Tantra-Lehrerinnen im deutschsprachigen Raum, bei einem Vortrag in Hamburg im November 2013.
100 Daniel Odier, Begierde, Leidenschaft und Spiritualität. Der tantrische Weg des Erwachens, Edition Innenwelt, 1999.

in denen wir die Art von Gegenwärtigkeit kosten können, die das Geheimnis des Tantra ausmacht. Präsenz und Achtsamkeit werden geschult, indem der Geist auf die Wahrnehmung des Augenblicks gelenkt wird. Wie schwer dies uns Menschen fällt, ist wohl jedem bekannt. Viel zu schnell wird unsere Aufmerksamkeit abgelenkt, der Geist springt hin und her, von den unzähligen Reizen verführt, die am Horizont des Bewusstseins auftauchen.

Laut tantrischer Lehre sind es vor allem die sinnlichen Erfahrungen – also alle Empfindungen, die unser Bewusstsein über die fünf Sinne erreichen –, die als Anker für unsere Aufmerksamkeit dienen können. Sinnlichen Empfindungen wohnt die Eigenschaft inne, sich immer in der Gegenwart zu entfalten und diese Tatsache greift die Tantra-Praxis auf. Unter den sinnlichen Empfindungen sind diejenigen, die durch Berührung entstehen, die intensivsten und somit die bevorzugten, um unsere Aufmerksamkeit gezielt zu lenken. Daniel Odier beschreibt seine „Kunst" der Berührung als „Yoga der Berührung", weil über die Wahrnehmung der taktilen Empfindungen, die sowohl der Gebende als auch der Empfangende fühlt, der Geist auf den Augenblick gerichtet wird. Und unter den taktilen Empfindungen sind jene, die mit sexueller Erregung zu tun haben, die intensivsten, also besonders geeignet, den Geist zu fesseln und ihn an das Hier und Jetzt zu binden. Sex als Meditation, als Moment bewusster Wahrnehmung, ist Teil der tantrischen Praxis und kann in Verbindung mit speziellen Atemtechniken zu transpersonalen spirituellen Erfahrungen führen, zu tieferen Einsichten über das Leben und zur Selbsterkenntnis.

Der Text des Vigyan Bhairav Tantra ist in Form eines Gesprächs zwischen Shakti und Shiva gehalten. Beide sind jeweils die weibliche und die männliche Manifestation des göttlichen Prinzips und werden in der ikonographischen Tradition als Paar in sexueller Vereinigung dargestellt. Shakti (die Materie) fragt Shiva (den Geist), wie sie zur Selbsterkenntnis gelangen kann. Shiva liefert keine fertige Antwort auf Shaktis Frage, sondern gibt ihr eine Reihe von Unterweisungen und Anleitungen zu verschiedenen Meditationen. Durch die Praxis solcher Meditationen kann Shakti ihren eigenen Weg zur Selbsterkenntnis gehen und schließlich zu tieferen Einsichten über das Leben und dessen Sinn finden. Hier ein kurzer Ausschnitt aus dem Buch der Geheimnisse[101]:

Devi[102] (= Shakti) fragt:

„O Shiva, was ist deine Wirklichkeit?

Was ist dies von Wundern erfülltes Universum?

Was ist Same?

Wer hält das Rad des Alls im Gleichgewicht?

Was ist dieses Leben jenseits von Form, das alle Form durchdringt?

Wie können wir vollends hingelangen?

Hinaus über Raum und Zeit, Namen und Bezeichnungen?

Schaffe meinem Zweifel Klarheit!"

Shiva antwortet:

„Strahlende, diese Erfahrung mag dir zwischen zwei Atemzügen dämmern.

Nachdem der Atem hereingekommen ist (unten ist), und kurz bevor er wieder nach oben steigt (nach außen geht) - die Wohltat."[103]

Diese erste Antwort auf Shaktis Fragen zu den Geheimnissen des Lebens enthält die Anweisung zu einer ganz einfachen Atemmeditation. Eine daraus abgeleitete Übung findet sich gleich am Anfang des Buches im Kapitel über Achtsamkeit. In dieser allerersten Meditation geht es darum, die Aufmerksamkeit auf die kleinen natürlichen Pausen zwischen den Atemzügen zu lenken. Dadurch bekommen wir einen Vorgeschmack darauf, wie sich Stille anfühlen kann. Denn in

---

[101] Osho, a. a. O., S. 11.
[102] Wie alle anderen göttlichen Gestalten im Hinduismus hat auch Shakti verschiedene Bezeichnungen. Hier z. B. wird sie als Devi angesprochen.
[103] Osho, a. a. O., S. 42

diesen kleinen Momenten scheint nichts zu passieren, es ist so, als hielten wir uns für einen kurzen Augenblick in einem Raum auf, in dem nur Leere ist, bis der nächste Atemimpuls kommt.

Shiva antwortet weiter:
> „Richte zu Beginn der sexuellen Vereinigung alle Aufmerksamkeit auf das anfängliche Feuer. Und indem du dies fortsetzt, vermeide die Asche am Ende."[104]

In dieser Anweisung geht es um sexuelle Lust, darum, am Anfang der sexuellen Begegnung das Feuer des Verlangens wahrzunehmen, ohne dass es zu einem raschen Ende kommt. In den Wellen der Erregung zu verweilen und in die Tiefe der sexuellen Lust einzutauchen, kann zu tiefer Selbsterkenntnis und zu metaphysischen Erlebnissen führen.

Shiva:
> „Wenn deine Sinne in solcher Umarmung geschüttelt werden wie Laub im Wind, dann geh in dieses Schütteln hinein."[105]

In dieser Meditation lädt Shiva Shakti ein, sich der lustvollen Umarmung vollständig hinzugeben. Denn darin liegt der Schlüssel zu höheren Erkenntnissen.

Shiva:
> „Werde, wenn du isst oder trinkst, zum Geschmack der Speise oder des Tranks und sei erfüllt."[106]

Letztlich kann jede sinnliche Erfahrung uns Selbsterkenntnis und Glückseligkeit schenken, wenn wir sie in Achtsamkeit und Präsenz erleben. In dieser Meditation geht es darum, die Nahrungsaufnahme als sinnliche

---

[104] Osho, a. a. O., S. 537
[105] Osho, a. a. O., S. 541
[106] Osho, a. a. O., S. 547

Erfahrung zu würdigen, diesen Moment in Achtsamkeit zu zelebrieren, als würden wir mit dem, was wir zu uns nehmen, eins werden.

8.2 Was ich mit Tantra verbinde

In diesem Buch und auch in meiner Arbeit verwende ich den Begriff „Tantra", wie er heutzutage generell in der westlichen Kultur gebraucht und verstanden wird. Damit meine ich in erster Linie eine körperorientierte, spirituelle Praxis, so wie sie an verschiedenen Schulen und Instituten in ganz Deutschland in Form von Selbsterfahrungsgruppen gelernt und praktiziert wird.[107] Ich habe Tantra ausschließlich über westliche Lehrer persönlich kennengelernt, die unterschiedlichen Kontakt zu den traditionellen Lehren gehabt haben und denen ich mein Wissen und meine Erfahrung in diesem Bereich verdanke. Ich selber habe keine traditionelle Einweihung erhalten. Genauso wenig praktiziere ich Tantra im engen Sinne der hinduistischen oder buddhistischen Tradition.

Die Verbreitung des Tantra im Westen geht hauptsächlich auf den spirituellen Lehrer Osho zurück. Aus meiner Sicht ist das Besondere und Innovative an seiner Botschaft die Verknüpfung moderner (körper-)therapeutischer Ansätze, die auf Wilhelm Reich zurückzuführen sind, mit den Lehren des traditionellen Tantra, woraus er das sogenannte Neo-Tantra schuf. Was heute im Westen unter Tantra verstanden und als solches praktiziert wird, ist fast ausschließlich auf Osho und seine Lehre zurückzuführen und lässt sich zusammengefasst wie folgt beschreiben:

- Schulung der Achtsamkeit und Praxis der Meditation;
- Integration statt Trennung von Sexualität und Spiritualität;
- Spiritualität mit einer körperlichen, sexuellen Komponente;
- Selbsterkenntnis durch Körper, Geist und Seele;

---

[107] Aufgrund der Tatsache, dass der Begriff „Tantra" nicht geschützt ist, wird dieser leider oft in Zusammenhängen verwendet, die weder einen spirituellen noch einen therapeutischen Hintergrund aufzuweisen haben. Die Wertigkeit dieses spirituell traditionsreichen und fundierten therapeutischen Ansatzes bleibt jedoch unumstritten.

- Kultivieren und Zelebrieren achtsamer, ausgedehnter, sinnlich-meditativer Sexualität;
- Steigerung der (Selbst-)Wahrnehmungsfähigkeit durch Achtsamkeit und Präsenz;
- Aktivierung der Körperenergien durch verschiedene Techniken wie Meditation, Yoga, Tanz;
- sinnliche und meditative therapeutische Körperarbeit;
- Aufdecken und Verarbeiten zerstörerischer Verhaltens- und Erlebnismuster;
- Beziehungsarbeit und Entwicklung sozialer Kompetenzen;
- Verbesserung der Selbst- und Fremdwahrnehmung;
- emotionales Ausdrucks- und Kommunikationstraining;
- kreative, experimentierfreudige und unkonventionelle Gestaltung von Liebesbeziehungen.

Da meine Arbeit auf einem ganzheitlichen Menschenbild basiert, ist für mich die Integration tantrischer Elemente nur folgerichtig: So darf die spirituelle Erfahrungswelt mit der sinnlichen Dimension des Lebens zusammenfließen, dürfen sich beide ergänzen und gegenseitig bereichern. Ich vertrete durch meine Arbeit keine Religion oder spirituelle Tradition, bin aber davon überzeugt, ein Wesen zu sein, das eine sehr persönliche, natürliche, unorthodoxe Spiritualität verkörpert. In dem wir unsere Körperlichkeit auf natürliche Art und Weise ganz bewusst und achtsam erleben, sind wir zutiefst spirituell und öffnen uns für Selbsterkenntnis, oder anders ausgedrückt: Um wahrhaftig spirituell zu sein, bedürfen wir eines entspannten, gesunden, natürlichen Verhältnisses zu unserer körperlichen Existenz mit all ihren Manifestationen. Tantra kann uns dabei helfen, denn es ist eine Erkenntnislehre, die die Überwindung der Dualität von Geist und Materie anstrebt und die Untrennbarkeit von absoluter und phänomenaler Welt betont, mit dem Ziel, das Eins-Sein von Geist und Materie erfahrbar zu machen. Die Materie (der Körper) ist

Spiegel der geistigen Welt und wird in der das Diesseits bejahenden tantrischen Lehre als Mittel zur Selbstverwirklichung betrachtet, um die Welt und das Leben und dadurch das Absolute, das göttlich-schöpferische Prinzip zu erfahren.

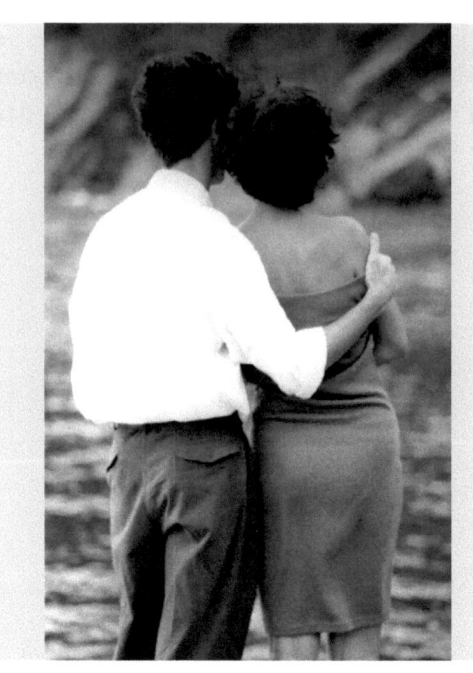

Wichtige Gedanken zum Abschluss

Zum Schluss dieses Buches möchte ich gerne die zentralen Gedanken, die eine Art Wegweiser und Begleiter auf dem Weg der Entdeckung einer erfüllenderen Sexualität sein können, zusammenfassen. Zwar ist Sexualität, wie hier ausführlich beschrieben wird, ein hoch komplexes Phänomen und lässt sich allein schon deshalb nicht auf ein paar gut gemeinte Formeln reduzieren. Nichtsdestotrotz möchte ich Sie an dieser Stelle noch einmal auf die wichtigsten Aspekte hinweisen, deren Berücksichtigung auf jeden Fall einen positiven Einfluss auf Ihr persönliches Erleben haben wird:

Ich bewohne meinen Körper und mein Geschlecht. – Den eigenen Körper und das eigene Geschlecht bewohnen, gut kennen und eine liebevolle Beziehung zu ihnen pflegen.

Ich bin selbst für mein sexuelles Wohlbefinden verantwortlich. – Emotionale, mentale und körperliche Selbstbestimmung als der einzig gangbare Weg zu mehr Zufriedenheit.

Ich bin autozentriert, ich ruhe stabil und flexibel in mir selbst. – Körperliche, mentale und emotionale Autozentrierung anzustreben und zu kultivieren, ist der Schlüssel, durch Krisen und schwierige Herausforderungen zu wachsen.

Ich bin achtsam und bewusst. – Achtsamkeit im Sinne bewusster Wahrnehmung und liebevoller Akzeptanz dessen, was gerade ist, ist der erste wesentliche Schritt zur Veränderung.

Ich weiß, woher ich komme und ich mache das Beste aus meiner Vergangenheit. – Auseinandersetzung mit ungelösten Konflikten in der eigenen Geschichte und ihre Integration in ein positives Selbstverständnis.

Ich bin mutig und neugierig. – Neugierde, Mut und Freude bei der Entdeckung des eigenen Potenzials entwickeln und einsetzen.

Darüber hinaus möchte ich Sie dazu einladen, Sexualität und sexuelle „Energie" weiterhin auch als etwas „Geheimnisvolles" zu betrachten und wie ein kleines Kind darüber zu staunen, dass wir trotz allem dieses rätselhafte Geheimnis – zum Glück? – wahrscheinlich nie ganz durchschauen werden. Mit einer Prise Demut, Humor und Akzeptanz dieser Tatsache kommen wir bestimmt ein Stück weiter auf unserem Selbsterkenntnisweg. Die vertrauensvolle Hingabe an das Mysterium des Lebens könnte uns mit einem spirituellen „Höhepunkt" beschenken, den wir nicht so schnell vergessen werden!

Die Übungen im Überblick

Achtsamkeitsmeditation (Fallbeispiel: Anna), Seite 31

Focusing (Fallbeispiel: Frank), S. 34

Glaubenssätze hinterfragen (Fallbeispiel: Lina), S. 46

Übung zur Wahrnehmung des Atems
und seiner Bewegung im Körper, S. 53

„Slow Move-Meditation" (Fallbeispiel: Markus), S. 55

Atemübung zur Steigerung des Vitalitätsgefühls im Körper
(Fallbeispiel: Yogagruppe), S. 58

Übung zur Wahrnehmung der Gedanken
und ihrer Wirkung auf den Körper, S. 60

Übung zur Wahrnehmung der Körperhaltung
und ihrer Bedeutung, S. 61

Körperspannung bewusst wahrnehmen und steuern I, S. 62

Körperspannung bewusst wahrnehmen und steuern II, S. 63

Bewegung und Wahrnehmung, S. 65

Das Selbstliebe-Ritual (ca. 20 Min.)
(Fallbeispiel: Tanja und Thomas), S. 95

Die Untere Schaukel (mit Vorübungen) (Fallbeispiel: Anton), S. 98

- Vorübung im Stehen: den Körper anspannen
  und entspannen (ca. 10 Min.), S. 99

- Vorübung: Die Wahrnehmung des Beckens (ca. 10 Min.), S. 100

- Die Untere Schaukel im Liegen: Beckenbewegung
  und Atmung fließen zusammen, S. 101

Die Obere Schaukel (ca. 10-15 Min.) (Fallbeispiel: Robert), S. 122

Zwei Meditationen nach Osho (Fallbeispiel: Nicole), S. 124

- Kundalini-Meditation, S. 124

- Dynamische Meditation, S. 125

Männlichkeit/Weiblichkeit (Fallbeispiel: Timo), S. 126
Mit Konflikten umgehen (Fallbeispiel: Anke und Corinna), S. 140
- Auf Konflikte reagieren, S. 141
- Magic Moment, S. 141
- Das Beziehungsrad, S. 142

Berührung lernen und verfeinern
(Fallbeispiel: Mara und Anton), S. 152
Sinnlichkeitstraining (Fallbeispiel: Andreas und Michaela), S. 154
Emotionen beobachten (Fallbeispiel: Alex), S. 159
Übung & Notfallplan: Autozentrierung, S. 168
Das innere Team (Fallbeispiel: Anton und Tom), S. 170
Kommunikation in der Beziehung
(Fallbeispiel: Jörg und Sabine), S. 173
- Aktives Zuhören (ca. 30 Min.), S. 174
- Wünsche aussprechen, S. 175
- Die stille absichtslose Umarmung (ca. 5-10 Min.), S. 176
- Sich in die Augen schauen (ca. 5-10 Min.), S. 177

Projektionen aufspüren, S. 181

Übungssequenzen zu verschiedenen Themen:

Den erotischen Horizont erweitern, S. 205

Die Potenz erhalten und intensivere Erregung spüren, S. 217

Die Erregungs- und Orgasmusfähigkeit steigern, S. 228

Die Körperwahrnehmung verbessern und den Schmerz
überwinden, S. 242

Literatur, Musik und Nützliches aus dem Web

Literatur

Therapie:
Ulrich Clement
- Guter Sex trotz Liebe, Ullstein, 2006
- Systemische Sexualtherapie, Klett-Cotta 2011

Ann Weiser Cornell
- Focusing – Der Stimme des Körpers folgen. Anleitung und Übungen zur Selbsterfahrung, 9. Aufl., rororo 2008

Margarete Hauch
- Paartherapie bei sexuellen Störungen. Das Hamburger Modell – Konzept und Technik, Thieme 2006

Ann-Marlene Henning, Tina Bremer-Olszewski
- Make Love. Ein Aufklärungsbuch, Rogner & Bernhard, 2013

Hans Jellouscheck
- Achtsamkeit in der Partnerschaft. Was dem Zusammenleben Tiefe gibt, 2. Aufl., Kreuz Verlag, 2012

Susan Johnson
- Halt mich fest. Sieben Gespräche zu einem von Liebe erfüllten Leben. Emotionsfokussierte Therapie in der Praxis, Junfermann 2011
- Praxis der Emotionsfokussierten Paartherapie. Verbindungen herstellen, Junfermann 2009

Joachim Maaz
- Die Liebesfalle. Spielregeln für eine neue Beziehungskultur, 3. Aufl., dtv 2012
- Der Lilith-Komplex. Die dunklen Seiten der Mütterlichkeit, 7. Aufl., dtv 2011
- Die neue Lustschule. Sexualität und Beziehungskultur, dtv 2012

Loil Neidhöfer
- Intuitive Körperarbeit. Schriften zur Körpertherapie 1990-2002, endless sky publications 2002

Wilhelm Reich
- Charakteranalyse, Anaconda Verlag 2010

David Schnarch
- Intimität und Verlangen. Sexuelle Leidenschaft in dauerhaften Beziehungen, Klett-Cotta 2011
- Die Psychologie sexueller Leidenschaft, 7. Aufl., Klett-Cotta 2014

Arist von Schlippe / Jochen Schweitzer
- Lehrbuch der systemischen Therapie und Beratung I und II, Vandenhoeck & Ruprecht, 2014

Bernhard Strauß
- Psychotherapie der sexuellen Störungen. Krankheitsmodelle und Therapiepraxis – störungsspezifisch und schulenübergreifend, Thieme 1998

Jürg Willi
- Die Zweierbeziehung, überarb. U. erw. Neuausgabe, rororo 2012

Tantra:

Margot Anand
- Tantra oder Die Kunst der sexuellen Ekstase, 13. Aufl., Mosaik bei Goldmann 1995

Andro & Devatara
- Tantra Yoga, Hans-Nietsch-Verlag

Leslie Kaminoff
- Yoga Anatomie. Ihr Begleiter durch die Asanas, Bewegungen und Atemtechniken, Riva 2008

Daniel Odier
- Begierde, Leidenschaft und Spiritualität. Der tantrische Weg des Erwachens, Edition Innenwelt, 1999

Osho
- Das Buch der Geheimnisse. 112 Meditations-Techniken zur Entdeckung der inneren Wahrheit, Goldmann Arkana 2009

Michaela Riedl
- Yoni Massage. Entdecke die Quellen weiblicher Liebeslust – sinnlich – energetisch – spirituell, Hans-Nietsch-Verlag 2006

Michaela Riedl, Jürgen Becker
- Lingam Massage. Die Kraft männlicher Sexualität neu erleben, Hans-Nietsch-Verlag 2008

Deborah Sundahl
- Weibliche Ejakulation und der G-Punkt, Hans-Nietsch-Verlag 2006

Carsten Unger, Katrin Hofmann-Unger
- Yoga und Psychologie. Persönliches Wachstum und Risiken auf dem Übungsweg – ein Leitfaden für Übende und Lehrende, Verlag Ganzheitlich Leben, 1999, 2011

Hugh. B. Urban
- Tantra. Sex, Secrecy, Politics and Power in the Study of Religion, Motilal Banarsidass Publishers Private Limited Delhi 2007

Silvio Wirth
- Integrales Tantra. Sinnlichkeit, Tiefe und Transzendenz, Phänomen-Verlag 2011

Elmar und Michaela Zadra
- Tantra. Bewusstseinsentwicklung und sexuelle Ekstase, Arkana 2000

Musik

James Asher
- Feet in the Soil, New Earth

Karunesh
- Herz-Chakra Meditation, Oreade Music (als Ergänzung zur Übung die „Obere Schaukel")

Stephan Micus
- Till the end of times, Japo Records

Osho
- Chakra Sound Meditation, New Earth Records
- Dynamische Meditation, New Earth Records
- Kundalini Meditation, New Earth Records
- Nataraj Meditation, New Earth Records
- Tribal Meditation, New Earth Records

Ingrid Ramm-Bonwitt
- Yoga Nidra. Geführte Entspannungsübungen zur Stärkung von Konzentration, Gedächtnis und Selbstwahrnehmung, Schirner Verlag

Shastro
- Tantric Heart. Music for Lovers, Malimba Records

L. Subramaniam
- Collection Ocora Radio-France: Inde du Sud (South India), Weltmusik (Slow-Move Meditation)

Nützliches aus dem Web

- *www.crucibletherapy.com*
    Offizielle Webseite des Sexual- und Paartherapeuten David Schnarch
- *www.danielodier.com*
    Infos zum kaschmirischen Tantra von Tantralehrer Daniel Odier
- *www.dgfs.de*
    Deutsche Gesellschaft für Sexualforschung
- *www.diamond-lotus.eu/koerperpsychotherapie*
    Infos zur Tantrischen Körperpsychotherapie (TKPT) von Tantralehrer Andro Andreas Rothe
- *www.emotionshilfe.de*
    „Emotionshilfe" bietet Kurse, Trainings und Coachings an, um Menschen im bewussten Einsatz von Emotionen auszubilden und sie im gekonnten, produktiven Umgang mit ihren Emotionen zu unterstützen.
- *www.iceeft.com*
    Internationales Ausbildungszentrum für Emotionsfokussierte Therapie von Sue Johnson
- *www.inspyayoga.com*
    Die offizielle Seite des Yoga-Lehrers Lance Schuler
- *www.ispf-hamburg.de*
    Ausbildungsinstitut für systemische Paar- und Familientherapie in Hamburg
- *www.kleinefreiheit.com*
    Die KLEINE FREIHEIT ist ein Erotikgeschäft für Frauen und für alle, die sie lieben.
- *www.lebendigestille.de*
    Meditationsworkshops und regelmäßige Kurse und Vorträge von Revato Axel Wasmann
- *www.lilli.ch*
    Anonyme Online-Beratung: Informationen und Tipps zu Sexualität, Beziehungen, Frauen- und Männerthemen, Körperfragen, Verhütung, aber auch zu sexuell übertragbaren Infektionen und sexueller Gewalt.
- *www.netzwerk-sexocorporel-deutschland.de*
    Institut Sexocorporel Deutschland: allgemeine Informationen und Kontaktdaten zu Therapeuten, die nach der Sexocorporel-Methode arbeiten.

- *www.no-guru.net*
    Tantra-Yoga Institut in Hamburg: vielfältiges Selbsterfahrungs-Gruppenangebot, Einzel- und Jahrestraining, Retreats.
- *www.secret-of-tantra.de*
    Secret of Tantra, das Institut für integrale Lebenskultur in der Nähe von Berlin, vertritt eine integrale Idee von Tantra: Tantra für Körper, Geist, Seele und Herz.
- *www.sexualberatung-sexocorporel.de*
    Einführungsworkshops und kompakte Basis-Fortbildungen in Sexual- und Paarberatung
- *www.soham.de*
    SoHam-Institut: Heilpraxis für ganzheitliche Sexualtherapie, Paarberatung und Psychotherapie in Hamburg.
- *www.ziss.ch*
    Zürcher Institut für klinische Sexologie und Sexualtherapie

Danksagungen

Vielen Menschen, die mich direkt und indirekt unterstützt, animiert und ermutigt haben, dieses Buch zu schreiben, möchte ich danken:

Allen voran Cato Jans, der als erster von meiner Idee erfuhr und der auch mein erster Leser war. Ohne seine motivierende Unterstützung und geduldige Ansprechbarkeit für meine vielen Fragen hätte ich es wohl kaum geschafft, dieses Buch zu Ende zu schreiben!

Meinen Freunden und meiner Familie, vor allem meiner Tochter Olivia-Gaia, für die ich in den letzten Monaten vor der Veröffentlichung dieses Buches kaum noch Zeit hatte.

Meinen vielen verschiedenen Lehrern, die ich z. T. bereits namentlich genannt habe, gilt an dieser Stelle mein ausdrücklicher Dank: Andro Andreas Rothe, Daniel Odier, Revato Axel Wasmann, Swami Suddhananda, Lance Schuler sowie meinen Sexocorporel-Ausbildern, vor allem Karol Bischof, Peter Gehrig, Stefan Fuchs und Francesca Galizia-Thiele und anderen bekannten Lehrtherapeuten wie Hertha Richter-Appelt vom Universitätsklinikum Hamburg-Eppendorf (UKE) und der Deutschen Gesellschaft für Sexualforschung (DGfS), Wilhelm F. Preuss (UKE, DGfS), Annette Rethemeier (Pro Familia, DGfS), David Schnarch, Susan Johnson und dem Team des ISPF-Instituts für Systemische Paartherapie in Hamburg, bei denen ich weitere Fort- und Ausbildungen besucht habe.

Natürlich bedanke ich mich auch ausdrücklich bei all den guten Freunden und lieben Menschen, die mein Script gelesen und mir ihre Eindrücke und Feedbacks dazu gegeben haben: Thomas Raupach, Sven Warrelmann, Imogen Schiedermair, Ursula Böhm, Birte Nachtwey. Meiner Agentin, Christina Vikoler, die sich überraschend schnell für mein Script entschloss, bin ich sehr dankbar sowie Viviane Korn, die das Buch über mehrere Wochen sorgfältig lektoriert hat.

Matthias Möbius verdanke ich besonders viel, u. a. die Gründung des gemeinsamen Tantra-Yoga Instituts, das wir seit vielen Jahren zusammen leiten und ohne das ich nicht die intensiven Erfahrungen in diesem Bereich hätte machen können.

Danken möchte ich auch allen Freunden und Bekannten, die mir Modell standen für die Fotos, die dieses Buch bereichern und lebendiger wirken lassen.

Zu guter Letzt möchte ich meinen Klienten und den Teilnehmern unserer Gruppen ausdrücklich für ihr Vertrauen danken, ohne das es mir nicht möglich gewesen wäre, die Theorie in die Praxis umzusetzen, mein Wissen kontinuierlich zu erweitern und meine Vision Gestalt werden zu lassen.

Dem Team des Cafés Schmidt in Hamburg möchte ich für die vielen Tees, die mir während des Schreibens an diesem Buch serviert wurden, ebenfalls danken!

Über die Autorin

Susanna-Sitari Rescio wurde 1964 in Italien geboren. Nach dem Besuch des Gymnasiums absolvierte sie zunächst ein Dolmetscher-Studium und anschließend ein Studium der Fotografie. Sie war auf beiden Gebieten mehrere Jahre sowohl in Italien als auch in Deutschland beruflich tätig.

Nach unterschiedlichen Ausbildungen ist sie mittlerweile seit über 10 Jahren in Hamburg als Sexualtherapeutin, Gruppenleiterin und Dozentin für Sexologie tätig. Yoga, Meditation und Achtsamkeitspraxis begleiten sie schon lange auf ihrem persönlichen Lebensweg. Sie ist Mutter einer 19-jährigen Tochter.

www.soham.de / www.terapia-sessuale.eu / www.no-guru.net